PETER FISCHER

RÜCKEN FIT NAVI

PETER FISCHER

RÜCKEN FIT NAVI

KVM – DER MEDIZINVERLAG

Die Deutsche Nationalbibliothek verzeichnet diese Publikation in der Deutschen Nationalbibliografie; detaillierte bibliografische Daten sind im Internet über http://dnb.d-nb.de abrufbar.

Anschrift des Verlags

KVM – Der Medizinverlag, Dr. Kolster Verlags-GmbH / Ifenpfad 2–4 / 12107 Berlin

Kontakt des Autors

Peter Fischer / E-Mail: fischer@praxis-f.de / www.praxis-f.de

Wichtige Hinweise

Wie jede Wissenschaft ist die Medizin ständigen Entwicklungen unterworfen. Forschung und klinische Erfahrung erweitern unsere Erkenntnisse. Soweit in diesem Werk Anwendungsempfehlungen gegeben werden, darf der Leser zwar darauf vertrauen, dass Autoren, Herausgeber und Verlag große Sorgfalt darauf verwandt haben, dass diese Angabe dem Wissensstand bei Fertigstellung des Werkes entspricht. Für Angaben über Anwendungsformen, -techniken und -häufigkeiten kann vom Verlag jedoch keine Gewähr übernommen werden. Jede Behandlung erfolgt auf eigene Verantwortung des Benutzers.

Sollte diese Publikation Links auf Webseiten Dritter enthalten, so wird für deren Inhalt keine Haftung übernommen, da wir uns diese nicht zu eigen machen, sondern lediglich auf deren Stand zum Zeitpunkt der Erstveröffentlichung verweisen.

Sämtliche Personenbezeichnungen gelten grundsätzlich für jederlei Geschlecht.

www.kvm-medizinverlag.de

1. Auflage 2020
Lektorat: Renate Mannaa, Berlin
Fotoaufnahmen: Peter Fischer, Tübingen
Layout und Satz: Janina Kuhn, Berlin
Gesamtproduktion: KVM – Der Medizinverlag, Berlin
Druck: Druckerei Dimograf GmbH, Bielsko-Biała/Polen
Printed in Poland
ISBN: 978-3-86867-400-2

Vorwort

Eine klare testbasierte Führung, die ein effektives, präventives, sicheres und selbstständiges Üben ermöglicht, fehlt in herkömmlichen Übungsbüchern. Sie bieten lediglich eine Fülle von Übungen ohne eine Orientierung, wie diese sinnvoll angewendet werden können. Sinnvoll heißt aber nicht hundert beliebige Übungen zu machen, sondern die drei, die wirklich helfen. Sinnvoll ist auch, Übungen nicht nur danach auszusuchen, ob Sie kurzfristig Beschwerden lindern, sondern auch danach, ob sie die Ursachen der Beschwerden (z. B. schlechte Haltung) beheben, denn nur so können Sie Ihre Wirbelsäule dauerhaft gesund üben und fit halten.

Damit dieses Ziel schnell und einfach erreicht werden kann, habe ich aus 30 Jahren praktischer und wissenschaftlicher physiotherapeutischer Arbeitserfahrung in Deutschland und in den USA den nachfolgenden Wirbelsäulen-Fitness-Check für Sie entwickelt.

Eine gesunde Wirbelsäule, viel Erfolg und nicht zuletzt viel Spaß wünscht Ihnen Ihr Peter Fischer.

Vita

Peter Fischer ging nach Abschluss der Physiotherapieausbildung in Tübingen 1986 nach San Francisco, USA. Dort arbeitete er als Physiotherapeut in der Ambulanz der University of California – San Francisco Medical Center und machte in den USA den „Master of Science" sowie den „Doctor of Physiotherapy".

Er erforscht, welche Qualitäten die gesunde Wirbelsäule braucht und wie diese Qualitäten gefördert werden können. Um die Wirbelsäulendiagnostik und -therapie zu vereinfachen, entwickelte er in den letzten 30 Jahren verschiedene Instrumente, die weltweit vertrieben werden: Haltungstrainer (www.haltungstrainer.de), PALM (Palpation Meter, www.palpationmeter.com), und das Diagnose- und Übungskonzept dieses Buches (www.wirbelsaeulen-fitness.de).

1998 ließ er sich in Tübingen in eigener Praxis mit Schwerpunkt „Kiefer, Kopf und Wirbelsäule" nieder (www.praxis-f.de). Das Praxisteam besteht aus 15 Physiotherapeuten. Zudem hält Peter Fischer einen Lehrauftrag der medizinischen Fakultät der Universität Tübingen für Arbeitsergonomie und Wirbelsäulen-Fitness.

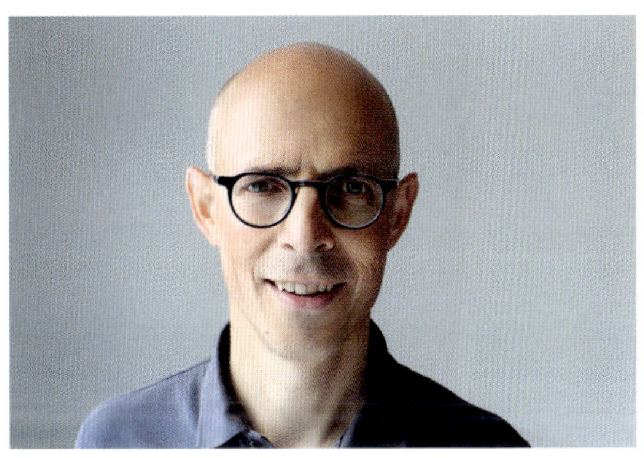

Peter Fischer gibt deutschlandweit und international Wirbelsäulen-Fitness-Kurse für Firmen, Privatpersonen, ZahnärztInnen und PhysiotherapeutInnen. In den praxisorientierten Kursen auf der Grundlage dieses Buches lernen die TeilnehmerInnen, die Schwachstellen ihrer Wirbelsäulen-Fitness zu finden und auszugleichen.

Weitere Infos zum Trainingssystem dieses Buches finden sich auf www.wirbelsaeulen-fitness.de oder fitness-navi.com.

NAVI

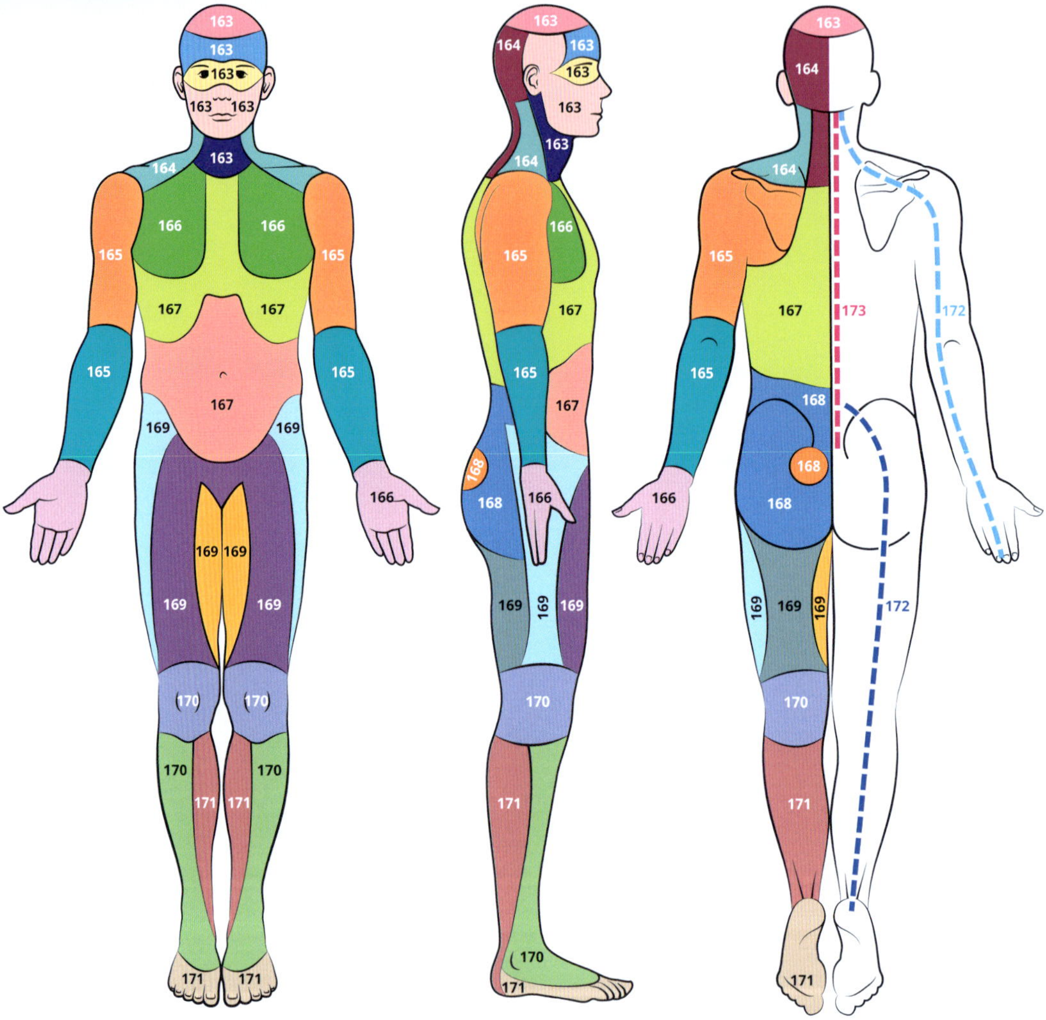

„Navi"-Körperschema: Die Nummern bezeichnen die Seitenzahlen, auf denen das jeweils entsprechende „Navi" mit passenden Tests und Übungen für Funktionseinschränkungen und Beschwerden in diesem Bereich zu finden ist.

VIDEOS

VIDEO

Ausführliche Videos zu den Übungen dieses Buches finden Sie unter: **ruecken-fit-navi.de**

Inhalt

1 **Kurzbeschreibung: Übungen, Tests und Navi** 1

2 **Die wichtigsten Trainingsfragen** 3

TESTS UND ÜBUNGEN FÜR DEN ALLTAG

3 **Haltung** 9

3.1 Sitzhaltung mit symmetrischer Fußstellung 9
3.2 Neutrale Wirbelsäulenschwingung 12
3.3 Unverdrehte Wirbelsäule 19
3.4 Stabilisierte neutrale Wirbelsäulenschwingung 21
3.5 Senkrechter Oberkörper 24
3.6 Haltungsgerechte Umwelt 26
3.7 Höhe der Sitzfläche 27
3.8 Knie- und Fußabstand 29
3.9 Symmetrische Gewichtsverteilung im Sitzen 30
3.10 Standbreite 32
3.11 Symmetrische Gewichtsverteilung im Stehen 33
3.12 Stehhaltung mit senkrechtem Oberkörper 36

4 **Entspannung** 39

4.1 Entspannte Zunge 39
4.2 Entspannter Unterkiefer 42
4.3 Entspannte Unterlippe 44
4.4 Entspannte Schultern 46
4.5 Bauchatmung 48

5 **Bewegung** 51

5.1 Sitzwechsel 51
5.2 Lagewechsel 53
5.3 Dynamisches Sitzen und Stehen 54

6 **Koordination** 61

6.1 Aus der Rückenlage zum Stehen 61
6.2 Balance 65
6.3 Armschwung 68
6.4 Hüftstreckung 70
6.5 Augenmuskel-Koordination 72

Info: Die Alltagsübungen der linken Spalte erfordern nur Aufmerksamkeit. Die Ausgleichsübungen dieser Spalte erfordern auch Zeit.

TESTS UND AUSGLEICHSÜBUNGEN

7 **Beweglichkeit** 75

7.1 Halswirbelsäulen-Aufrichtung 77
7.2 Brustwirbelsäulen-Aufrichtung 81
7.3 Rückenmuskel-Dehnbarkeit 86
7.4 Schulter-Beweglichkeit 88
7.5 Fingerbeuger-Dehnbarkeit 93
7.6 Armnerven-Beweglichkeit 96
7.7 Dreh-Beweglichkeit 102
7.8 Hebetechnik 106
7.9 Hüftbeuge-Beweglichkeit 108
7.10 Gesäßmuskel-Dehnbarkeit 110
7.11 Bein-, Rücken- und Kopfnerven-Beweglichkeit 113
7.12 Oberschenkel-Rückseiten-Dehnbarkeit 116
7.13 Waden-Dehnbarkeit 118
7.14 Oberschenkel-Innenseiten-Dehnbarkeit 121
7.15 Hüftstreck-Beweglichkeit 123
7.16 Oberschenkel-Vorderseiten-Dehnbarkeit 127

8 **Kraft** 131

8.1 Bauch- und vordere Halsmuskel-Kraft 132
8.2 Rückenmuskelkraft 134
8.3 Schulterblatt- und Armstreckmuskelkraft 136

9 **Ausdauer** 139

10 **Test- und Übungsalternativen** 143

Liegefreie Test- und Übungsalternativen 145
Alternativen für das Testen und Üben am Sitzplatz 152

11 **Der Navi** 161

12 **Anhang** 175

Kurzbeschreibung und Trainingsfragen

1 Kurzbeschreibung: Übungen, Tests und Navi

In diesem Buch finden Sie Tests und Übungen zu der **Haltung, Entspannung, Bewegung, Koordination, Beweglichkeit, Kraft und Ausdauer**, die eine uneingeschränkt gesunde und leistungsfähige Wirbelsäule braucht.

Diagnostik, Therapie und die Anleitung zum Selbstüben werden in einem Schritt erledigt. Zusätzlich beschreibt ein Navigationssystem, wann welche Tests und Übungen sinnvoll sind.

Wozu Übungen?

Die meisten Funktionsstörungen der Wirbelsäule lassen sich mit Übungen sehr viel leichter und nachhaltiger verbessern als mit passiven Behandlungsmaßnahmen. Aus diesem Grund benutzt der Autor manuelle Therapie heute nur noch zur Diagnostik und in den seltenen Fällen, in denen Übungen allein nicht ausreichen.

Wozu Tests?

Effektivität

Jeder Übung geht ein Test voraus, der Ihnen sagt, ob die Übung für Sie wichtig ist oder nicht. Die Unterscheidung zwischen wichtigen und unwichtigen Übungen ermöglicht ein Training, welches sich zeitsparend und effektiv auf die richtigen Übungen konzentriert.

Prävention

Die Tests ermöglichen es, Schwachstellen zu finden und auszugleichen, bevor sie sich durch Schmerzen und offensichtliche Schäden bemerkbar machen. Das ist erheblich einfacher und effizienter, als wenn eine Schwachstelle bereits so gravierend geworden ist, dass sie Symptome verursacht.

Zeiteffizienz und Sicherheit

Die Tests sagen Ihnen auch, wann Sie so fit geworden sind, dass Sie mit einer Übung wieder nachlassen oder aufhören können. Dies spart nochmals Zeit und schützt vor Schäden durch übertriebenes Training (z. B.: Instabilität durch übertriebenes Beweglichkeitstraining oder Überlastungen durch zu viel Krafttraining).

Motivation und Verantwortung

Die Tests machen Übungsfortschritte sichtbar. Dieser sichtbare Erfolg motiviert zum weiteren Üben. Wenn Sie nicht geübt haben, wird dies im Test ebenfalls sichtbar und macht klar, dass Sie Ihre Übungsdisziplin verbessern müssen.

Warum sind Übung und Test immer gleich?

Die Übereinstimmung von Übung und Test erlaubt, die drei Aufgaben „Test, Ausgleich von Schwachstellen und Übungsprogramm" in einem Schritt zu erledigen. Dies spart Zeit und stellt sicher, dass immer exakt die Struktur trainiert wird, die im Test schwach abgeschnitten hat. Wenn zum Beispiel der Test der Oberschenkel-Rückseiten-Dehnbarkeit (*Seite 116*) eine mangelnde Flexibilität zeigt, bestehen die Therapie und das Übungsprogramm für Zuhause darin, dass Sie in der Testposition bleiben, bis sich die Spannung löst. Es ist egal, ob der Widerstand durch eine Muskelverspannung, bindegewebige Verkürzung, Vernarbung, eingeschränkte Nervenbeweglichkeit oder einer Mischung daraus bedingt ist: Diese Dehnübung wird immer genau die Strukturen mobilisieren, welche eine freie Dehnbarkeit der Oberschenkelrückseite blockieren.

Wozu ein Übungsbuch mit „Navi"?

Der „Navi" ist die Abbildung eines Menschen, auf der die einzelnen Körperbereiche mi Seitenzahlen dieses Buches versehen sind (Abb. 11.01). Wenn Sie in einem bestimmten Bereich Beschwerden haben, können Sie auf der entsprechenden Seite nachsehen, welche Reihenfolge von Tests und Übungen bei dem entsprechenden Beschwerdebild sinnvoll ist. Die Empfehlungen basieren auf der 30-jährigen Erfahrung des Autors mit dem Test- und Übungssystem dieses Buches. Wie beim Autofahren mit Naviwerden sich manche über diese Orientierungshilfe freuen, während andere sich ihren Weg lieber selbst suchen.

Wozu Videos?

Bilder sagen mehr als 1000 Worte. Für den Fall, dass Sie eine Übung oder einen Test nicht verstehen, findet sich auf der *Seite VI* in diesen Buch und auch auf dem Umschlag ein QR-Code, über den sich mit einem Smartphone alle Tests und Übungen des Buches als Videos anschauen lassen.

2 Die wichtigsten Trainingsfragen

Gibt es einen Unterschied zwischen Test und Übung?

Fast keinen. Die Übung ist der Versuch, dem Testziel möglichst nahezukommen.

Welche Übungen sollten Sie machen?

Nur die Übungen, deren Test Sie noch nicht bestehen. Ausnahme sind die beiden Haltungsübungen „Neutrale Wirbelsäulenschwingung“ (*Seite 12ff*) und „stabilisierte neutrale Wirbelsäulenschwingung“ (*Seite 21ff*). Sie sollten in jedem Fall gleich zu Beginn gemacht werden, weil sie die Grundlage für viele andere Übungen sind.

Wie oft und wie lange sollten die Ausgleichsübungen „Beweglichkeit, Kraft und Ausdauer“ geübt werden?

Beweglichkeit: Einmal pro Tag, bis sich die Spannung löst und die Beweglichkeit zunimmt.

Kraft: Dreimal pro Woche, bis eine Ermüdung der jeweiligen Muskelgruppen spürbar wird.

Ausdauer: Zwei- bis dreimal 30 bis 60 Minuten pro Woche.

Wie viel Extrazeit wird für die Alltagsübungen „Haltung, Entspannung, Bewegung und Koordination“ benötigt?

Keine. Die Übungen sollten ständiger Begleiter im Alltag sein und allmählich zur Gewohnheit werden.

Wie können Sie messen, wie nahe Sie dem Testziel kommen?

Haltung, Entspannung, Bewegung, Koordination: Prozentsatz der Zeit, in welcher Sie das Ziel im Alltag (Schlafen ausgenommen) nach eigener Einschätzung erreichen.

Bauch- und Rückenmuskelkraft: Anzahl der Wiederholungen, die langsam, schmerzfrei, kontrolliert und ohne Zittern gelingen.

Schulterblatt- und Armstreckmuskelkraft: Anzahl der Sekunden, die Sie kontrolliert, schmerzfrei, ohne Zittern und ohne große Anstrengung halten können.

Beweglichkeit: Abstand zum Testziel in Fingerbreiten (Abb. 7.01 bis Abb. 7.03).

Ausdauer: Durchschnittliche Minuten Ausdauertraining pro Woche, die mit einer Pulsfrequenz von circa 120 Schlägen pro Minute und einem subjektiv guten Gefühl möglich sind.

Wie lang darf das tägliche Programm an Ausgleichsübungen „Beweglichkeit, Kraft und Ausdauer“ maximal sein?

Nur ein Übungsprogramm mit realistischem Umfang hat Chancen, regelmäßig gemacht zu werden. Um zu erfahren, welcher Umfang realistisch ist, sollten Sie sich fragen, wie viele Minuten pro Tag Sie sich vorstellen können, längerfristig und regelmäßig zu üben. Länger sollte das Programm nicht sein.

Und wenn der Test mehr Ausgleichsübungen empfiehlt, als Sie machen wollen?

Fall Sie nicht genügend Zeit oder Motivation haben, alle Ausgleichsübungen (Beweglichkeits-, Kraft- und Ausdauerübungen) zu machen, deren Test Sie nicht bestanden haben, sollte Sie sich auf die Übungen konzentrieren, bei denen der Abstand zum Testziel besonders groß war oder bei denen Sie nach dem Üben die deutlichste Verbesserung Ihrer Funktion oder Beschwerden spüren.

Zwei Kriterien für die Wichtigkeit einer Übung sind der Abstand zum Testziel und das Ausmaß der Beschwerdelinderung unmittelbar im Anschluss an die Übung.

Eine weitere Möglichkeit die tägliche Übungsdauer zu reduzieren ist, die ausgewählten Beweglichkeitsübungen nicht täglich zu machen, sondern in 2 Gruppen zu teilen, die dann abwechselnd jeden zweiten Tag gemacht werden. Schließlich lassen sich auch viele Augleichsübungen zeitneutral in den Alltag integrieren. Zum Beispiel können viele Übungen während des Telefonierens, beim Fernsehen oder im Aufzug gemacht werden.

Zu welcher Tageszeit sollten Sie üben?

Es ist gut, einen festen Zeitpunkt wie z. B. nach dem Aufstehen, vor dem Ins-Bett-Gehen oder während der Nachrichten zu finden. Eine andere Möglichkeit ist es, Übungen an bestimmte Alltagssituationen zu knüpfen. Beispiel: „Immer, wenn ich telefoniere, lege ich mich auf den Rücken und dehne meine Oberschenkelrückseite am Türrahmen."

Wann machen Sie eine Übung richtig?

Wenn Sie dem Testziel näherkommen, wenn Sie also zum Beispiel durch Beweglichkeitsübungen beweglicher werden.

Welche Übungen sind unnötig?

Wenn Sie einen Test bestehen, ohne geübt zu haben, ist die entsprechende Übung unnötig.

Welche Übungen sollten Sie nicht machen?

Sie sollten keine Übungen machen, von denen Ihr Physiotherapeut, Arzt oder Trainer abgeraten hat oder die Beschwerden verursachen oder verstärken. Ist Letzteres der Fall, sollten Sie Übungsalternativen suchen, die keine Beschwerden verursachen.

Bei rheumatoider Arthritis, Down-Syndrom, nach längerer Kortisonbehandlung oder nach einem Trauma der Halswirbelsäule wie zum Beispiel einem Schleudertrauma sollten Sie vorher mit Ihrem Orthopäden abklären, ob Ihre Halswirbelsäule ausreichen stabil ist, um sie zurückzuschieben, wie es bei den folgenden Übungen gefordert wird: Halswirbelsäulen-Aufrichtung (*Seite 77*), Brustwirbelsäulen-Aufrichtung (*Seite 81*), Hüftbeuge-Beweglichkeit (*Seite 108*), Gesäßmuskel-Dehnbarkeit (*Seite 110*) und Bauch- und vordere Halsmuskel-Kraft (*Seite 132*).

Wie fit müssen Sie sein, um alle Tests zu bestehen?

Die Tests basieren auf der Haltung, Entspannung, Bewegung, Koordination, Beweglichkeit, Kraft und Ausdauer, die eine uneingeschränkt gesunde und leistungsfähige Wirbelsäule erfahrungsgemäß braucht.

Können auch im Alter noch alle Tests bestanden werden?

Im Vergleich zu Teenagern (Altersgruppe von 10–19), zeigen die Altersverlaufsnormkurven (*Seite 184f*) der Twens (Altersgruppe von 20–29) einen deutlichen Verlust von Haltung, Entspannung, Beweglichkeit, Kraft und Ausdauer. Mit Ausnahme eines stärkeren Verlustes der Entspannung bei den Twen-Frauen betrifft diese Entwicklung beide Geschlechter in gleichem Maße. Danach verlieren nur noch die Männer an Fitness.

Ab 40 lässt ihre Kraft nach und ab 50 auch noch ihre Bewegung und Beweglichkeit. Im Twen-Alter sind die Fitnessverluste durch diszipliniertes Üben noch voll ausgleichbar. Haben sich Knochen und Gelenke aber im weiteren Verlauf des Lebens degenerativ verändert, ist es oft nicht mehr möglich, alle Beweglichkeitstests zu bestehen. Wichtiger als alle Test zu bestehen ist dann, den Abstand zum Testziel nicht zu groß werden zu lassen. Ein 60-Jähriger wird zum Beispiel durch die Übungen kaum die Beweglichkeit zurückgewinnen können, die er mit 20 hatte. Er könnte es aber schaffen, in Bezug auf die Beweglichkeit wieder zehn Jahre jünger zu werden. Die Frustration, die manche Ältere angesichts des festgestellten Funktionsverlustes empfinden mögen, sollte in Motivation umgewandelt werden, den Körper wieder „zehn Jahre jünger zu üben" bzw. den Abstand zum Testziel (*Seite 76*) etwas zu verringern. Sinnvoller, als die unerreichbaren 100 % im Auge zu haben, ist dann das Ziel, auf den Altersverlaufsnormkurven (*Seite 184f*) wieder ein Jahrzehnt nach links zu kommen. Das erreichbare Zehn-Jahres-Ziel im Auge zu haben und zu sehen, dass die entsprechende Alters- und Geschlechtsgruppe ähnlich weit vom Testziel entfernt ist, verwandelt Frustration dann in der Regel wieder in Motivation.

Wie wichtig ist es, die Tests zu bestehen?

Ob Sie einen Test jemals ganz bestehen, ist zweitrangig. Wichtiger ist, dass Ihnen die Tests die richtige Auswahl an Übungen liefern, indem sie wichtige von unwichtigen Übungen unterscheiden. Je nach Körperbau und Vorschädigung kann das Bestehen eines bestimmten Tests sogar unmöglich sein. Sie sollten beim Üben daher nie Gewalt anwenden, sondern immer nur sanft so weit in Richtung Testziel gehen, wie es Ihnen gut tut. Meistens werden Sie schon eine Verbesserung spüren, wenn Sie dem Ziel nur etwas näherkommen.

Wann können Sie mit einer Übung nachlassen oder aufhören?

Ausdauer: Das Ausdauertraining sollte dauerhaft beibehalten werden.

Haltung, Entspannung, Bewegung und Koordination: Diese Übungen sollten ausgeführt werden, bis sie zur Gewohnheit geworden sind.

Kraft und Beweglichkeit: Wenn Sie sich so fit geübt haben, dass Sie zuvor nicht bestandene Kraft- und Beweglichkeitstests wieder bestehen, sollten Sie ausprobieren, ob selteneres Üben ausreicht, um die erreichte Kraft oder Beweglichkeit zu erhalten. Es empfiehlt sich dazu, jede Woche ein Mal weniger zu üben. Solange Sie den Test immer noch bestehen, reicht die reduzierte Übungshäufigkeit aus. Stellen Sie fest, dass Sie den Test irgendwann auch ganz ohne Üben bestehen, ist die entsprechende Übung unnötig geworden und kann aus Ihrem Programm gestrichen werden.

Bei altersbedingten Ursachen läuft es in Regel auf ein dauerhaftes Training zur Erhaltung der erreichten Kraft und Beweglichkeit hinaus. Lag die Ursache allein in mangelnder Haltung, Entspannung, Bewegung oder Koordination, wird die Korrektur dieser Bereiche die entsprechende Kraft- oder Beweglichkeitsübung ganz überflüssig machen. Nach operativ- oder verletzungsbedingten Einschränkungen zeigt sich meist erst mit Ihrem Training, ob Sie mit der entsprechenden Übung nachlassen oder ganz aufhören können.

In welcher Reihenfolge sollten Sie Beweglichkeit, Kraft und Ausdauer üben?

Am besten in genau dieser Reihenfolge: Beweglichkeit, gefolgt von Kraft, und schließlich Ausdauer. Beweglichkeitsübungen können gut allein gemacht werden, während ein Kraft- und Ausdauertraining in jedem Fall durch Beweglichkeitsübungen vorbereitet werden sollte, weil dies Verschleißerscheinungen vermeidet. Sollten Sie sich beim Kraft- und Ausdauertraining verspannen, ist es außerdem sinnvoll, die Verspannung durch anschließende Beweglichkeitsübungen wieder zu lösen.

Welche Übungen sind am wichtigsten?

Am wichtigsten für eine gesunde Wirbelsäule sind Haltung, Entspannung, Bewegung und Koordination im Alltag. Wenn diese Bereiche stimmen, lösen sich viele Beschwerden von ganz allein. Wo dies nicht der Fall ist, können Sie mit den Ausgleichsübungen „Beweglichkeit, Kraft und Ausdauer" nachhelfen. Hiervon ist Beweglichkeit die Wichtigste, gefolgt von Kraft und schließlich Ausdauer.

Wie weiß ich, welche Übungen die richtigen sind?

Wenn Sie einen Test bestehen, sollten Sie die entsprechende Übung nicht machen, weil es Zeitverschwendung wäre etwas zu üben, was Sie bereits können.

Das Gleiche gilt für den Fall, dass Sie üben, um Beschwerden zu verbessern, und das Testziel durch Üben erreichen, ohne dass Ihre Beschwerden nachgelassen haben.

Wenn Sie einen Test nicht bestehen und die Beschwerden mit der entsprechenden Übung nachlassen, sollte die Übung ins Übungsprogramm aufgenommen und solange beibehalten werden, bis Sie den Test bestehen. Sind die Beschwerden dann vollständig verschwunden, sind keine weiteren Tests und Übungen nötig. Ist das Testziel erreicht worden, ohne dass die Beschwerden vollständig verschwunden sind, machen Sie mit dem nächsten Test weiter, den der entsprechende „Navi" (*Seite 161*) empfiehlt.

Wird eine Übung nicht oder nicht richtig umgesetzt, bietet der Abschnitt **„Was tun, wenn's nicht klappt"** Lösungsmöglichkeiten. Erst wenn die Übung korrekt umgesetzt wird, lässt sich beurteilen, ob sie effektiv ist.

Wie schnell sollten die Beschwerden mit der richtigen Übung nachlassen?

Ist eine Beweglichkeitsübung effektiv, sollten die Beschwerden sofort nach der Verbesserung der Beweglichkeit nachlassen – das heißt sobald die Spannung bei unveränderter Körperstellung spürbar nachlässt. Dies wahrzunehmen setzt allerdings ein gewisses Maß an Körperbewusstsein voraus. Bei allen anderen Kategorien (Haltung, Entspannung, Bewegung, Koordination, Kraft und Ausdauer) sollte ein Effekt spätestens nach 6 Wochen regelmäßigem Übens spürbar werden. Haben sich noch keine weiteren Kompensationsmechanismen im Körper festgesetzt, können die Beschwerden bei effektiver Umsetzung der Übungen allerdings auch hier (wie bei „Beweglichkeit") sofort spürbar nachlassen.

Warum sind alle unilateralen Tests und Übungen nur für die linke Seite beschrieben?

Tests und Übungen, die einzeln auf jeder Körperseite durchgeführt werden, sind aus Gründen der Kürze und Klarheit nur für eine (die linke) Seite beschrieben. Sie sind aber natürlich seitenverkehrt auch auf die andere Seite anzuwenden. Sollten Sie allerdings einen dieser Tests beispielsweise links bestehen und rechts nicht, brauchen Sie die entsprechende Übung auch nur rechts zu machen.

Was brauchen Sie als Trainingsausrüstung?

Nur Dinge, die schon vorhanden sind: einen Stuhl, einen Türrahmen, ein freies Stück Wand oder Tür, bequeme Kleidung, eine Flasche und eine Gymnastikmatte oder Decke. Für manche Übungen empfehlen sich zusätzlich ein aufgerolltes Handtuch und ein Kissen. Schließlich ist für das Erlernen der Bauchatmung ein Spiegel hilfreich.

Wie können Sie feststellen, ob Ihre Übungsauswahl effektiv ist?

Um festzustellen, wie effektiv die Übungen sind, können Sie messen und notieren, um wie viel sich der Abstand zum Testziel und Ihre Einschränkungen oder Beschwerden verringern. Eine Möglichkeit dazu bietet der ausführliche Trainingsplan (*Seite 178*).

Lassen sich die Tests und Übungen dieses Buches mit anderen Trainingsmethoden kombinieren?

Mit den Tests und Übungen dieses Buches lassen sich Blockaden, die einen optimalen Bewegungsablauf behindern, gezielt finden und beheben. Dies ist die ideale Vorbereitung für alle Bewegungssportarten, wie zum Beispiel Pilates, Yoga, Fußball, Leichtathletik, Turnen, Ballett, Tanzen, Schwimmen oder Wandern, um nur einige zu nennen. Immer wieder zeigt sich, dass das Training mit dem **RÜCKEN FIT** NAVI dazu führt, die Bewegungsabläufe in Bewegungssportarten spürbar leichter, flüssiger, effektiver und schonender zu machen. Dies führt zu mehr Freude an der Bewegung, messbarer Leistungssteigerung und weniger Verletzungen in Ihrer bevorzugten Bewegungssportart.

Tests und Übungen für den Alltag

3 Haltung

3.1 Sitzhaltung mit symmetrischer Fußstellung

3.1.1 Test

Stehen Ihre Füße im Sitzen symmetrisch auf dem Boden (Abb. 3.01), sodass Ihre Beine nicht überschlagen sind (Abb. 3.02a) und keiner Ihrer Füße weiter vorne, hinten (Abb. 3.02b), innen, außen (Abb. 3.02c) oder mehr auf seiner Innen- oder Außenkante (Abb. 3.01d) steht als der andere?

3.1.2 Übung

Achten Sie im Alltag darauf, dass Ihre Füße im Sitzen symmetrisch stehen (Abb. 3.01).

3.1.3 Was tun, wenn's nicht klappt

Wenn eine symmetrische Fußstellung im Alltag nicht konsequent durchgehalten wird, kann dies an einem Mangel an Selbstbewusstsein, Konzentration oder Beweglichkeit liegen. Lösungsmöglichkeiten sind dann je nach Ursache wie folgt:

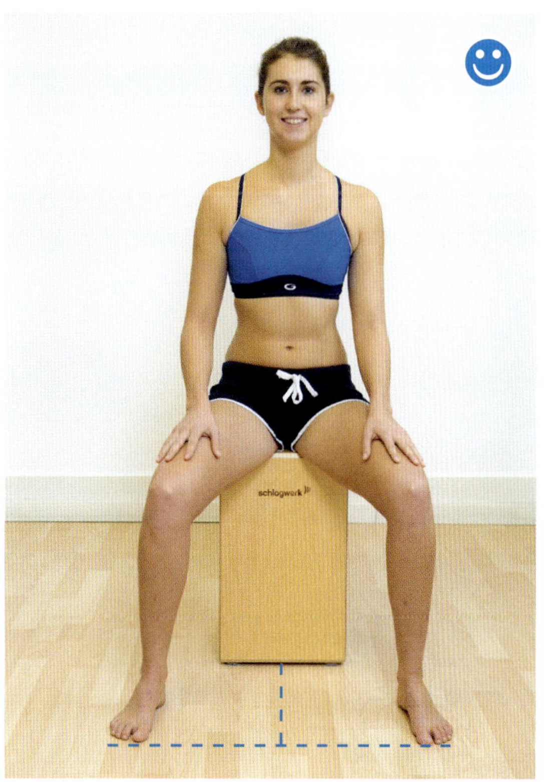

Abb. 3.01 Symmetrische Fußstellung.

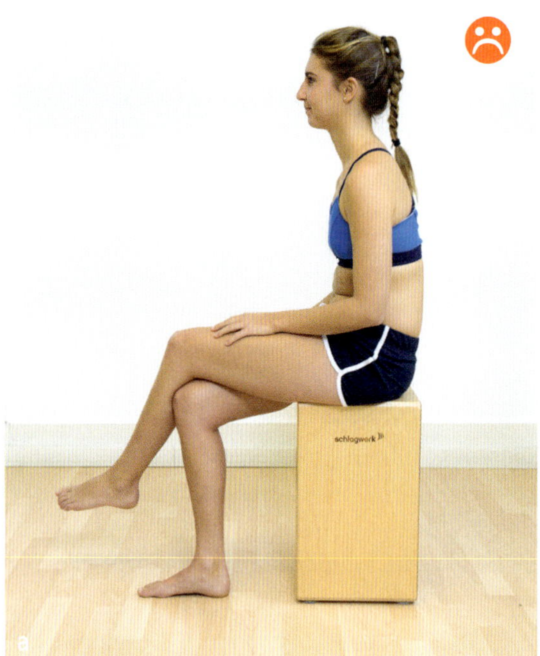

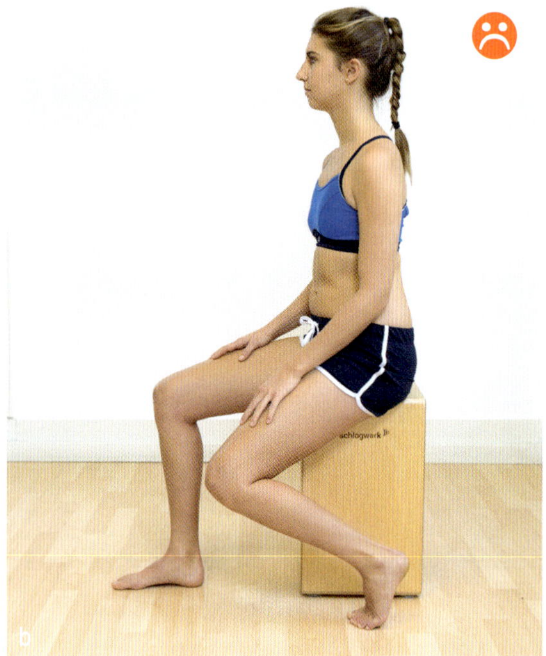

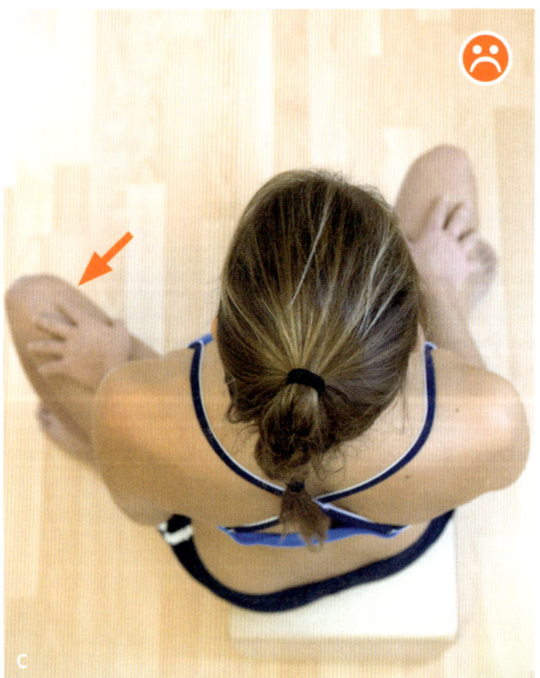

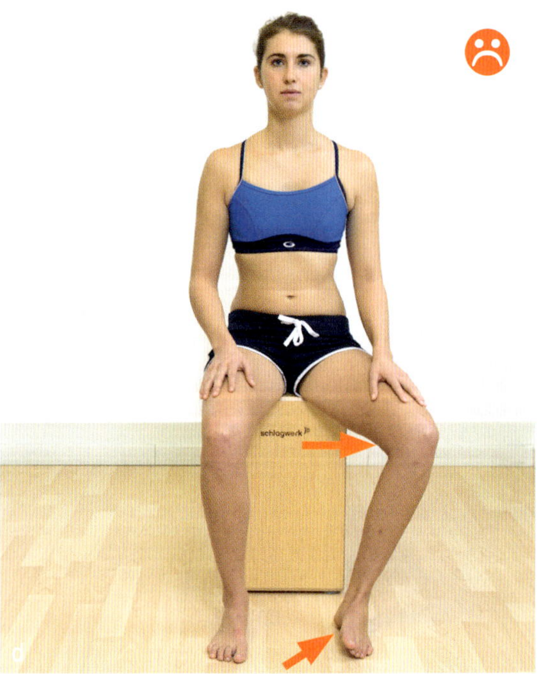

Abb. 3.02 *Asymmetrische Fußstellungen: Sitzen mit überschlagenen Beinen (a), mit einem Fuß unter oder seitlich neben dem Stuhl (b), Nach-außen-Stellen eines gesamten Beines (c) und dem Nach-außen-Fallen eines Knies mit Anhebung der Fußinnenkante (d).*

Selbstbewusstsein

In manchen Situationen und Kreisen gelten überschlagene Beine als elegant, lässig oder keusch. Machen Sie sich bewusst, wie instabil und verdreht Sie durch überschlagene Beine werden und wie Sie mit symmetrischen Beinen und aufrechter Haltung Stabilität und Ausgeglichenheit ausstrahlen können. Sollte es Situationen geben, in denen eine symmetrische Fußstellung nicht angebracht ist, sollten Sie eine asymmetrische Beinstellung nur solange wie nötig beibehalten.

Konzentration

Wenn eine symmetrische Beinstellung im Alltag nicht umgesetzt wird, weil sie aufgrund von Ablenkungen vergessen wird, helfen „Erinnerungspunkte oder -zettel" an Orten, an denen Sie sich oft mit einer asymmetrischen Beinstellung ertappen.

Entspannung und Beweglichkeit

Eine asymmetrische Beinstellung kann auch ein unbewusster Versuch sein, eine einseitige Anspannung oder Bewegungseinschränkung auszugleichen. Ist dies der Fall, sollten die entsprechenden Widerstände mithilfe folgender Tests und Übungen aufgespürt und gelöst werden:

- Oberschenkel-Rückseiten-Dehnbarkeit (*Seite 116*).
- Oberschenkel-Vorderseiten-Dehnbarkeit (*Seite 127*).
- Oberschenkel-Innenseiten-Dehnbarkeit (*Seite 121*).
- Gesäßmuskel-Dehnbarkeit (*Seite 110*).
- Hüftbeuge-Beweglichkeit (*Seite 108*).
- Waden-Dehnbarkeit (*Seite 118*).
- Haltungsgerechte Umwelt (*Seite 26*).

3.1.4 Vorher-nachher-Vergleich

Wie viel Prozent der Zeit ist Ihre Fußstellung beim Sitzen im Alltag symmetrisch?

3.1.5 Was bringt's?

Eine asymmetrische Fußstellung verursacht Verdrehungen und Verspannungen der Beine, die sich über Hüftgelenk und Becken bis in die Wirbelsäule fortsetzen. Die populärste und schädlichste asymmetrische Fußstellung ist das Sitzen mit überschlagenen Beinen. Dies führt zu einer zusammengesunkenen Haltung, ist eine häufige Ursache von Beschwerden im Iliosakralgelenk (Gelenk zwischen Kreuzbein und Becken), behindert den venösen Rückfluss aus dem überschlagenen Bein und trägt so zur Entstehung von Krampfadern bei. Umgekehrt vermeidet eine symmetrische Haltung diese Probleme und erleichtert eine neutrale Wirbelsäulenschwingung (*Seite 12*) mit unverdrehter Wirbelsäule (*Seite 19*). Wird sie im Alltag konsequent umgesetzt, verschwinden viele haltungsbedingte Probleme von allein.

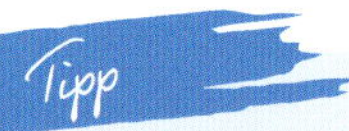

Wer auch danach noch glaubt, sich nicht ohne asymmetrische Beinstellung wohlfühlen zu können, sollte wenigstens alle 5 Minuten die Seite wechseln. Wenn zum Beispiel der rechte Fuß weiter vorne steht, dann nach 5 Minuten wechseln und den linken Fuß nach vorne stellen.

3.2 Neutrale Wirbelsäulenschwingung

3.2.1 Test

Haben Sie Ihr Brustbein so weit nach vorne oben angehoben, dass Ihre Wirbelsäule im Bereich des unteren Rückens und des Brustkorbes durchschnittlich 75 % aufgerichtet ist, während Ihr Kopf entspannt so weit nach vorne genickt ist, dass der vordere Teil Ihres Kopfes tiefer ist als der hintere (Abb. 3.04)?

Eine 75 %ige Aufrichtung Ihrer Wirbelsäule erreichen Sie wie folgt: Beginnen Sie in einer ganz zusammengesunkenen Haltung (0 % Aufrichtung) und richten Sie sich dann in vier gleich großen Schritten bis zum Anschlag im Hohlkreuz auf (100 % Aufrichtung). Wenn Sie nun wieder einen Schritt zurückgehen, befinden Sie sich bei 75 % Aufrichtung und haben Ihre neutrale Wirbelsäulenschwingung gefunden. Sie liegt also einen Schritt vor dem Anschlag im Hohlkreuz.

Die 75 %ige Aufrichtung sollte nicht starr gehalten werden, sondern Mittelpunkt einer dynamischen Haltung (*Seite 54ff*) sein.

3.2.2 Übung

Bewahren Sie im Alltag eine neutrale Wirbelsäulenschwingung mit durchschnittlich 75 % Aufrichtung so oft und dauerhaft, wie Ihnen dies möglich und angenehm ist.

Hohl ist gut!!

Wenn Sie Ihre Hand gerade oberhalb Ihres Hosenbundes auf Ihren Rücken legen, liegt sie auf der Lendenwirbelsäule. Das ist der Teil der Wirbelsäule unterhalb der letzen Rippe. Die Lendenwirbelsäule sollte bei 75 % Aufrichtung deutlich hohl sein. Das ist ihre gesunde Mittelstellung. Da die durchschnittliche gewohnte Aufrichtung im Sitzen aber bei nur 40 % liegt, müssen die meisten Menschen ihre Lendenwirbelsäule für ihr Gefühl ungewöhnlich weit in Richtung Hohlkreuz bewegen. Dem steht neben einer untrainierten Aufrichtemuskulatur und verkürzten Gegenspielern oft auch das Schreckgespenst des Hohlkreuzes entgegen. Der Begriff Hohlkreuz ist negativ besetzt. Er bezeichnet den Zustand, in dem die Lendenwirbelsäule die meiste Zeit 100 % – d. h. bis zum Anschlag der Hohlwölbung nach vorne – durchgedrückt bleibt, was die Wirbelsäule überlastet. Das kommt im Sitzen so gut wie nie vor, weil sich die Lendenwirbelsäule im Sitzen beim Abschalten der Haltemuskulatur in Richtung Rundrücken biegt und die Aufrichtung im Sitzen daher einer bewussten aktiven Anstrengung gegen die Schwerkraft und manchmal auch gegen Muskelverkürzungen bedarf. Beim Stehen oder in Rücken- oder Bauchlage mit ausgestreckten Beinen ist dies umgekehrt. Hier wird die Lendenwirbelsäule durch die Schwerkraft und mangelnde Hüftstreck-Beweglichkeit oder Brustwirbelsäulen-Aufrichtung leicht 100 % bis zum Anschlag im Hohlkreuz durchgedrückt, wenn dies nicht durch eine aktive Gegenbewegung und entsprechende Beweglichkeitsübungen verhindert wird.

Fazit: Für die meisten Menschen ist „deutlich hohl" bei 75 % Aufrichtung die gesündeste Mittelstellung von Lenden- und auch Brustwirbelsäule. Im Sitzen starten die meisten Menschen mit deutlich weniger Aufrichtung und sollten daher im Sitzen an mehr Aufrichtung arbeiten. Erst bei Beschwerden oder beim spürbaren Anschlag im Hohlkreuz sollte mit der Aufrichtung wieder ein Stück nachgelassen werden. Vergessen Sie also den irreführenden Begriff des Hohlkreuzes, orientieren sich stattdessen am Ideal der 75 % Aufrichtung und vermeiden lange ununterbrochene Phasen mit deutlich mehr oder weniger Aufrichtung.

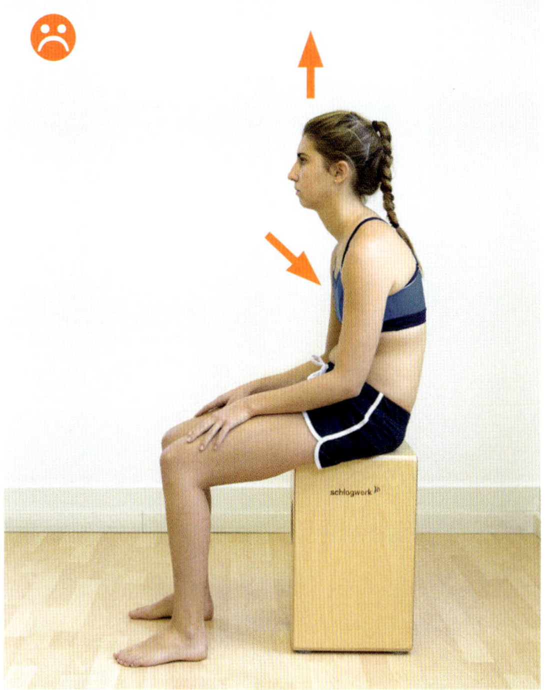

Abb. 3.03 Fehlhaltung.

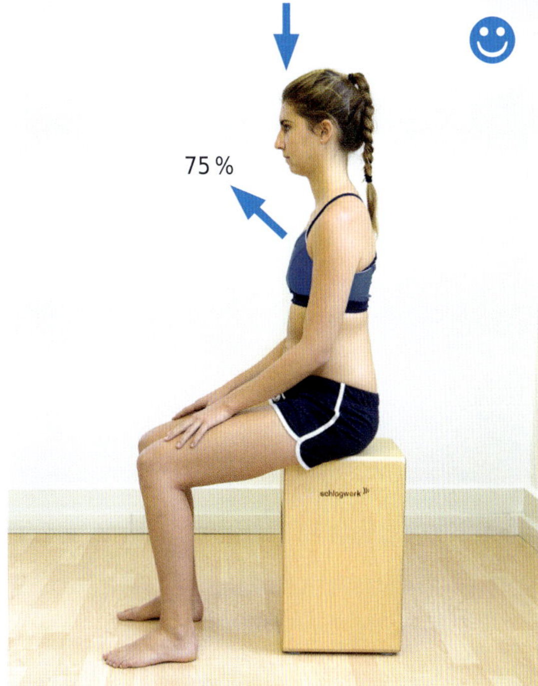

Abb. 3.04 Neutrale Haltung.

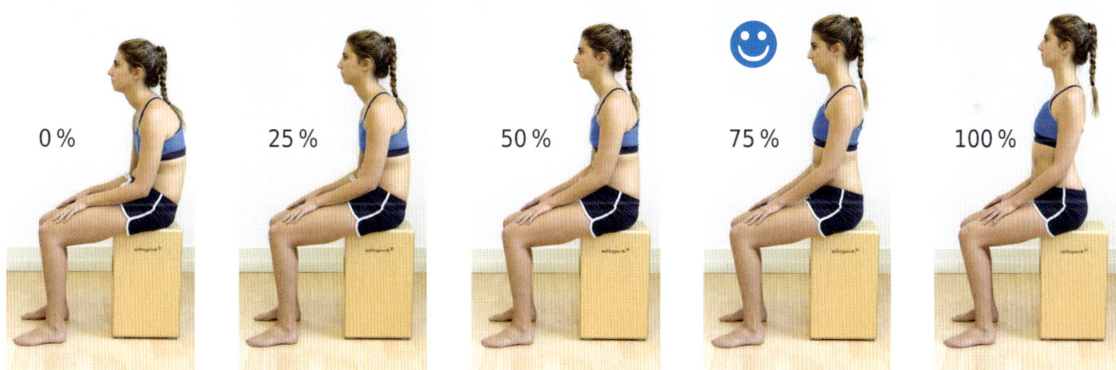

Abb. 3.05 *Aufrichtung der Wirbelsäule in 4 Schritten von zusammengesunker Haltung (0% Aufrichtung) bis zum Anschlag im Hohlkreuz (100% Aufrichtung).*

Übungsalternativen

Bilder, die bei der Aufrichtung helfen können.

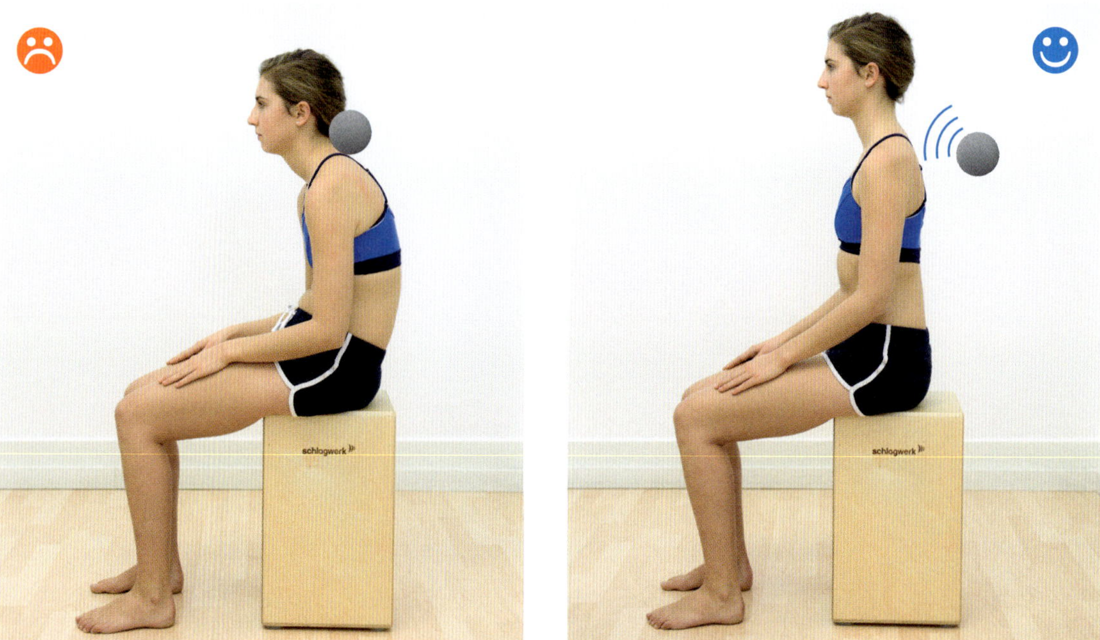

Abb. 3.06 Aufgrund Ihrer geknickten Haltung konnte sich eine Kugel in Ihrem Nacken einnisten, die Ihnen dort Druck und Beschwerden macht (linkes Bild). Richten Sie sich auf und werden Sie die Kugel los (rechtes Bild).

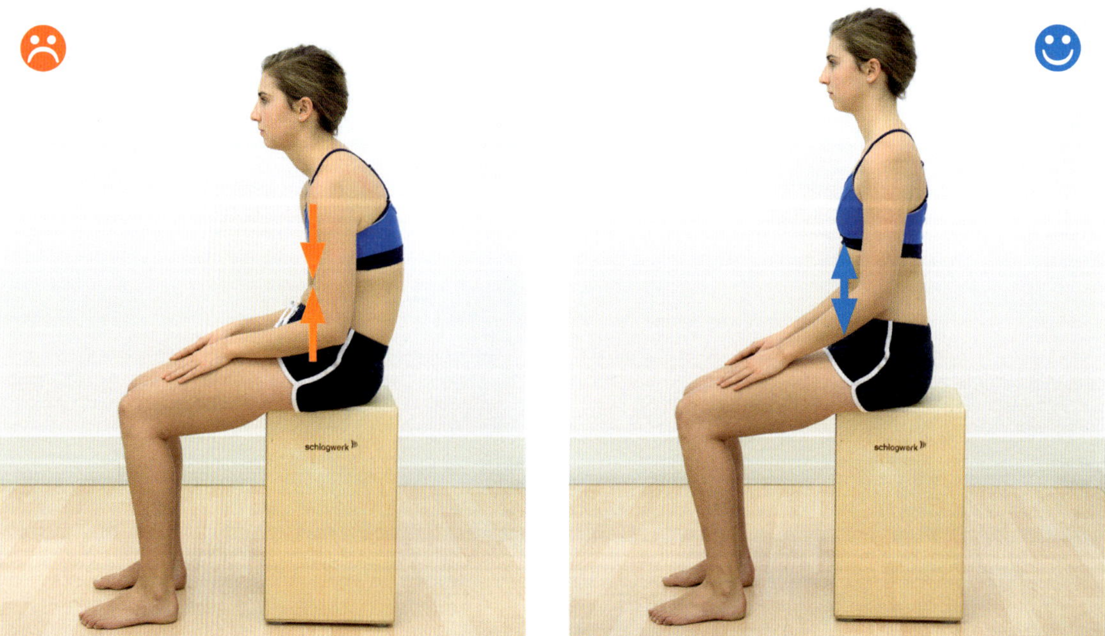

Abb. 3.07 Machen Sie Ihren Rippen-Becken-Abstand groß (rechtes Bild), als ob es ein Mund wäre, den Sie weit öffnen. Spüren Sie, wie sich dabei der Raum für Herz, Lunge und Ihre Bauchorgane weitet und sich diese Bereiche leichter und angenehmer anfühlen als in der zusammengesunkenen Haltung (linkes Bild).

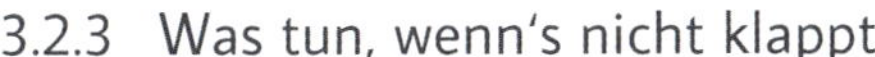

3.2.3 Was tun, wenn's nicht klappt

Wenn eine aufrechte Haltung im Alltag nicht konsequent durchgehalten wird, kann dies an einem Mangel an Motivation, Selbstbewusstsein, Konzentration, Ergonomie, Kraft-Ausdauer oder Beweglichkeit liegen. Vielleicht finden Sie sich in manchen Punkten wieder und können die entsprechenden Lösungen umsetzen.

Motivation

Eine Motivationsquelle ist es, die im Folgenden aufgeführten Vorteile einer aufrechten Haltung zu kennen. Zusätzlich hilft es, das „Muss-Prinzip" mithilfe der folgenden Spürübung durch das „Lust-Prinzip" zu ersetzen:

Spürübung „Wohlgefühl"

Beginnen Sie mit der Frage „Wie fühlt sich die korrigierte Haltung im Vergleich zu Ihrer gewohnten Haltung an?" Nun werden 90 % aller Menschen zunächst bemerken, wie viel anstrengender und unangenehmer die neue Haltung ist. Nehmen Sie dies zur Kenntnis und konzentrieren Sie sich jetzt darauf, wo Sie sich in der korrigierten Haltung besser fühlen. Lassen Sie sich so lange Zeit, bis Sie mindestens eine Stelle gefunden haben. Nach anfänglichem Pessimismus gelingt dies jedem Mensch früher oder später. Typisch für ein besseres Gefühl in der korrigierten Haltung sind ein freieres Gefühl im Bauch, ein besseres Gefühl in der Lendenwirbelsäule oder ein leichteres Gefühl im Nacken-Schulter-Bereich. Nehmen wir an, Sie haben Letzteres entdeckt. Nun kann das „Lust-Prinzip" das „Muss-Prinzip" ersetzen. Das heißt, Sie sagen nicht mehr: „Ich muss diese unangenehme Haltung durchhalten, weil es gesund ist." Stattdessen sagen Sie sich von da an: „Ich gönne mir jetzt häufiger das leichte Gefühl im Nacken und befreie mich von der selbst auferlegten Kugel (Abb. 3.06)."

Selbstbewusstsein

Ihre Haltung hat einen Einfluss darauf, wie Sie von anderen wahrgenommen werden.

Positive Eigenschaften, die Sie mit einer aufrechten Haltung ausstrahlen, sind: Selbstbewusstsein, Stärke, Bereitschaft, Gesundheit und Ausgeglichenheit. Wird hingegen eine negative Wirkung durch aufrechten Haltung befürchtet, wird sie vermieden. Typische und zum Teil berechtigte Befürchtungen dieser Art finden Sie in der folgenden Spürübung „Furcht":

Spürübung „Furcht"

Lassen Sie sich durch folgende Befürchtungen von einer aufrechten Haltung abhalten?

- Ich werde unter meinen lümmelnden Kumpels mit aufrechter Haltung uncool wirken.
- Als überdurchschnittlich großer Mensch werde ich mit aufrechter Haltung auffallen und nicht so sein wie die anderen.
- In der aufrechten Haltung biete ich mehr Angriffsfläche.
- Andere werden auf meine Brüste starren, die mit aufrechter Haltung mehr zur Geltung kommen.
- Ich kann meinen zu dicken Bauch in der aufrechten Haltung nicht verstecken.
- Ich werde steif wirken.

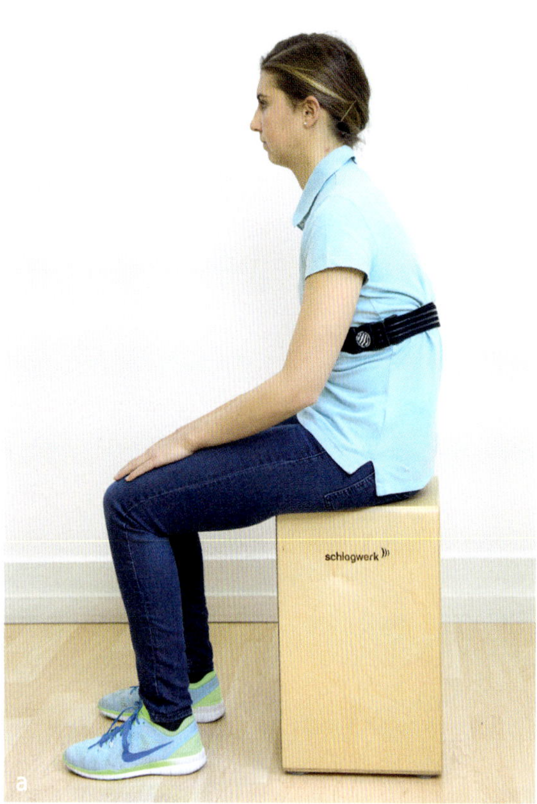

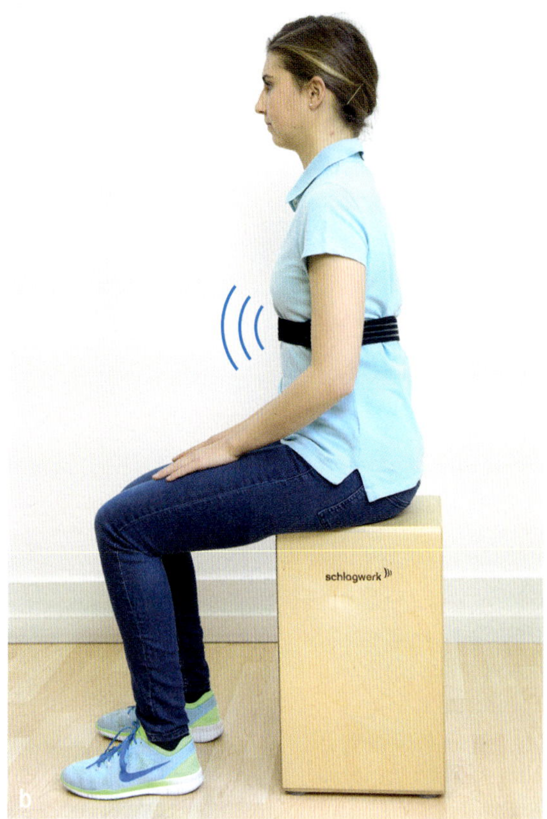

Abb. 3.08 Der Haltungstrainer erinnert per Vibrationsalarm (a) an eine aufrechte Haltung (b), solange die Haltung weniger aufrecht ist als beim Anschalten des Haltungstrainers.

Die Wirbelsäule sollte aufrecht sein, aber nicht steif oder starr. Mit aufrechter Haltung steif zu wirken, lässt sich leicht mithilfe einer dynamischen Haltung (*Seite 54ff*) und einer lebhaften Gestik und Mimik vermeiden.

Ein dicker Bauch wird durch eine aufrechte Haltung meistens schlanker. Dies liegt daran, dass der Darm dann besser arbeiten kann und weniger gebläht ist. Außerdem werden bei einer aufrechten Haltung durch die dafür nötige Muskelarbeit mehr Kalorien verbrannt. Schließlich spannt ein voller Bauch in der aufrechten Haltung eher, was dazu motiviert bei ausreichender Füllung eine Essenspause einzulegen.

Bleiben aber noch die anderen Punkte, die nicht von der Hand zu weisen sind. Hier ist soziale Intelligenz gefordert. In den meisten Situationen macht es Sinn, negative Einschätzungen durch positive zu ersetzen – also die Einschätzung „In der aufrechten Haltung biete ich mehr Angriffsfläche“ auszutauschen gegen: „Ich werde durch meine aufrechte Haltung so viel Selbstbewusstsein und Stärke ausstrahlen, dass mich keiner angreifen möchte“ oder „Ich werde unter meinen lümmelnden Kumpels mit aufrechter Haltung uncool wirken“ gegen „Was für mich cool ist, bestimme ich!“

Und selbst wenn es Situationen geben sollte, in denen eine zusammengesunkene Haltung ratsamer erscheint, sollte sie nicht zur Gewohnheit werden, sondern bewusst wieder durch eine aufrechte Haltung ersetzt werden, sobald die Situation vorüber ist.

Was aber, wenn eine aufrechte Haltung nicht zur psychischen Stimmung passt?

Die Verbindung zwischen Körper und Psyche ist keine Einbahnstrasse. Das heißt: Einerseits beeinflusst unsere Stimmung unsere Körperfunktionen wie zum Beispiel die Haltung. Umgekehrt lässt sich unsere Stimmung aber auch ein Stück weit durch eine gute Haltung verbessern.

Konzentration

Wenn eine aufrechte Haltung deshalb im Alltag nicht umgesetzt wird, weil sie aufgrund von Ablenkungen vergessen wird, ist es sinnvoll mit einem automatischen Haltungstrainer (www.haltungstrainer.de) zu arbeiten. Der Haltungstrainer speichert die Haltung, die sein Benutzer beim Einschalten hat, als Schwellenhaltung und vibriert dann im Folgenden immer, wenn die Aufrichtung diesen Punkt erreicht oder unterschreitet. War die Wirbelsäule beim Einschalten des Haltungstrainers also zum Beispiel zu 60 % aufgerichtet, wird er automatisch vibrieren, solange die Wirbelsäule zwischen 0–60 % aufgerichtet ist, während er bei mehr als 60 % Aufrichtung nicht vibrieren würde. Eine Studie mit dem Haltungstrainer zeigte, dass die Aufrichtung im Sitzen am Büroarbeitsplatz typischerweise nur bei 40 % der maximalen Wirbelsäulenaufrichtung liegt. Mit dem automatischen Feedback, ließ sich die Aufrichtung auf 70 % steigern (Studie von Kist S, 2013).

Ergonomie

Oft macht die Umwelt, wie zum Beispiel die Gestaltung des Arbeitsplatzes oder der Wohnung, eine aufrechte Haltung unmöglich. Sinnvoller als jede andere Therapie ist es dann, diese Mängel zu beheben. Oft reichen für eine hilfreiche Umstellung Ihres Arbeitsplatzes durch den Physiotherapeuten 20 Minuten.

Neben der Einstellung von Stuhl, Tisch und PC sollte dabei auch immer untersucht werden, ob eine Gleitsichtbrille bei der Bildschirmarbeit verwendet wird. Da sich der Leseteil der Gleitsichtbrille für gewöhnlich im unteren Teil der Brille befindet, ist eine scharfe Nahsicht in der Horizontalen mit der Gleitsichtbrille nur durch eine ungünstige Überstreckung der Halswirbelsäule möglich. Die einzige Lösung für dieses Problem ist dann eine spezielle PC-Brille mit einer Brennweite, die dem Abstand zwischen Augen und Bildschirm entspricht. Selbstverständlich trifft dies auch auf alles andere Lesematerial im Nahbereich zu, das sich nicht auf dem Schreibtisch, sondern horizontal vor den Augen befindet, wie zum Beispiel Musiknoten, die in Augenhöhe auf einem Notenständer stehen.

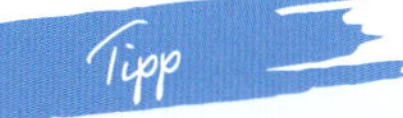

Kann Ihr Physiotherapeut Sie nicht an Ihrem Arbeitsplatz besuchen, bringen Sie ihm Fotos oder Videos mit, die Sie beim Arbeiten zeigen.

Kraft-Ausdauer

Wird die aufrechte Haltung von Anfang an als anstrengend empfunden, kann dies verschiedene Ursachen haben. Ist Ihre Rückenmuskulatur durch zusammengesunkene Haltung verkümmert, baut sie sich durch die Umstellung auf eine aufrechte Haltung schnell wieder auf. Nach einem anfänglichen Muskelkater wird die aufrechte Haltung in der Regel schon nach 3–4 Wochen nicht mehr als anstrengend empfunden. Eine aufrechte Haltung ist das beste Rückenmuskeltraining. Sie kostet nichts, nicht einmal Zeit und trainiert die Muskeln in genau dem richtigen Maß. Eine Studie zeigte, dass sich rein durch Haltungstraining die Kraft der Rückenstrecker schon in 6 Wochen signifikant verbessern lässt (Studie von Waibel C, 2013).

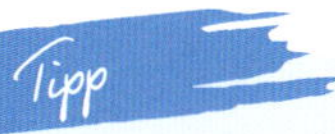

Die Umstellung von einer zusammengesunkenen Haltung auf eine aufrechte Haltung ist schon von der ersten Minute an ohne das Gefühl von Anstrengung möglich, wenn Sie mit dynamischer Haltung (*Seite 54ff*) arbeiten.

Beweglichkeit

Noch leichter wird eine aufrechte Haltung durch das Lösen von Aufrichtungswiderständen. Sollte einer der folgenden Tests positiv sein, fällt die aufrechte Haltung schon unmittelbar nach der entsprechenden Übung spürbar leichter:

- Halswirbelsäulen-Aufrichtung (*Seite 77*).
- Brustwirbelsäulen-Aufrichtung (*Seite 81*).
- Dreh-Beweglichkeit (*Seite 102*).
- Oberschenkel-Rückseiten-Dehnbarkeit (*Seite 116*).

3.2.4 Vorher-nachher-Vergleich

Wie viel Prozent der Zeit ist Ihre Wirbelsäulenschwingung im Alltag neutral?

3.2.5 Was bringt's?

Die neutrale Wirbelsäulenschwingung ist die gesündeste, da hier die Gewichtsbelastung der Wirbelsäule gleichmäßig und schonend auf Bandscheiben, Wirbelgelenke und Muskulatur verteilt ist und die Organe im Brust- und Bauchraum frei arbeiten können. Erst wenn sie auch im Alltag konsequent umgesetzt wird, verbessern sich folgende haltungsbedingte Probleme nachhaltig:

- Verspannte Nackenmuskeln
- Verspannte Kiefermuskeln
- Blockierte Gelenke und eingeklemmte Nerven
- Gestauchte oder überdehnte Bandscheiben
- Engstellen im Bereich des Hals-Rückenmarks und der hinteren Halsschlagader
- Schwache Rückenmuskeln
- Druckbedingte Beschwerden im Bauchraum
- Verdrehte Wirbel oder Iliosakralgelenke

3.3 Unverdrehte Wirbelsäule

3.3.1 Test

Schauen Ihr Becken, Brustkorb und Kopf ohne Seitneigung und ohne Verdrehung alle in dieselbe Richtung (Abb. 3.09 und Abb. 3.10, rechtes Bild)? – Überprüfen Sie es vor einem Spiegel.

3.3.2 Übung

Achten Sie im Alltag im Sitzen auf eine Haltung mit unverdrehter Wirbelsäule.

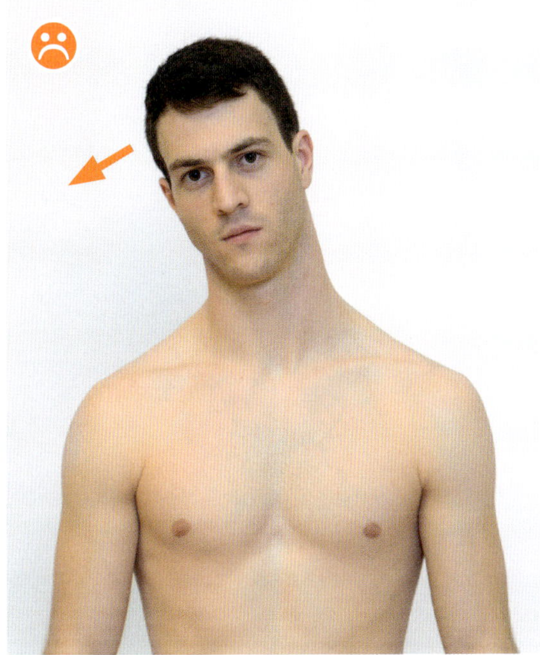
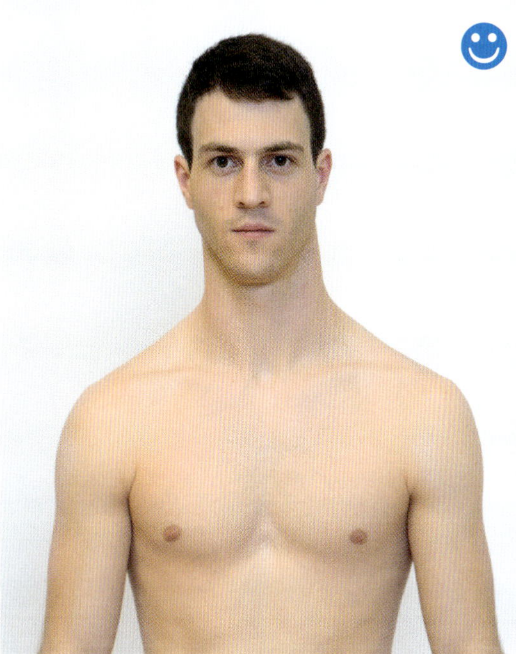

Abb. 3.09 Seitneigung des Kopfes (linkes Bild) im Vergleich zu einer geraden Kopfhaltung (rechtes Bild).

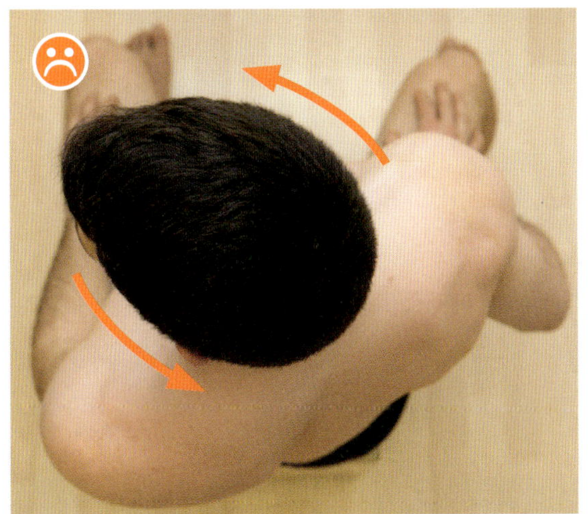
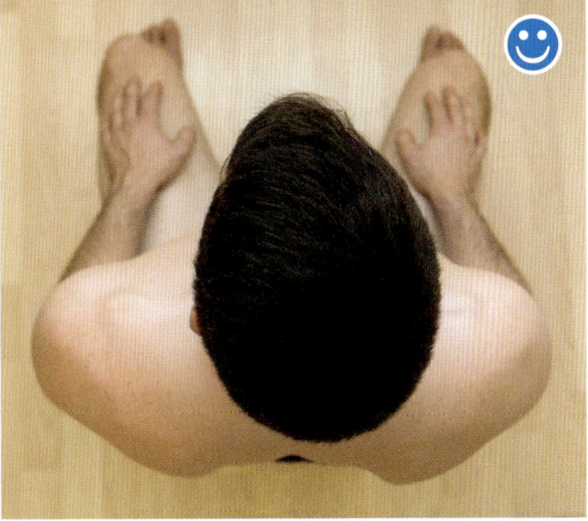

Abb. 3.10 Verdrehung des Oberkörpers (linkes Bild) im Vergleich zu einer unverdrehten Haltung, bei der Oberkörper und Becken in die gleiche Richtung zeigen (rechtes Bild).

3.3.3 Was tun, wenn's nicht klappt

Wenn durch eine unverdrehte Haltung eine Spannung entsteht, die nicht nachlässt, sollten mögliche mechanische Hindernisse mithilfe folgender Tests und Übungen aufgespürt und gelöst werden. Wenn einer der folgenden Tests positiv ist, sollten Sie die entsprechende Übung machen und prüfen, ob die unverdrehte Haltung anschließend ohne Spannung möglich ist. Falls ja, haben Sie die Blockade gefunden und gelöst.

- Mit weniger Spannung versuchen und dabei gleichzeitig sämtliche Entspannungsübungen machen (*Seiten 39ff*).
- Haltungsgerechte Umwelt (*Seite 26*).
- Symmetrische Fußstellung (*Seite 9*).
- Symmetrische Gewichtsverteilung im Sitzen (*Seite 30*).
- Augenmuskel-Koordination (*Seite 72*).
- Dreh-Beweglichkeit (*Seite 102*).
- Schulter-Beweglichkeit (*Seite 88*).
- Armnerven-Beweglichkeit (*Seite 96*).
- Hüftstreck-Beweglichkeit (*Seite 123*).
- Oberschenkel-Vorderseiten-Dehnbarkeit (*Seite 127*).

Wenn in der korrigierten Haltung dann immer noch Spannungen entstehen und anhalten, sollten Sie Ihren Physiotherapeuten bitten, die Ursache und eine passende Lösung oder Übungsalternative zu finden.

3.3.4 Vorher-nachher-Vergleich

Wie viel Prozent der Zeit ist Ihre Wirbelsäule im Alltag unverdreht?

3.3.5 Was bringt's?

Eine unverdrehte Wirbelsäule entlastet die Bandscheiben, Gelenke, Nerven und Muskeln von den Drehmomenten, die bei verdrehten Haltungen und Drehbewegungen entstehen.

Ist eine Verdrehung der Wirbelsäule skoliotisch bedingt (durch eine seitliche Krümmung), lässt sie sich nicht ganz korrigieren. Es ist aber auch in diesen Fällen noch möglich, die skoliotische Kurve durch die Korrektur entsprechender Schwachstellen in den Bereichen Haltung, Beweglichkeit und Kraft teilweise zu verbessern.

3.4 Stabilisierte neutrale Wirbelsäulenschwingung

3.4.1 Test

Neigen Sie sich ohne Veränderung der neutralen Wirbelsäulenschwingung (Abb. 3.11b) vor (Abb. 3.11a) und zurück (Abb. 3.11c), indem Sie dabei ausschließlich Ihre Hüftgelenke und sonst keine anderen Gelenke im Körper bewegen?

Beantworten Sie sich die Testfrage, indem Sie sich im Sitzen in gewohnter Weise zunächst nach hinten und dann nach vorne neigen, wie Sie es tun würden, um aufzustehen oder etwas vor sich auf einem Tisch zu nehmen, und dann vergleichen Sie bitte, ob dies dem folgenden Bewegungsablauf der Wirbelsäule entspricht:

Nehmen Sie zunächst eine Haltung mit neutraler Wirbelsäulenschwingung (*Seite 12*) ein. Spreizen Sie dann Daumen und Zeigefinger einer Hand maximal ab, legen Sie den Zeigefinger hinten mittig auf Ihren Hosenbund oder Gürtel und den Daumen auf den höchsten Lendenwirbel, den Sie erreichen können. Neigen Sie Ihren Oberkörper dann mit unverändertem Zeigefinger-Daumen-Abstand und damit auch mit unverändertem Hohlkreuz vor und zurück.

Achten Sie beim Zurückneigen darauf, dass der Zeigefinger-Daumen-Abstand nicht kleiner wird. Beim Vorneigen sollten Sie hingegen besonders darauf achten, dass der Abstand nicht größer wird und dass der Daumen nicht auf der Wirbelsäule nach unten rutscht.

Auch Ihr Kinn-Brust-Abstand sollte beim Neigen in beide Richtungen gleich bleiben. Um dies sicherzustellen, können Sie die Faust Ihrer noch freien Hand gegen Ihren Kehlkopf legen und Ihren Kopf so weit nach vorne nicken, bis die Faust zwischen Kinn und Brustbein eingeklemmt wird (Abb. 3.11). Nach einiger Zeit werden Sie die so zustande kommende En-bloc-Neigung des Oberkörpers aus den Hüftgelenken auch ohne die Hilfe Ihrer Hände beherrschen und können sie dann bei jeder Gelegenheit im Alltag einsetzen.

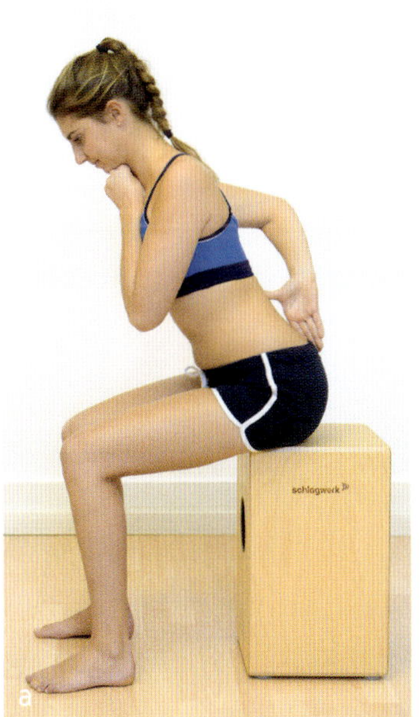

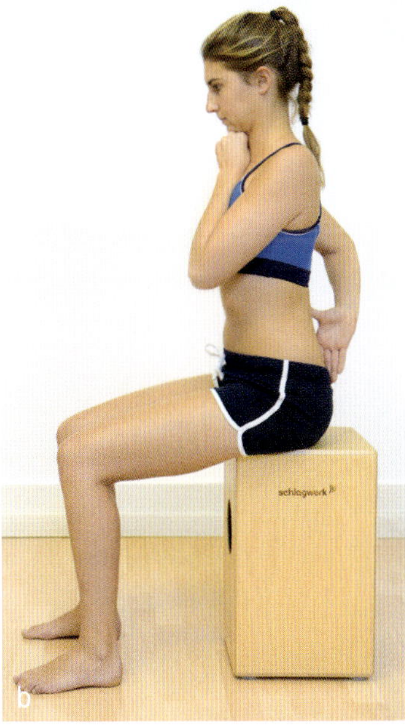

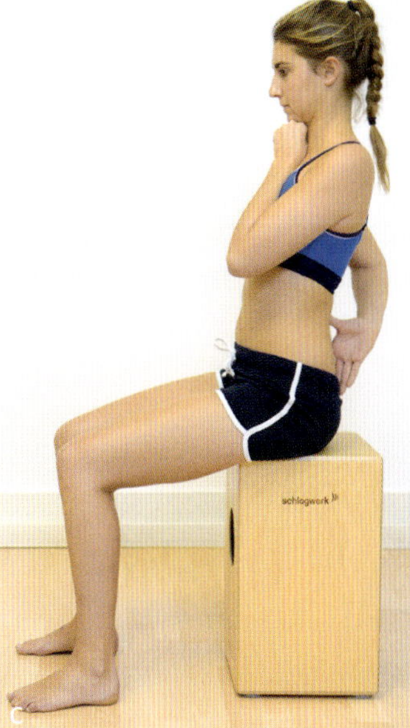

Abb. 3.11 *Neutrale Wirbelsäulenschwingung*

a) beim Vorneigen,
b) in Mittelstellung
c) und beim Zurückneigen.

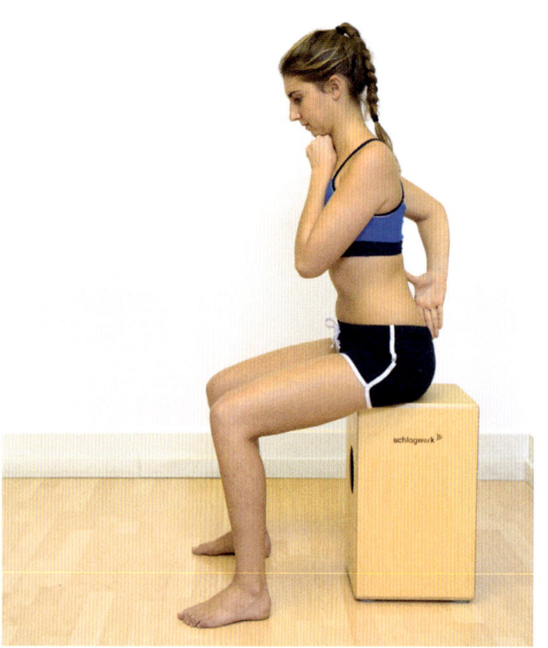

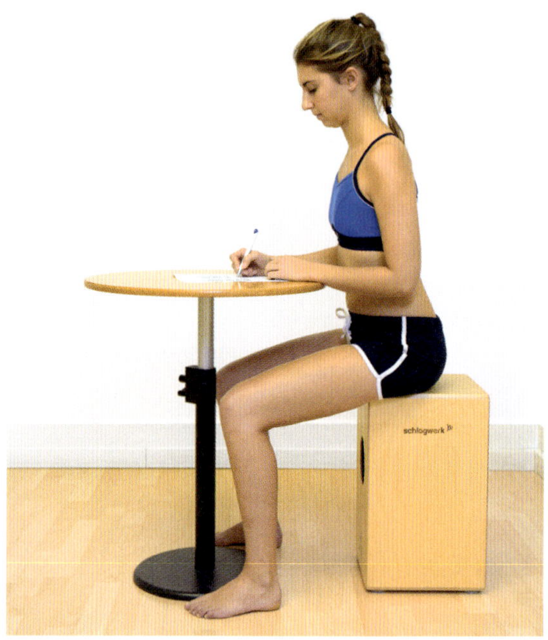

Abb. 3.12 En-bloc nach vorne geneigte Haltung beim Schreiben.

3.4.2 Übung

Achten Sie im Alltag bei besonderer mechanischen Belastung Ihrer Wirbelsäule (z. B. beim Heben, Ziehen oder Drücken) sowie beim Vor- und Zurückneigen auf eine stabilisierte neutrale Wirbelsäulenschwingung.

Übungsalternative

Wenn Ihre Schulter-Beweglichkeit eingeschränkt ist, können Sie Ihren Daumen und Zeigefinger anstelle der Tastposition auf dem Rücken auch vorne auf dem Bauch platzieren. In diesem Fall mit dem Zeigefinger auf dem Bauchnabel und dem Daumen auf dem Brustbein. Der Nachteil dieser Tastposition ist, dass erspürt werden muss, ob eine Veränderung des Fingerabstandes durch die Atembewegung oder eine Veränderung der Wirbelsäulenkrümmung verursacht wird.

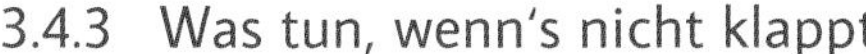

3.4.3 Was tun, wenn's nicht klappt

Wenn schon die neutrale Wirbelsäulenschwingung an sich nicht klappt, finden sich entsprechende Lösungsmöglichkeiten unter „Neutrale Wirbelsäulenschwingung“ (*Seite 12*). Ist dagegen das Vor- und Zurückneigen im Hüftgelenk eingeschränkt, sollten mögliche mechanische Hindernisse mithilfe folgender Tests und Übungen aufgespürt und gelöst werden. Wenn Sie einen der folgenden Tests nicht bestehen, machen Sie die entsprechende Übung und prüfen Sie, ob die stabilisierte neutrale Wirbelsäulenschwingung anschließend ohne Spannung möglich ist. Falls ja, haben Sie die Blockade gefunden und gelöst.

- Höhe der Sitzfläche (*Seite 27*).
- Knie- und Fußabstand (*Seite 29*).
- Symmetrische Fußstellung (*Seite 9*).
- Gesäßmuskel-Dehnbarkeit (*Seite 110*).
- Oberschenkel-Rückseiten-Dehnbarkeit (*Seite 116*).
- Hüftbeuge-Beweglichkeit (*Seite 108*).

3.4.4 Vorher-nachher-Vergleich

Wie viel Prozent der Zeit gelingt es Ihnen, eine stabilisierte neutrale Wirbelsäulenschwingung bei Belastungen (z. B. beim Heben, Ziehen, Drücken) sowie beim Vor- und Zurückneigen beizubehalten?

3.4.5 Was bringt's?

Die Übung „Stabilisierte neutrale Wirbelsäulenschwingung“ ermöglicht es Ihnen, die schützende neutrale Schwingung der Wirbelsäule (*Seite 12*) auch unter Belastung (z. B. beim Heben, Ziehen, Drücken oder in nach vorne geneigter Haltung) beizubehalten. Während die Wirbelsäule durch dauerhaftes bewegungsloses Verharren in der stabilisierten neutralen Haltung überlastet wird, wirkt diese zeitlich begrenzte Stabilisation während besonderer Belastungen kräftigend und hält die Wirbel in der richtigen Position. Bei längeren Tätigkeiten ohne besondere Belastung, wie zum Beispiel beim Sitzen am PC, sollte hingegen auf eine dynamische Haltung (*Seite 54ff*) geachtet werden, um einer Überlastung durch statische Haltungen vorzubeugen.

3.5 Senkrechter Oberkörper

3.5.1 Test

Befindet sich Ihr Oberkörper in einer senkrechten Haltung?

Beantworten Sie sich die Testfrage, indem Sie sich in gewohnter Haltung auf die vordere Hälfte der Sitzfläche eines Stuhles setzen, ohne die Rückenlehne zu benutzen, sich diese Sitzhaltung bewusst machen und dann vergleichen, ob sie der Sitzhaltung mit senkrechtem Oberkörper entspricht. Gehen Sie bitte folgendermaßen vor:

Ertasten Sie zunächst die Spannung Ihrer Bauchmuskeln, indem Sie die Finger Ihrer linken Hand knapp oberhalb des Schambeines ein wenig in Ihren Bauch drücken (Abb. 3.13b). Falls Sie Ihr Schambein nicht finden, drücken Sie Ihre Finger am Oberrand der Schamhaare in Ihren Bauch. Die rechte Hand legen Sie mit dem Daumen nach vorne zeigend auf Ihren rechten Beckenkamm, während die Fingerkuppen der restlichen Finger auf dem rechten Rückenstreckermuskel liegen (Abb. 3.13c), der Ihrer Wirbelsäule als senkrechter Muskelstrang eng anliegt. Falls dies für Ihre rechte Schulter unangenehm ist, können Sie die Seiten ebenso gut tauschen, sodass die Finger der rechten Hand die Bauchmuskeln und die Finger der linken Hand den Rückenstrecker ertasten.

Wenn Sie sich nun mit stabilisierter neutraler Wirbelsäule (*Seite 21*) aus der Senkrechten hinaus etwas nach hinten neigen (Abb. 3.13a), können Sie mit Ihren Fingern spüren, wie sich vorn Ihre Bauchmuskeln anspannen und Ihre Finger aus dem Bauch herausdrücken, während sich Ihre Rückenmuskeln gleichzeitig hinten entspannen.

Entsprechend können Sie spüren, wie sich Ihre Rückenmuskeln an- und Ihre Bauchmuskeln entspannen, sobald Sie sich mit geradem Rücken etwas über die Senkrechte hinaus nach vorne neigen (Abb. 3.13c), wie Sie es tun würden, um mehr von Ihren Füßen zu sehen.

In der senkrechten Mittelstellung zwischen vorgebeugter und zurückgelehnter Haltung (Abb. 3.13b) können Sie spüren, wie Rücken- und Bauchmuskeln gleichermaßen entspannt sind. Entspricht dies Ihrer gewohnten Haltung?

3.5.2 Übung

Achten Sie bei längerem Sitzen ohne Rückenlehne darauf, dass Ihr Oberkörper nahe der Senkrechten bleibt.

Übungsalternative

Versuchen Sie, ob Sie den Wechsel der Bauch- und Rückenmuskelspannung beim Zurück- und Vorneigen auch ohne die Finger spüren können. Dies schult Ihr Körperbewusstsein und erlaubt Ihnen, die senkrechte Oberkörperhaltung in jeder Alltagssituation schnell und unauffällig zu finden. Bald wird Ihnen durch diese Spürübung bewusst werden, dass sich die Spannung beim Vor- und Zurückneigen auch in vielen anderen Muskeln ändert.

3.5.3 Was tun, wenn's nicht klappt

Wenn es Ihnen nicht gelingt, den Wechsel der Muskelspannung zwischen vorderer und hinterer Muskelkette zu ertasten, sollten Sie überprüfen, ob sich Ihre Finger wirklich in der richtigen Position befinden. Weiterhin wird ein Wechsel der Muskelspannung nur dann deutlich zu spüren sein, wenn Sie Ihre Lendenwirbelsäule während des Vor- und Zurückneigens über die Senkrechte – wie unter „Stabilisierte neutrale Wirbelsäulenschwingung" (*Seite 21*) beschrieben – unverändert im Hohlkreuz halten. Bleibt das Hohlkreuz nicht konstant, kann der tastende Finger Änderungen der Muskelspannung nicht von Änderungen der Wirbelsäulenkrümmung unterscheiden. Wird die Lendenwirbelsäule nicht ausreichend in Richtung Hohlkreuz bewegt, spannt der Rückenstrecker nicht kräftig genug an, um einen klaren Kontrast zwischen An- und Entspannung zu bekommen.

Machen Sie sich auch bewusst, dass die senkrechte Haltung ein Bewegungsmittelpunkt sein soll. Gleich einer Straßenkreuzung sollte dieser Punkt immer wieder durchquert werden, ohne auf ihm stehen zu bleiben. Gleichzeitig sollte sich die Wirbelsäule nie unnötig weit von ihm entfernen, um unnötig große Drehmomente und dadurch bedingte Muskelanspannungen zu vermeiden. Am liebsten mag der Körper ganz kleine kontinuierliche Bewegungen um den Mittelpunkt der senk-

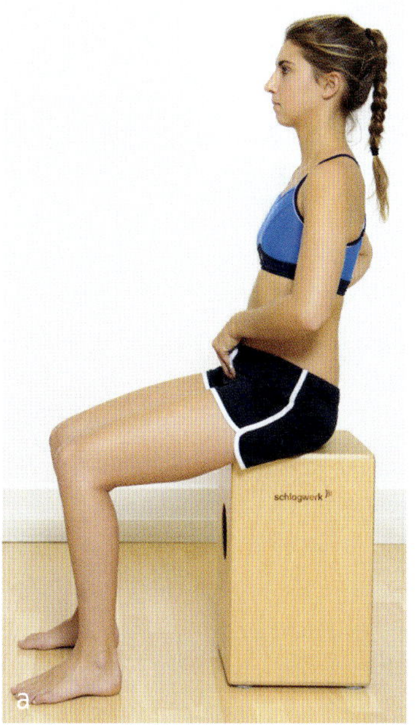

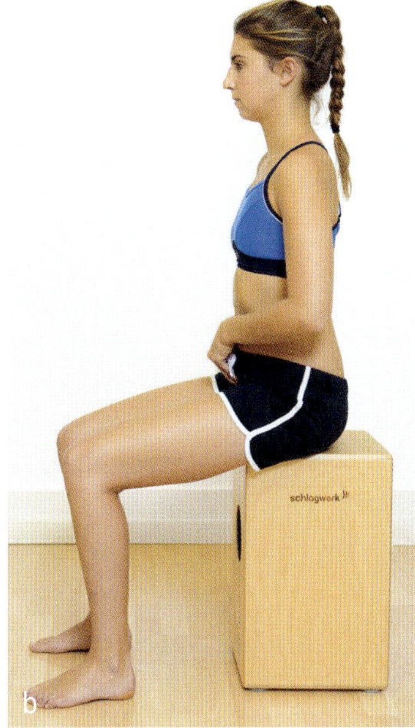

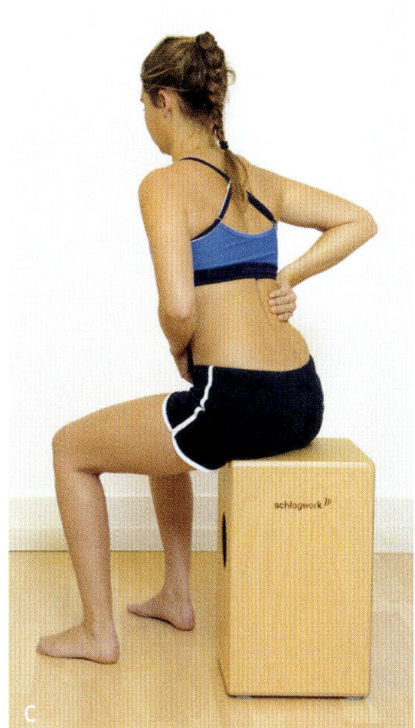

Abb. 3.13 Senkrechte Oberkörperstellung

a) nach hinten geneigter,
b) senkrechter
c) und nach vorne geneigter Oberkörper.

rechten Oberkörperhaltung mit neutraler Wirbelsäulenschwingung. Beispiele solcher Bewegungen finden sich in der Übung „Dynamisches Sitzen und Stehen" (*Seite 54ff*).

3.5.4 Vorher-nachher-Vergleich

Wie viel Prozent der Zeit ist Ihr Oberkörper bei längerem Sitzen nahe der Senkrechten?

3.5.5 Was bringt's?

Mit der gleichmäßigen Entspannung der vorderen und hinteren Muskelkette entlastet die senkrechte Oberkörperstellung die Bandscheiben und verhindert eine schnelle Ermüdung und Verspannung der Muskulatur. Da das Drehmoment, das die Rumpfmuskulatur in der senkrechten Oberkörperstellung ausgleichen muss, gegen Null geht, wird die aufrechte Haltung hier im Gegenteil zur mühelosen Angelegenheit. Das macht den senkrechten Oberkörper zum idealen Mittelpunkt einer dynamischen Haltung (*Seite 54ff*).

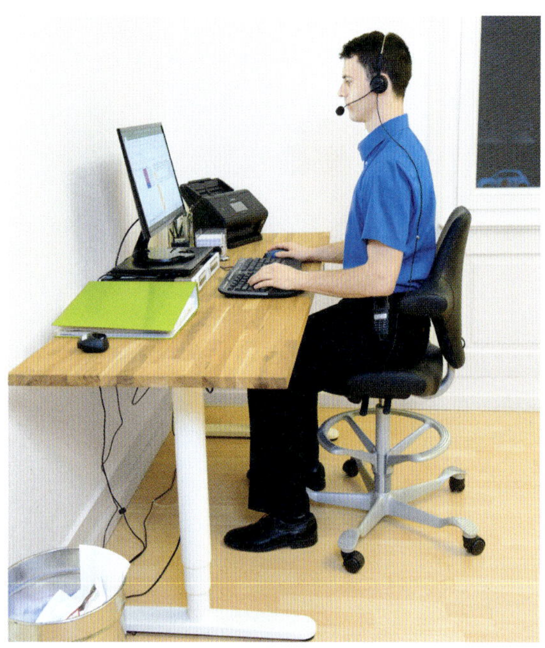

Abb. 3.14 Ergonomischer Arbeitsplatz.

3.6 Haltungsgerechte Umwelt

3.6.1 Test

Ist alles, was Sie häufig benutzen (z. B. Stuhl, Tisch, Computertastatur) oder anschauen (z. B. Buch, Gesprächspartner, Computer- oder TV-Bildschirm) so platziert bzw. eingestellt, dass Sie dabei in der neutralen senkrechten Wirbelsäulenhaltung sitzen oder stehen können?

3.6.2 Übung

Platzieren Sie im Alltag alles, was Sie häufig benutzen oder anschauen, so, dass Sie dabei in der neutralen senkrechten Wirbelsäulenhaltung sitzen oder stehen können.

3.6.3 Was tun, wenn's nicht klappt

Wenn sich Dinge, die Sie häufig benutzen, nicht auf eine gute Haltung einstellen lassen, sollten Sie in eine passende Lösung investieren. Oft genügen aber auch einfachste Mittel. Sollte zum Beispiel der Bildschirm nicht hoch genug eingestellt sein, könnte er auf die fast überall vorhandenen Packungen von Kopierpapier gestellt werden. Vertrauen Sie schließlich nie auf ergonomische Normwerte, wie zum Beispiel einen bestimmten Winkel, in dem sich Arme oder Beine befinden sollten. Jeder Mensch ist anders. Wenn Sie sich unsicher sind, wie Ihr Arbeitsplatz eingestellt sein sollte, fragen Sie Ihren Physiotherapeuten, ob er oder sie einmal an Ihren Arbeitsplatz kommen kann. Oft reichen hier für eine Analyse und Umstellung schon 20 Minuten.

Wenn ein Besuch am Arbeitsplatz nicht möglich ist, kann Ihrem Physiotherapeuten ein Photo oder Video von Ihnen am Arbeitsplatz helfen, Probleme zu identifizieren und entsprechende Lösungen zu finden. Hierzu können Sie sich von einem Ihrer Kollegen mit der Handykamera bei der Arbeit aufnehmen lassen.

3.6.4 Vorher-nachher-Vergleich

Wie viel Prozent Ihrer Zeit bringen Sie in einer ergonomisch gestalteten Umwelt zu (siehe Beschreibung unter 3.6.1 Test)?

3.6.5 Was bringt's?

Eine haltungsgerechte Umwelt kommt einer gesunden Haltung im Alltag entgegen und verhindert, dass wir uns unnötig verbiegen und verspannen. Was hilft Ihnen das beste Haltungsbewusstsein, wenn Ihr Computerbildschirm so ungünstig steht, dass Sie sich krumm machen müssen, um ihn im Blick zu haben? Eine ergonomische Umwelt hingegen ermöglicht:

- Eine gesunde Haltung (*Seiten 9 bis 38*).
- Kurze Hebelarme.
- Bewusstes Loslassen unnötiger Anspannungen (*Seiten 39 bis 50*).
- Eine dynamische Haltung und Wechsel zwischen Be- und Entlastung (*Seiten 51 bis 59*).

3.7 Höhe der Sitzfläche

3.7.1 Test

Ist die Sitzfläche der Stühle, auf denen Sie regelmäßig längere Zeit sitzen, so hoch, dass Ihre Hüften (Abb. 3.15: 1) etwas höher sind als Ihre Knie (Abb. 3.15: 2)?

3.7.2 Übung

Achten Sie darauf, dass die Sitzfläche der Stühle, auf denen Sie regelmäßig längere Zeit sitzen, so hoch ist, dass Ihre Hüften (Abb. 3.15: 1) höher sind als Ihre Knie (Abb. 3.15: 2).

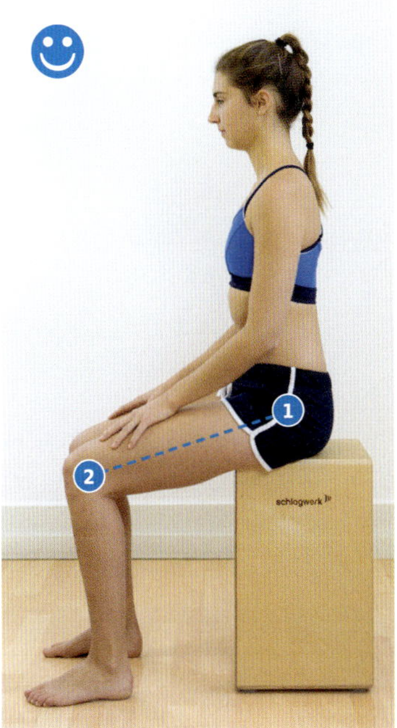

Abb. 3.15 Die richtige Sitzhöhe.

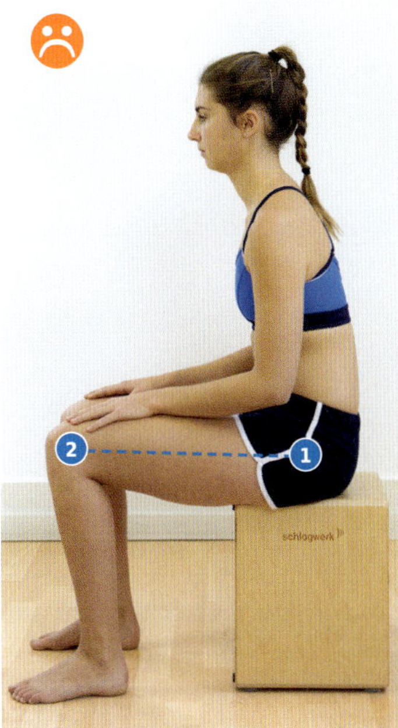

Abb. 3.16 Eine zu niedrige Sitzhöhe.

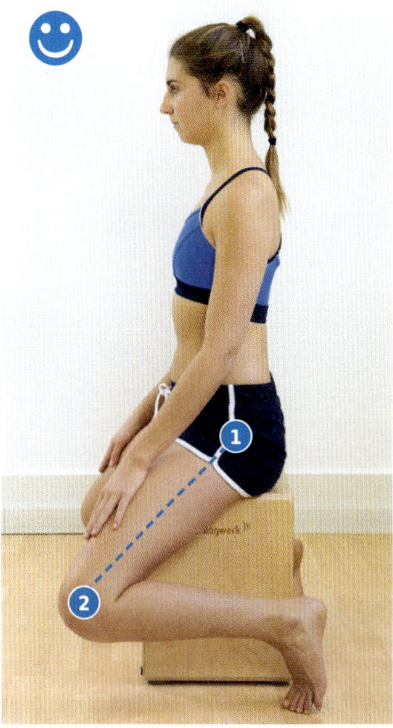

Abb. 3.17 Sitzen mit den Füßen unter oder neben dem Sitz.

Wie finde ich die richtige Sitzhöhe?

Wenn der Sitz hoch genug ist, fällt die Aufrichtung der Wirbelsäule leicht. Wenn der Sitz zu hoch ist, entsteht ein Druck auf der Oberschenkelrückseite oder das Gefühl, nach vorne wegzurutschen. Die ideale Sitzhöhe ermöglicht eine leichte Aufrichtung ohne Druck auf der Oberschenkelrückseite oder das Gefühl, nach vorne wegzurutschen.

3.7.3 Was tun, wenn's nicht klappt

Zu niedrige Sitze, die nicht höhenverstellbar sind (Abb. 3.16), lassen sich mithilfe von Kissen erhöhen. Ist kein Kissen zur Hand, können Sie Ihre Hüftbeugung auch dadurch verringern, dass Sie Ihre Füße unter oder neben den Sitz stellen und somit Ihre Knie absenken (Abb. 3.17). Dies sollte aber nur als kurzfristige Lösung dienen, da diese Beinstellung weniger Stabilität bietet, eine Verspannung der Hüftbeuger begünstigt und den Anpressdruck der Kniescheiben erhöht.

Führt eine Erhöhung der Sitzfläche zu mehr Rückenbeschwerden, kann dies daran liegen, dass versäumt wurde, die Tischhöhe entsprechend anzupassen, und Ihre Wirbelsäule dies durch ein Zusammensinken ausgleichen muss. In diesem Fall muss der Tisch entsprechend erhöht oder, falls dies nicht geht, durch einen höheren ersetzt werden.

3.7.4 Vorher-nachher-Vergleich

Wie viel Prozent der Zeit sind Ihre Hüften im Sitzen höher als Ihre Knie?

3.7.5 Was bringt's?

Eine ausreichende Höhe der Sitzfläche bringt das Hüftgelenk in eine Stellung, welche die Beckenaufrichtung und somit auch eine neutrale Wirbelsäulenschwingung (*Seite 12*) erleichtert.

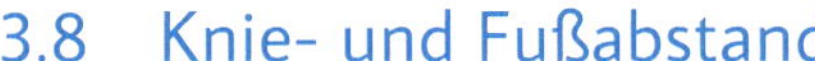

3.8 Knie- und Fußabstand

3.8.1 Test

Stehen Ihre Füße und Knie circa eine Unterarmlänge auseinander (Abb. 3.18)?

3.8.2 Übung

Achten Sie darauf, dass Ihre Füße und Knie beim Sitzen im Alltag circa eine Unterarmlänge auseinanderstehen.

3.8.3 Was tun, wenn's nicht klappt

Können Sie Ihre Füße und Knie nicht mehr als hüftbreit auseinanderstellen, weil Ihre Hüftbeweglichkeit nicht ausreicht, lässt sie sich in der Regel durch ein Training der Hüftstreck-Beweglichkeit (*Seite 123*) und Oberschenkel-Innenseiten-Dehnbarkeit (*Seite 121*) verbessern. Vermeiden Sie als Frau einen weiten Knie- und Fußabstand, weil sie meinen, dass er sich für Frauen nicht schickt, sollten Sie sich von diesem verklemmten Rollenbild befreien, wann immer dies ohne bedeutende Nachteile möglich ist.

3.8.4 Vorher-nachher-Vergleich

Wie viel Prozent der Zeit stehen Ihre Füße und Knie beim Sitzen im Alltag circa eine Unterarmlänge auseinander.

3.8.5 Was bringt's?

Wie die richtige Höhe der Sitzfläche, so macht auch ein weiterer Knieabstand den Weg für die Aufrichtung des Beckens und somit auch für die neutrale Wirbelsäulenschwingung frei. Spüren Sie, wie viel anstrengender die aufrechte Haltung wird, wenn Sie Ihre Knie zusammendrücken oder Ihre Beine übereinanderschlagen.

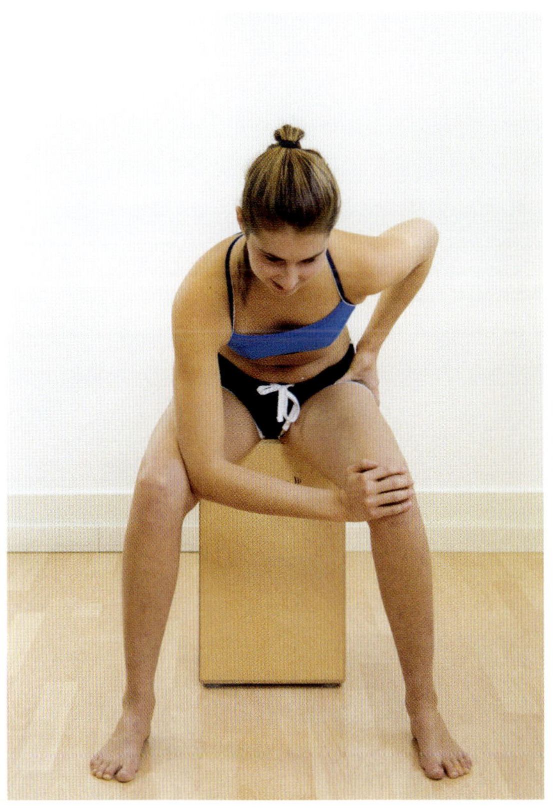

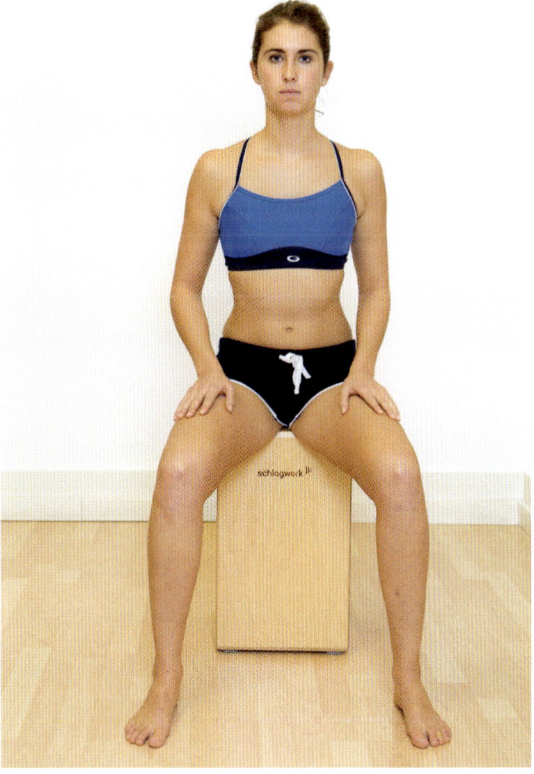

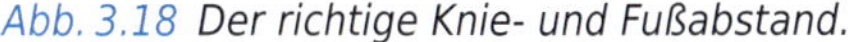

Abb. 3.18 *Der richtige Knie- und Fußabstand.*

3.9 Symmetrische Gewichtsverteilung im Sitzen

3.9.1 Test

Ist Ihr Gewicht gleichmäßig auf beide Gesäßhälften verteilt (Abb. 3.19 - rechts) und das Gewicht beider Beine voll auf dem Boden abgestellt (Abb. 3.20 - rechts)?

3.9.2 Übung

Achten Sie darauf, dass Ihr Gewicht beim Sitzen im Alltag gleichmäßig auf beide Gesäßhälften verteilt und das Gewicht beider Beine voll auf dem Boden abgestellt ist.

Übungsalternative

Wenn Sie sich unsicher sind, ob Ihr Gewicht gleichmäßig verteilt ist, hilft es in der Regel, wenn Sie den Druck auf den Gesäßhälften durch eine Gewichtsverlagerung abwechselnd links und rechts verstärken, bevor Sie die Mittelstellung suchen, in der der Druck gleichmäßig zwischen links und rechts verteilt ist.

3.9.3 Was tun, wenn's nicht klappt

Im Falle einer Skoliose (seitliche Verkürzung der Wirbelsäule) kann sich die Wirbelsäule unausgeglichen anfühlen, wenn das Gewicht gleichmäßig auf beide Gesäßhälften verteilt ist. Verliert sich dieses

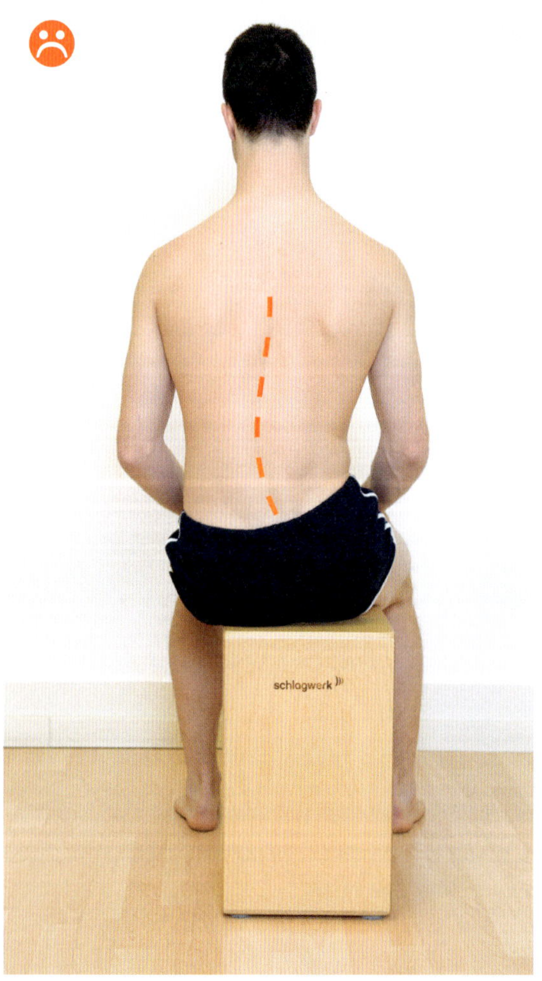

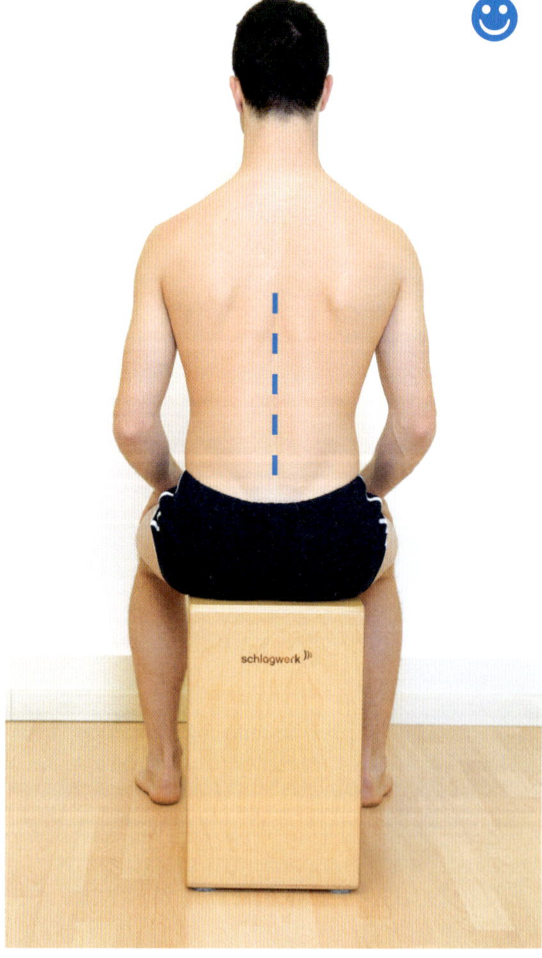

Abb. 3.19 Ungleichmäßige (links) und gleichmäßige Belastung der Gesäßhälften (rechts).

Gefühl nicht, kann ein leichtes Ungleichgewicht zwischen den Gesäßhälften als gelungener Kompromiss des Körpers akzeptiert werden.

3.9.4 Vorher-nachher-Vergleich

Wie viel Prozent der Zeit war Ihr Gewicht gleichmäßig auf beide Gesäßhälften verteilt und das Gewicht beider Beine voll auf dem Boden abgestellt?

3.9.5 Was bringt's?

Eine gleichmäßige Gewichtsverteilung im Sitzen verhindert seitliche Verkrümmungen und Verspannungen der Wirbelsäule und stabilisiert die Iliosakralgelenke. Die Beine voll auf dem Boden abzustellen, entspannt außerdem Ihren Hüftbeugemuskel, was die Lendenwirbelsäule entlastet und die Bauchatmung (*Seite 48*) erleichtert.

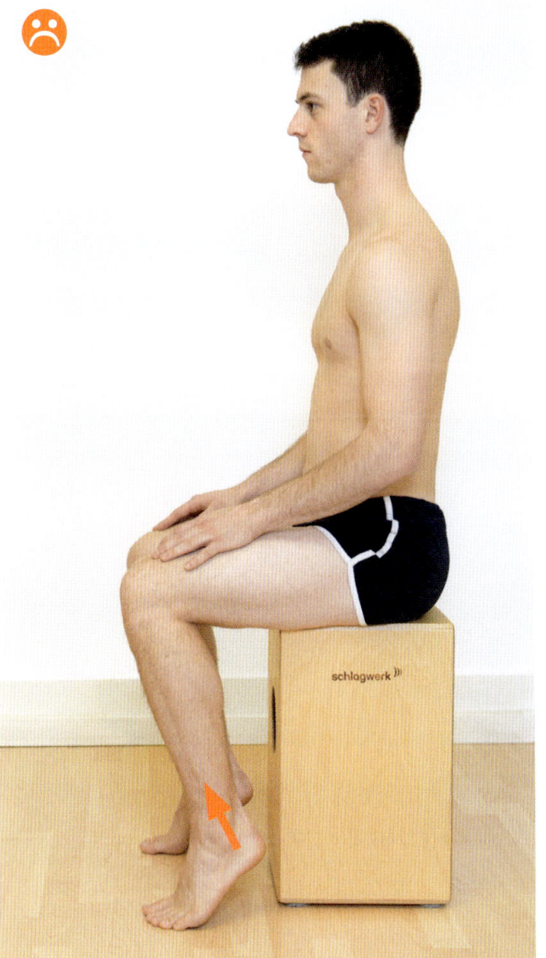

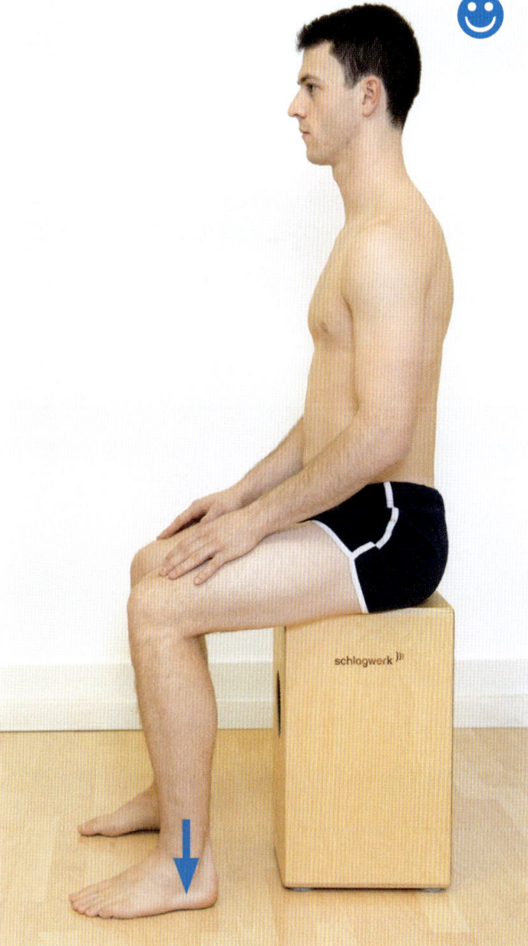

Abb. 3.20 *Verspannte (links) und entspannte Beinstellung (rechts).*

3.10 Standbreite

3.10.1 Test

Stehen Ihre Füße circa eine Schuhbreite auseinander (Abb. 3.21)?

3.10.2 Übung

Stellen Sie Ihre Füße beim Stehen im Alltag so weit auseinander, dass ein dritter Schuh zwischen Ihren Schuhen Platz hätte (Abb. 3.21).

3.10.3 Was tun, wenn's nicht klappt

Bei Gleichgewichtsstörungen aufgrund einer Störung des Gleichgewichtssinns oder äußerer Krafteinwirkung (zum Beispiel starkem Seegang) kann eine breitere Standbreite notwendig sein, um das Gleichgewicht halten zu können. Bei Störung des Gleichgewichtssinns sollte versucht werden, in wie weit sich eine normale Standbreite mithilfe von Gleichgewichtsübungen wiederherstellen lässt. Wenn Sie ein außergewöhnlich breites Becken haben, kann mehr als eine Schuhbreite zwischen den Füßen nötig sein. Lassen Sie in diesem Fall eine „Schuhbreite plus" Abstand.

3.10.4 Vorher-nachher-Vergleich

Wie viel Prozent der Zeit stehen Ihre Füße circa eine Schuhbreite auseinander?

3.10.5 Was bringt's?

Mit einer Schuhbreite Abstand zwischen den Füßen entspricht der Abstand zwischen den Füßen in etwa dem der Hüftgelenke, wodurch die Beinachsen parallel sind. Diese Parallelstellung hat den Vorteil, dass eine Gewichtsverlagerung zu einer Seite keinen Beckenschiefstand erzeugt. Zudem entlastet die richtige Standbreite die Hüft- und Fußgelenke und erleichtert ein stabiles dynamisches Stehen.

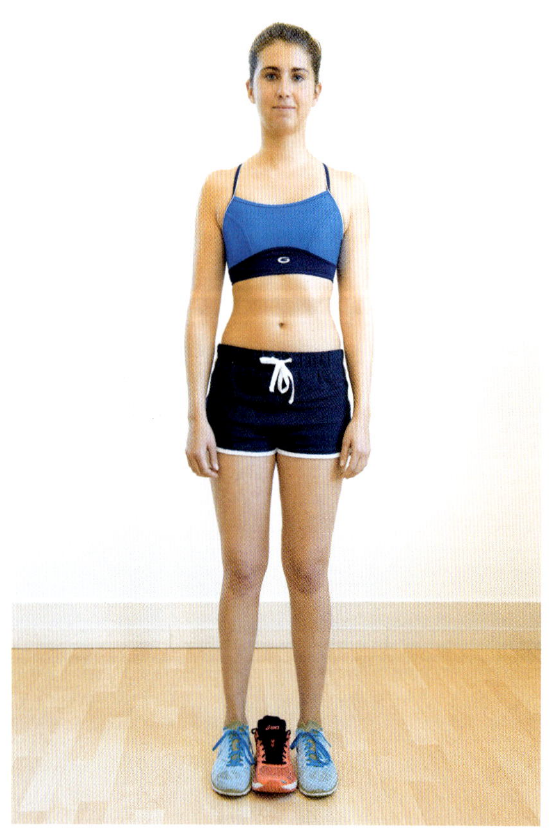

Abb. 3.21 Stehen mit einer Schuhbreite zwischen den Füßen.

3.11 Symmetrische Gewichtsverteilung im Stehen

3.11.1 Test

Stehen Sie mit gleich viel Gewicht auf Ihrem linken und rechten Fuß und auch mit gleich viel Gewicht auf Ihren Fersen und Zehenballen?

3.11.2 Übung

Versuchen Sie im Alltag, mit gleich viel Gewicht auf Ihrem linken und rechten Fuß (Abb. 3.22b) und auch Ihren Fersen und Zehenballen zu stehen (Abb. 3.23b). Diese Haltung sollte nicht starr gehalten werden, sondern der Mittelpunkt einer dynamischen Haltung (*Seite 54ff*) sein, aus der Sie Ihr Gewicht kontinuierlich und gleichmäßig in alle Richtungen verlagern. Zum Beispiel können Sie Ihr Gewicht abwechselnd von rechts (Abb. 3.22a) nach links (Abb. 3.22c) oder von vorne (Abb. 3.23a) nach hinten (Abb. 3.23c) verlagern. Ungünstig wäre es also lediglich, wenn Sie Ihr Gewicht im Alltag überwiegend in eine bestimmte Richtung weg von der Mitte (links, rechts, vorne oder hinten) verlagert hielten. Ob dies der Fall ist, können Sie sich mit der folgenden Wahrnehmungsübung bewusst machen.

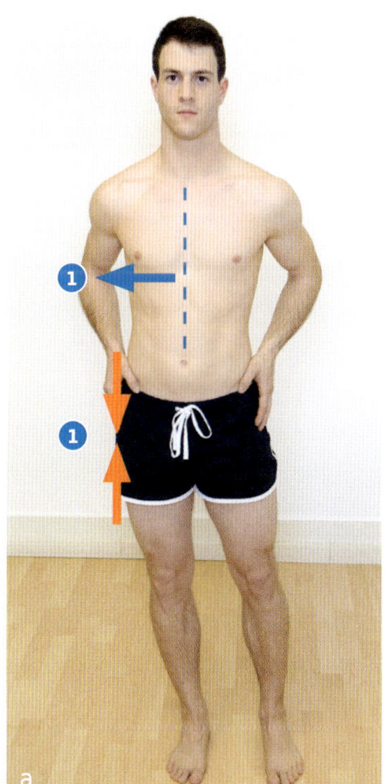

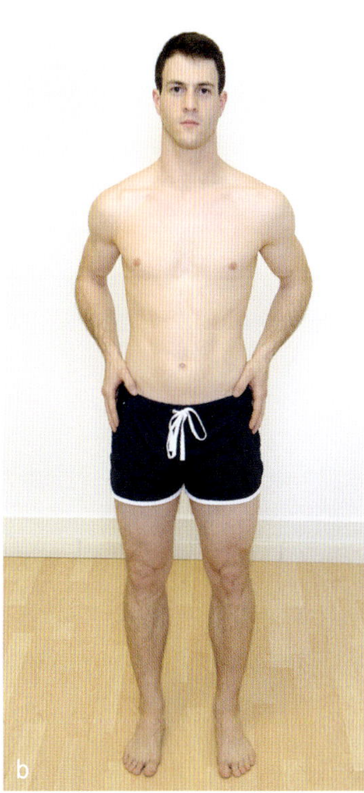

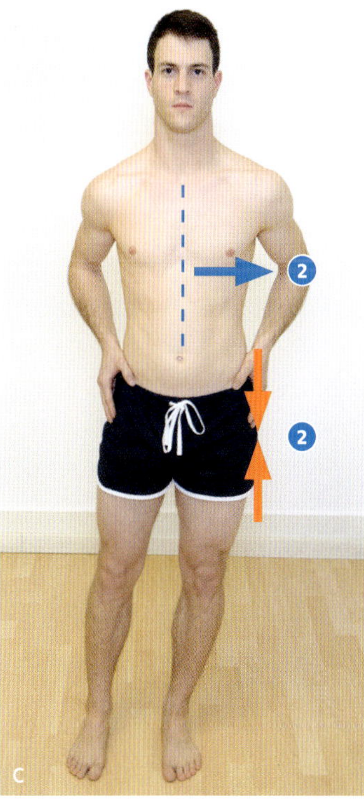

Abb. 3.22 *Wird das Gewicht nach rechts verlagert, spannt die rechte Hüftmuskulatur an (a). Bei symmetrischer Gewichtsverteilung sind die Hüftmuskeln entspannt (b).Wird das Gewicht nach links verlagert, spannt die linke Hüftmuskulatur an (c).*

Wahrnehmung der Gewichtsverteilung im Stand

1. Eine Möglichkeit, die seitliche Gewichtsverteilung zwischen Ihrem linken und rechten Fuß zu erspüren, ist über die Spannung Ihrer Hüftmuskulatur. Legen Sie dazu Ihre Hände seitlich gerade unterhalb des Beckenkamms auf Ihre Hüften (Abb. 3.22b). Verlagern Sie nun Ihr Gewicht mit aufrechter Wirbelsäule nach rechts, indem Sie Ihre Schultern und Ihr Becken gleich weit nach rechts schieben, während Ihre Knie gestreckt bleiben (Abb. 3.22a). Wenn Sie Ihr Gewicht auf diese Weise nach rechts verlagern, werden Sie mit Ihrer rechten Hand spüren, wie Ihre rechte Hüftmuskulatur anspannt (Abb. 3.22a: ①). Umgekehrt werden Sie bei einer Gewichtsverlagerung nach links spüren, wie Ihre linke Hüftmuskulatur anspannt (Abb. 3.22c: ②). Suchen Sie nun die Mitte, in der sich beide Seiten relativ entspannt anfühlen (Abb. 3.22b). In dieser Mittelstellung ist Ihr Gewicht gleichmäßig zwischen links und rechts verteilt. Sie sollte der Mittelpunkt Ihrer dynamischen Haltung sein. Mit etwas Übung werden Sie lernen, die Anspannung Ihrer Hüftmuskeln während der seitlichen Gewichtsverlagerung auch ohne Ihre Hände zu spüren.
2. Ob Ihr Gewicht gleichmäßig zwischen Ihren Fersen und Zehenballen verteilt ist (Abb. 3.23b), können Sie über die Muskelspannung in Ihren Unterschenkeln erspüren: Haben Sie Ihr Gewicht zu weit nach vorn in Richtung Zehenballen verlagert, spannt sich die Wadenmuskulatur an (Abb. 3.23a). Wenn Ihr Gewicht zu weit hinten in Richtung Ihrer Fersen liegt, spannt sich die Muskulatur im Bereich des Schienbeins und des Fußrückens an (Abb. 3.23c).

Übungsalternative

Wenn Sie beim Training der gleichmäßigen Gewichtsverteilung zwischen Ihren Fersen und Zehenballen nicht spüren können, wie sich Ihre Muskeln am Schienbein anspannen, sobald sie Ihr Gewicht zu weit nach hinten auf die Fersen verlagern, können Sie die Muskelanspannung auch im Spiegel beobachten: In dem Augenblick, in dem Sie Ihr Gewicht zu weit nach hinten verlagern, treten die Sehnen der angespannten Muskeln am unteren Ende des Schienbeins auf Höhe der Knöchel deutlich sichtbar hervor. Verlagern Sie Ihr Gewicht zur Korrektur dann gerade wieder so weit nach vorne, bis sich die Sehnen sichtbar entspannen.

3.11.3 Was tun, wenn's nicht klappt

Eine ungleiche Gewichtsverteilung zwischen dem linken und rechten Fuß kann durch eine Gewichtsverlagerung bedingt sein, die dazu dient, eine Beinlängendifferenz auszugleichen. Lassen Sie von Ihrem Physiotherapeuten oder Orthopäden ausmessen, ob eine Differenz vorliegt und gleichen Sie diese je nach seiner Empfehlung aus. In der Regel fällt eine gleichmäßige Gewichtsverteilung dann leichter.

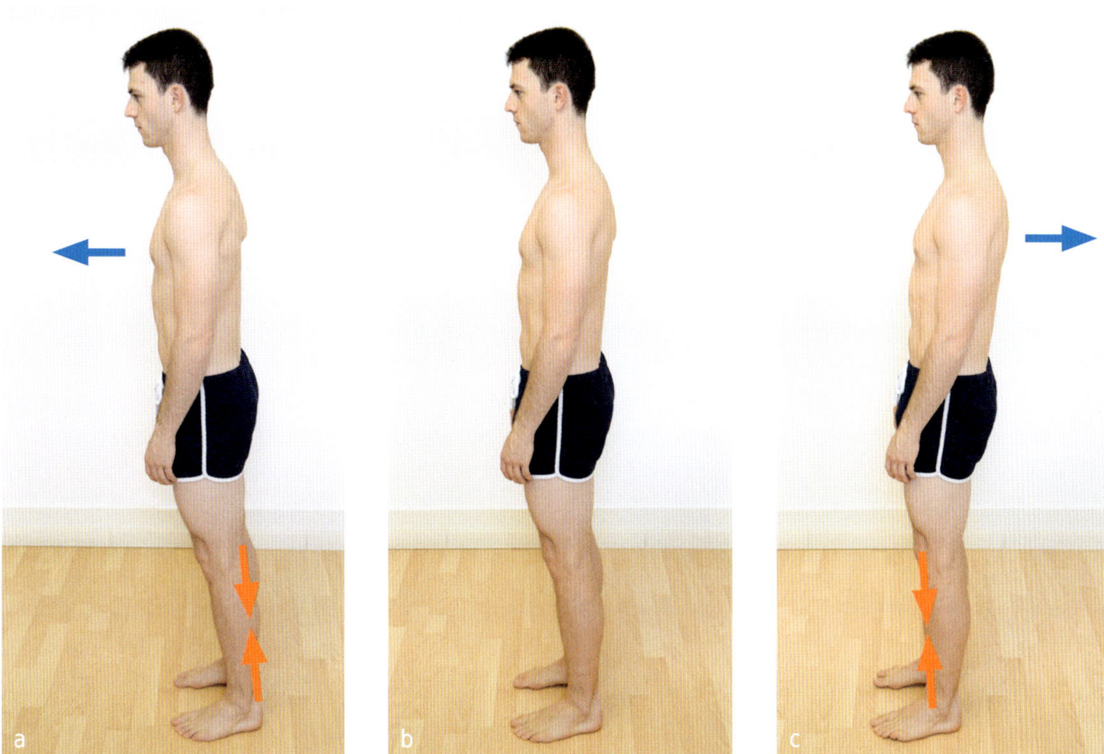

Abb. 3.23 Beim Stehen mit symmetrischer Gewichtsverteilung sind Waden- und Schienbeinmuskulatur entspannt (b). Wird das Gewicht aus dieser Mittelposition heraus nach vorne verlagert, spannt die Wadenmuskulatur an (a). Wird das Gewicht aus der Mittelposition heraus nach hinten verlagert, spannt die Schienbeinmuskulatur an (c).

3.11.4 Vorher-nachher-Vergleich

Wie viel Prozent der Zeit ist Ihr Gewicht gleichmäßig auf beide Füße verteilt?

3.11.5 Was bringt's?

Eine gleichmäßige Gewichtsverteilung im Stehen fördert das Muskelgleichgewicht der Beine und des Rumpfes, stabilisiert die Beckengelenke und beugt seitlichen Verkrümmungen der Wirbelsäule vor. Zudem verhindert sie einseitige Verspannungen der Bein- und Hüftmuskulatur.

3.12 Stehhaltung mit senkrechtem Oberkörper

3.12.1 Test

Befindet sich Ihr Oberkörper beim Stehen in der Senkrechten?

Beantworten Sie sich die Testfrage, indem Sie in gewohnter Haltung stehen, sich diese Stehhaltung bewusst machen und dann vergleichen, ob sie der Stehhaltung mit senkrechtem Oberkörper entspricht. Gehen Sie bitte folgendermaßen vor:

Ertasten Sie zunächst die Spannung Ihrer Bauchmuskeln, indem Sie sich mit den Fingern der linken Hand knapp oberhalb des Schambeines ein wenig in Ihren Bauch drücken (Abb. 3.24b ❶). Falls Sie Ihr Schambein nicht finden, drücken Sie Ihre Finger am Oberrand der Schamhaare in Ihren Bauch. Ihre rechte Hand legen Sie mit dem Daumen nach vorne zeigend auf Ihren rechten Beckenkamm, während die Fingerkuppen der restlichen Finger auf den rechten Rückenstreckermuskeln liegen (Abb. 3.24b ❷), die Ihrer Wirbelsäule als senkrechter Muskelstrang eng anliegen.

Schieben Sie nun Ihr Becken wie ein „Revolverheld" gerade so weit nach vorne, bis Sie mit der vorderen Hand spüren, wie sich Ihre Bauchmuskeln anspannen und Ihre Finger aus dem Bauch herausdrücken, während sich Ihre Rückenmuskeln entspannen (Abb. 3.24a).

Entsprechend können Sie mit Ihrer hinteren Hand spüren, wie sich Ihre Rückenmuskeln anspannen, während sich Ihre Bauchmuskeln entspannen, wenn Sie Ihr Gesäß über die Mitte hinaus nach hinten schieben (Abb. 3.24c).

Suchen Sie nun die Mittelstellung zwischen diesen beiden Positionen, in der die Rücken- und Bauchmuskeln gleichermaßen entspannt sind (Abb. 3.24b). Dies ist die Stehhaltung mit senkrechtem Oberkörper. Entspricht sie Ihrer gewohnten Stehhaltung?

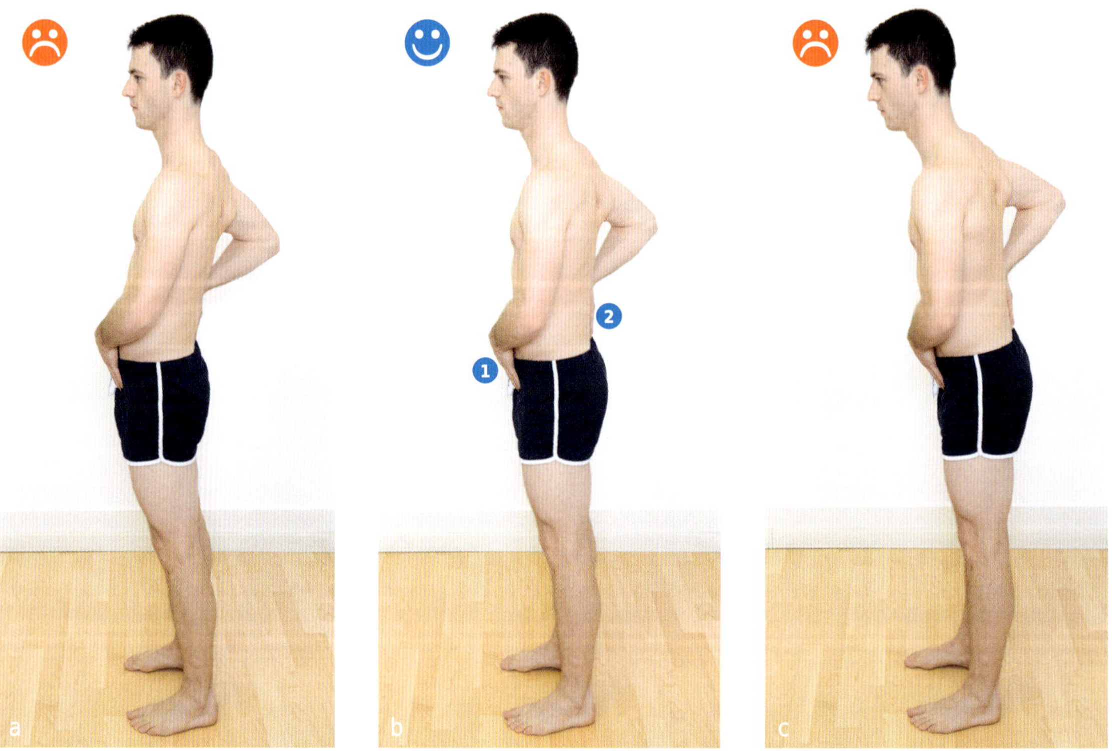

Abb. 3.24 Stehhaltung mit dem Becken zu weit vorne (a) und zu weit hinten (c) im Vergleich zur korrekten Stehhaltung (b).

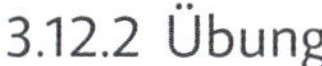

3.12.2 Übung

Achten Sie im Stehen darauf, dass Ihr Oberkörper nahe der Senkrechten bleibt.

Falls Ihr Becken nach vorne verschoben war, sollten Sie nicht nur Ihr Becken zurückschieben, sondern gleichzeitig auch Ihre Brustwirbelsäule aufrichten, indem Sie Ihr Brustbein nach vorne oben anheben.

Falls Sie sich angewöhnt haben, Ihren Oberkörper im Stehen zu weit nach hinten zu lehnen und Ihr Becken zu weit nach vorne zu schieben, wird sich die neue senkrechte Haltung anfangs so anfühlen, als würde Ihr Gesäß zu weit nach hinten herausragen. Wenn Sie sich mithilfe zweier Spiegel oder einer seitlich von Ihnen aufgestellten Kamera von der Seite betrachten, werden Sie feststellen, dass dem nicht so ist. Vielmehr werden Sie sehen, dass Sie in der senkrechten Haltung sofort aufrechter, ausgeglichener und schlanker wirken.

Übungsalternative

Versuchen Sie, ob Sie den Wechsel der Bauch- und Rückenmuskelspannung beim Zurück- und Vorneigen auch ohne die Finger spüren können (Abb. 3.25). Dies erlaubt Ihnen, die senkrechte Oberkörperhaltung in jeder Alltagssituation schnell und unauffällig zu finden und schult Ihr Körperbewusstsein. Bald wird Ihnen durch diese Spürübung bewusst werden, dass sich die Spannung beim Vor- und Zurückneigen auch in vielen anderen Muskeln ändert.

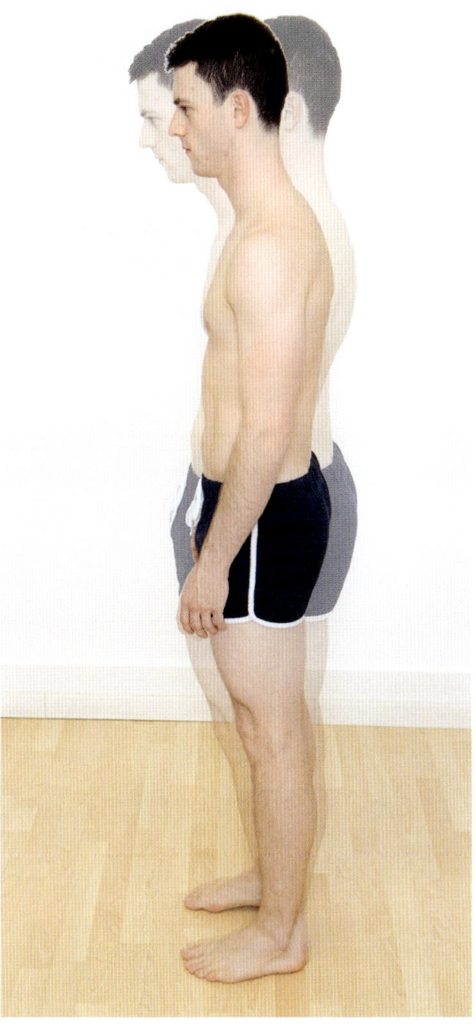

Abb. 3.25 Den Wechsel der Bauch- und Rückenmuskelspannung beim Zurück- und Vorneigen, ohne die Finger spüren.

3.12.3 Was tun, wenn's nicht klappt

Wenn es Ihnen nicht gelingt, die wechselnde An- und Entspannung der Bauch- und Rückenmuskeln zu ertasten, sollten Sie überprüfen, ob sich Ihre Finger wirklich in der richtigen Position befinden.

Der Wechsel der Muskelspannung wird nur dann spürbar, wenn Sie Ihr Becken bei der Suche nach der senkrechten Oberkörperstellung nicht kippen, sondern lediglich entspannt von der Mittelstellung ausgehend nach vorne und hinten schieben.

Wenn Sie Ihr Becken aus einer nach vorne verschobenen Stellung in eine Mittelstellung bringen und nun den Eindruck haben, dass Sie nicht mehr geradeaus, sondern nur noch leicht nach unten schauen können, ist es möglich, dass die Streckbeweglichkeit Ihrer Brustwirbelsäule eingeschränkt ist. Um geradeaus schauen zu können, muss dann entweder das Becken nach vorne geschoben oder die Halswirbelsäule überstreckt werden. Deshalb sollte bei einer Haltung mit nach vorne verschobenem Becken immer auch die Brustwirbelsäulen-Aufrichtung (*Seite 81*) getestet und gegebenenfalls trainiert werden.

Die korrigierte Haltung mit senkrechtem Oberkörper kann sich deutlich überkorrigiert anfühlen. Wie sie tatsächlich aussieht, können Sie mithilfe zweier Spiegel oder einer seitlich von Ihnen aufgestellten Kamera überprüfen. Sollten Sie nun sehen, dass die korrigierte Haltung nicht so komisch aussieht, wie sie sich anfühlt, sondern im Gegenteil besser aussieht und zu einer sofortigen Bauchverschlankung führt, motiviert dies dazu, sie im Alltag durchzuhalten.

3.12.4 Vorher-nachher-Vergleich

Wie viel Prozent der Zeit ist Ihr Oberkörper bei längerem Stehen nahe der Senkrechten?

3.12.5 Was bringt's?

Mit der gleichmäßigen Entspannung der vorderen und hinteren Muskelkette entlastet die senkrechte Oberkörperstellung die Lendenwirbelsäule und verhindert eine schnelle Ermüdung und Verspannung der Rumpf- und Hüftmuskulatur. Da das Drehmoment, welches die Rumpfmuskulatur in der senkrechten Oberkörperstellung ausgleichen muss, gegen Null geht, wird die aufrechte Haltung hier im Gegenteil zur mühelosen Angelegenheit. Das macht den senkrechten Oberkörper zum idealen Mittelpunkt aktiver Haltung. Zudem löst sich eine etwaige Überstreckung der Knie im Stehen durch eine senkrechte Oberkörperstellung automatisch. Schließlich belastet eine nach vorne verschobene Beckenhaltung einen Nerv im Bereich der Leiste und kann so ein Taubheitsgefühl im Bereich des seitlichen Oberschenkels verursachen. Wird dieser Nerv im Stehen durch eine Korrektur der nach vorne verschobenen Beckenhaltung entlastet, kann er sich erholen. Da Nerven sich aber nur ganz langsam erholen, kann dies – falls die Taubheit lange bestand – auch Wochen und Monate dauern. Verursacht eine nach vorne verschobene Beckenhaltung hingegen lokale Beschwerden im Bereich der Lendenwirbelsäule, bessern diese sich mit der Haltungskorrektur in der Regel sofort.

4 Entspannung

Die Entspannung von verkrampften Muskeln entlastet die daruntergelegenen Gelenke, Nerven, Lymphgefäße und Blutgefäße sowie die Muskeln selbst. Die Entspannung von Muskeln senkt zudem den Strömungswiderstand in all diesen Geweben und verbessert damit deren Durchblutung sowie den Lymphfluss.

An- und Entspannung sind kein lokales Ereignis eines einzelnen Muskels, sondern verlaufen – wie beim Umfallen einer Reihe Dominosteine – als Funktionskette mit Abzweigungen entlang verschiedener Muskeln durch den gesamten Körper. Aufgrund dieser Abzweigungen wird mit einigem Training spürbar, wie sich beim Entspannen der Muskelfunktionskette „Zunge – Unterkiefer – Unterlippe – Schultern – Bauch" gleichzeitig unter anderem auch die gesamte Rückenmuskulatur entspannt.

4.1 Entspannte Zunge

4.1.1 Test

Liegt Ihre Zunge entspannt mit einigem Abstand zu Ihren Frontzähnen im weiten Teil Ihres Mundraumes (Abb. 4.01 rechts)?

4.1.2 Übung

Achten Sie darauf, dass Ihre Zunge im Alltag so entspannt in Ihrem Mundraum liegt, dass sich das vordere Ende Ihrer Zunge im weiten Teil Ihres Mundes befindet und einigen Abstand zu Ihren Frontzähnen hat, solange sie nicht für andere Aktivitäten wie Essen, Trinken oder Sprechen gebraucht wird.

Wenn sich Ihr Kieferbereich nun entspannter anfühlt, haben sie die richtige Ruheposition für Ihre Zunge gefunden. Sollte Ihnen Ihre Zunge in dieser Ruheposition zu lang vorkommen, lässt dieses Gefühl nach, wenn Sie Ihren Unterkiefer noch ein wenig fallen lassen (*Seite 42*).

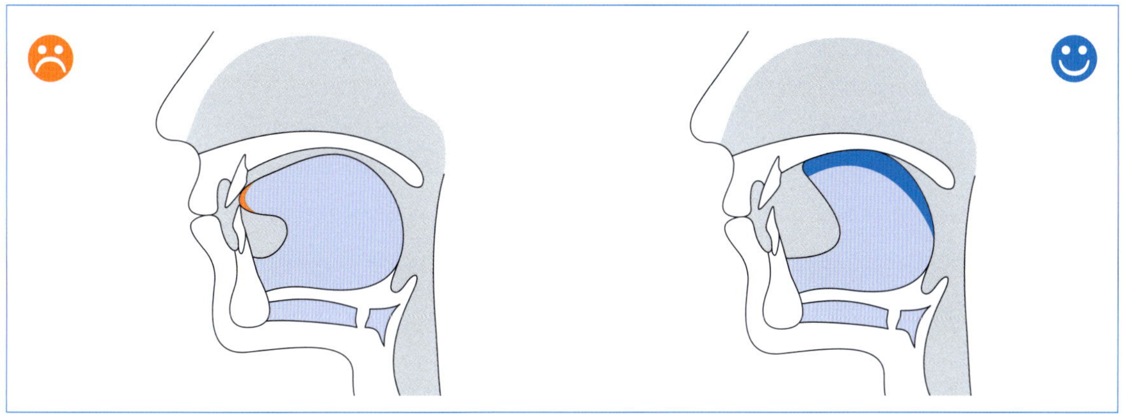

Abb. 4.01 *Verspannte Zungenstellung, bei der die Zunge die Zähne berührt (links), und entspannte Zungenruhestellung, bei der ein Abstand zwischen den Zähnen und der Zunge bleibt (rechts).*

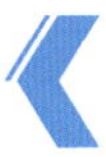

Die beschriebene Ruheposition der Zunge gilt nur fürs Sitzen und Stehen. In der Rückenlage können Sie Ihre gesamte Zunge zusammen mit Ihrem Unterkiefer einfach ganz entspannt mit der Schwerkraft nach hinten rutschen lassen.

Übungsalternativen

Die Definition der Zungenposition „mit einigem Abstand zu den Frontzähnen" ist bewusst ungenau, um Ihnen genügend Spielraum zu lassen, intuitiv Ihre individuelle Ruhelage für Ihre Zunge zu finden. Eines der Ziele dieser Ruheposition ist die Entspannung der Kiefermuskulatur. Wird sie durch die intuitiv gewählte Zungenposition nicht erreicht, hilft es in der Regel, den natürlichen Kontakt des vorderen Zungenendes am Gaumen mit einigem Abstand zu den Schneidezähnen des Oberkiefers herzustellen. Wenn Sie sich unsicher sind, wie weit dieser Abstand sein soll, sollten Sie den Abstand wählen, in der sich Ihre Kiefermuskulatur am entspanntesten anfühlt. „So finden Sie die richtige Ruhelage für Ihre Zunge" (*siehe unten*) hilft Ihnen, die natürliche Zungenposition mit entspannter Kiefermuskulatur zu finden.

4.1.3 Was tun, wenn's nicht klappt

Finden Sie weder mit der Übung noch der Übungsalternative ein entspanntes Kiefergefühl, gelingt dies in der Regel, wenn Sie gleichzeitig auf Folgendes achten:

- Neutrale Wirbelsäulenschwingung (*Seite 12*).
- Entspannter Unterkiefer (*Seite 42*).
- Entspannte Unterlippe (*Seite 44*).
- Bauchatmung (*Seite 48*).

Bei Mundatmung ist der in der Übungsalternative beschriebene Zungenkontakt am Gaumen nicht möglich. Falls Sie feststellen, dass Sie selbst in körperlich entspannten Situationen oft durch den offenen Mund atmen, sollten Sie darauf achten, ob die Luft bei geschlossenem Mund frei und leicht durch die Nase strömt. Falls nicht, reduziert sich der Atemwegswiderstand durch die Nase oft schon dadurch, dass die Nasenatmung fünf Minuten konsequent durchgehalten wird.

4.1.4 Vorher-nachher-Vergleich

Wie viel Prozent der Zeit liegt Ihre Zunge im Alltag in einer entspannten Lage ohne Frontzahnkontakt?

So finden Sie die richtige Ruhelage für Ihre Zunge

Lassen Sie das vordere Drittel Ihrer Zunge nach oben schweben, bis es sachte Ihren Gaumen mit einem Zentimeter Abstand zu Ihren Frontzähnen berührt (Abb. 4.01). Die hinteren zwei Drittel Ihrer Zunge lassen Sie wie eine Hängematte nach unten hängen. Falls dies der Zungenhaltung entspricht, mit der Sie ein „L" sprechen, können Sie sich diese auch als „L-Position" merken.

4.1.5 Was bringt's?

Die unter „Übungsalternativen" beschriebene Ruheposition der Zunge am Gaumen ist eine Voraussetzung für eine normale Entwicklung des Oberkiefers. Fehlt dieser Zungenkontakt während des Wachstums, formt sich der Oberkiefer nicht breit genug aus. Somit fehlt der Raum für eine freie Nasenatmung und eine normale Stellung der Oberkieferzähne.

Aber auch nach Abschluss des Wachstums hat die Zungenstellung am Oberkiefer Vorteile. Einerseits finden die meisten Menschen damit eine entspanntere Kieferstellung. Andererseits trennt diese Zungenstellung den hinteren vom vorderen Mundraum luftdicht ab. Somit bleiben die vom Speichel umspülten Zähne im vorderen Mundraum vor einer Austrocknung durch den Strom der Atemluft im Rachenbereich geschützt. Der Speichel wiederum beugt durch seine Mineralien, Antikörper und Säurepufferung der Entstehung von Karies und Zahnfleischentzündung vor.

Die häufigste Fehlfunktion der Zunge ist es, sie nach vorne gegen die Zähne zu schieben (Abb. 4.02). Der Zungendruck verschiebt die Zähne und führt zu einem Randspalt zwischen Zahn und Zahnfleisch. Dieser Spalt setzt den empfindlichen Zahnhals Säuren und Kälte aus und bietet Bakterien „Unterschlupf". Außerdem kann ein Zungendruck gegen die Schneidezähne langfristig Schmerzen, Knacken und Blockierungen im Kiefergelenk, Schmerzen im Schläfenbereich, Ohrgeräusche (Tinnitus), ein Druckgefühl im Ohr oder Nackenverspannungen verursachen.

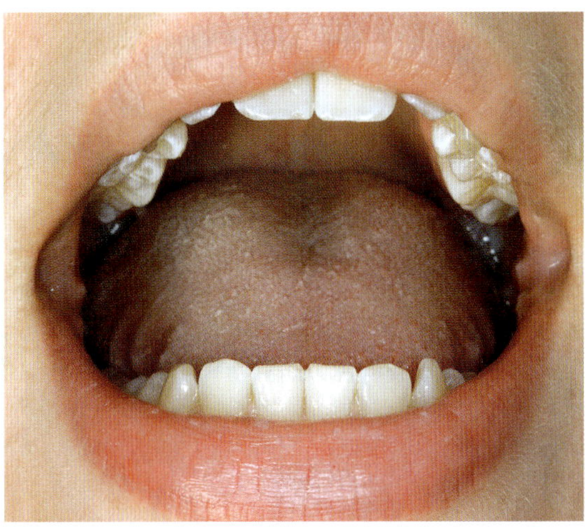

Abb. 4.02 *Zahnabdrücke im Zungenrand durch Kontakt der Zunge mit den Zähnen.*

4.2 Entspannter Unterkiefer

4.2.1 Test

Im Sitzen oder Stehen: Hängt Ihr Unterkiefer entspannt mit der Schwerkraft, sodass sich Ihre Backen entspannt anfühlen und der Abstand zwischen Ihren Ober- und Unterkieferzähnen weit ist (Abb. 4.04)?

In Rückenlage: Rutscht Ihr Unterkiefer - relativ zum Oberkiefer - entspannt mit der Schwerkraft senkrecht nach hinten (Abb. 4.06)?

4.2.2 Übung

Lassen Sie Ihren Unterkiefer im Alltag locker hängen, während Ihre Lippen locker in Kontakt bleiben.

4.2.3 Was tun, wenn's nicht klappt

Fällt es Ihnen schwer, Ihren Unterkiefer entspannt fallen zu lassen, wird es oft einfacher, wenn Sie gleichzeitig Folgendes beachten:

- Neutrale Wirbelsäulenschwingung (*Seite 12*).
- Entspannte Unterlippe (*Seite 44*).
- Entspannte Zunge (*Seite 39*).
- Bauchatmung (*Seite 48*).
- Entspannte Schultern (*Seite 46*).

4.2.4 Vorher-nachher-Vergleich

Wie viel Prozent der Zeit ist Ihr Unterkiefer im Alltag entspannt?

4.2.5 Was bringt's?

Die Zähne des Unterkiefers sollten die Oberkieferzähne nur beim Schlucken und Kauen berühren. Sind die Zähne auch sonst häufig in Kontakt, überlastet dies die Zubeißmuskeln, Kiefergelenke und Ohren erheblich. Entsprechend gut ist die Prognose bei Symptomen in diesen Bereichen, wenn Sie sich wieder angewöhnen, Ihren Unterkiefer locker hängen zu lassen.

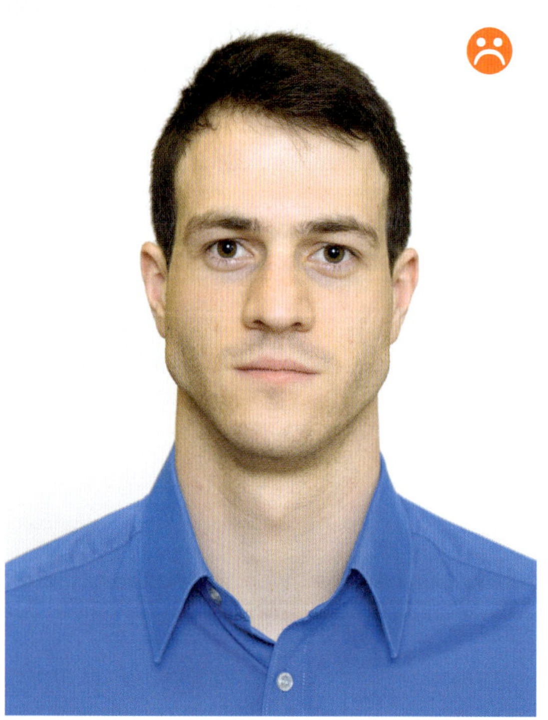

Abb. 4.03 *Angespannte Kiefermuskeln bei zu engem Zahnabstand.*

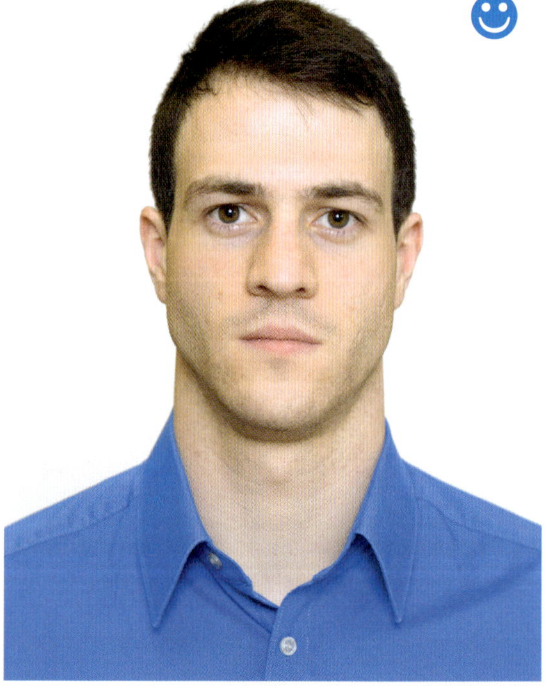

Abb. 4.04 *Entspannte Kiefermuskeln bei weitem Zahnabstand.*

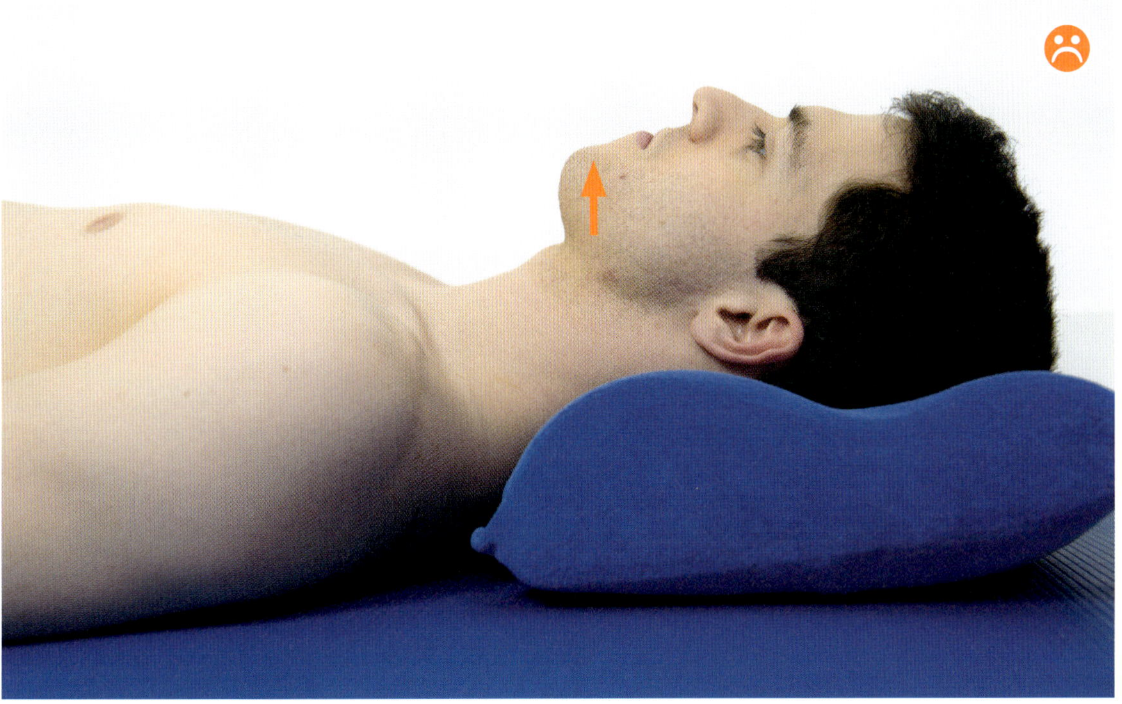

Abb. 4.05 *Wenn Sie Ihren Unterkiefer nach vorne verschieben, ist Ihre Kiefermuskulatur deutlich angespannter ...*

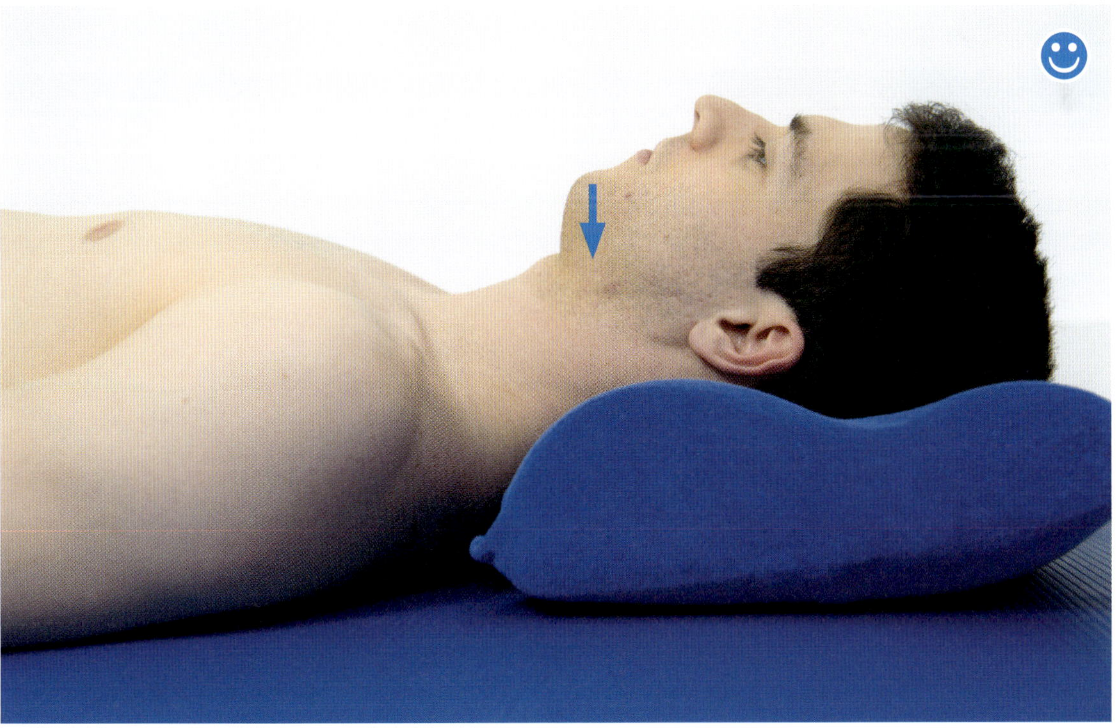

Abb. 4.06 *... als wenn Sie Ihren Unterkiefer entspannt mit der Schwerkraft nach hinten rutschen lassen.*

4.3 Entspannte Unterlippe

4.3.1 Test

Hängt Ihre Unterlippe so entspannt an Ihrer Oberlippe, dass Ihre Oberlippe von Ihrer Unterlippe leicht nach unten gezogen wird (Abb. 4.08)?

4.3.2 Übung

Lassen Sie Ihre Unterlippe im Alltag entspannt an Ihrer Oberlippe hängen (Abb. 4.08), solange sie nicht für funktionelle Aktivitäten wie Sprechen, Saugen oder Mimik gebraucht wird.

Achten Sie außerdem darauf, dass Sie neben Ihrer Unterlippe auch Ihre Mundwinkel nach einem Lächeln wieder entspannt mit der Schwerkraft hängen lassen. Dann kann Ihr Lächeln bei der nächsten Gelegenheit erneut aufblühen und wirkt nicht eingefroren.

4.3.3 Was tun, wenn's nicht klappt

Wenn Sie es zunächst nicht schaffen, Ihre Unterlippe entspannt hängen zu lassen, gelingt dies in der Regel, wenn Sie gleichzeitig auf Folgendes achten:

- Neutrale Wirbelsäulenschwingung (*Seite 12*).
- Entspannte Zunge (*Seite 39*).
- Entspannter Unterkiefer (*Seite 42*).
- Entspannte Schultern (*Seite 46*).
- Bauchatmung (*Seite 48*).

Wenn es auch hiermit nicht klappt, sollten Sie Ihren Zahnarzt bitten zu überprüfen, ob Sie eine kurze Oberlippe (Abb. 4.10 und 4.11), einen sogenannten offenen Biss oder einen sogenannten vermehrten horizontalen Überbiss haben. Ein offener Biss und ein vermehrter horizontaler Überbiss können nur kieferorthopädisch korrigiert werden. Eine zu kurze Oberlippe kann gedehnt werden, indem sie zweimal täglich sanft bis zur ersten leichten Span-

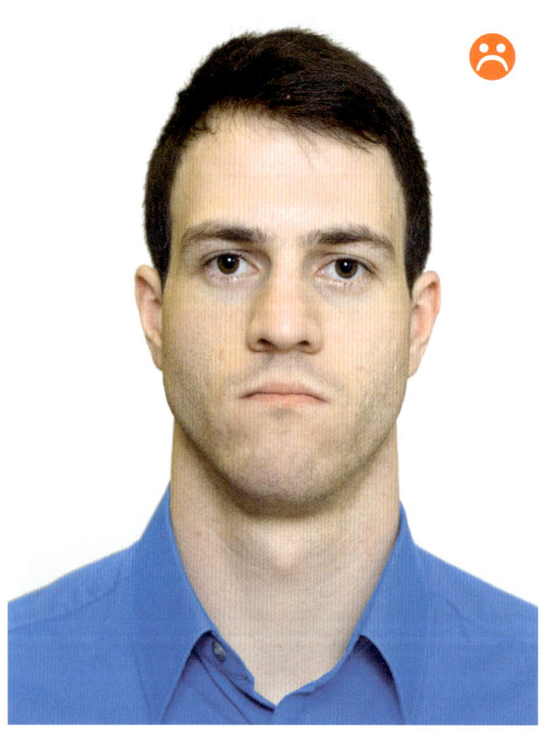

Abb. 4.07 Die Unterlippe ist durch eine Anspannung des Muskels zwischen Unterlippe und Kinnspitze hochgeschoben.

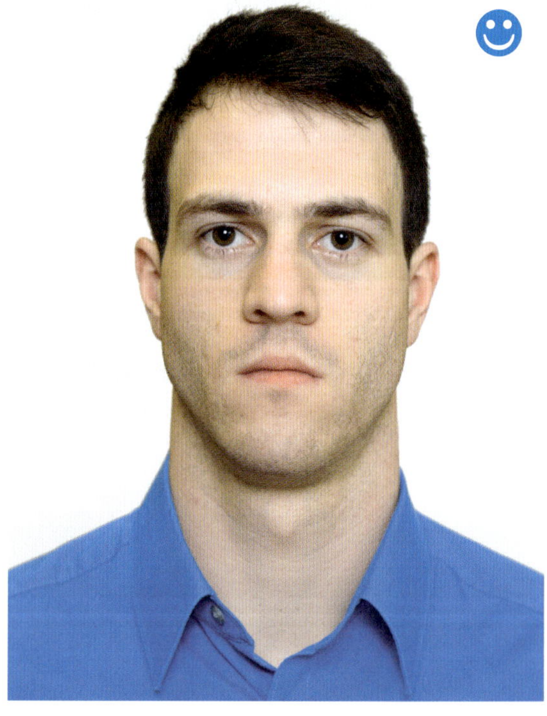

Abb. 4.08 Die Unterlippe hängt entspannt an der Oberlippe.

nung nach unten gezogen und dort gehalten wird, bis sich die Spannung löst (Abb. 4.09). In der Regel gelingt es, die Oberlippe auf diese Art circa 2 mm zu verlängern. Diese 2 mm bewirken in der Regel eine spürbare Entspannung der Lippen- und Kiefermuskulatur. Klären Sie mit Ihrem Zahnarzt, bis zur welcher Länge Sie Ihre Oberlippe dehnen sollten. Die durchschnittliche Länge der Schneidezähne von Erwachsenen, die bei entspannter Oberlippe sichtbar sind, beträgt rund 3,5 mm bei Frauen und 2,0 mm bei Männern.

4.3.4 Vorher-nachher-Vergleich

Wie viel Prozent der Zeit hängt Ihre Unterlippe im Alltag entspannt an Ihrer Oberlippe?

4.3.5 Was bringt's?

Eine entspannte Unterlippe ist eine Voraussetzung für eine entspannte Kiefer- und Nackenmuskulatur.

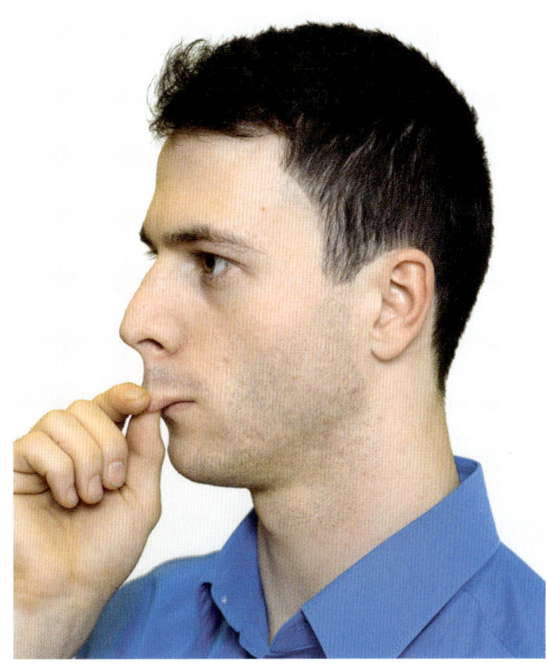

Abb. 4.09 *Dehnung einer zu kurzen Oberlippe.*

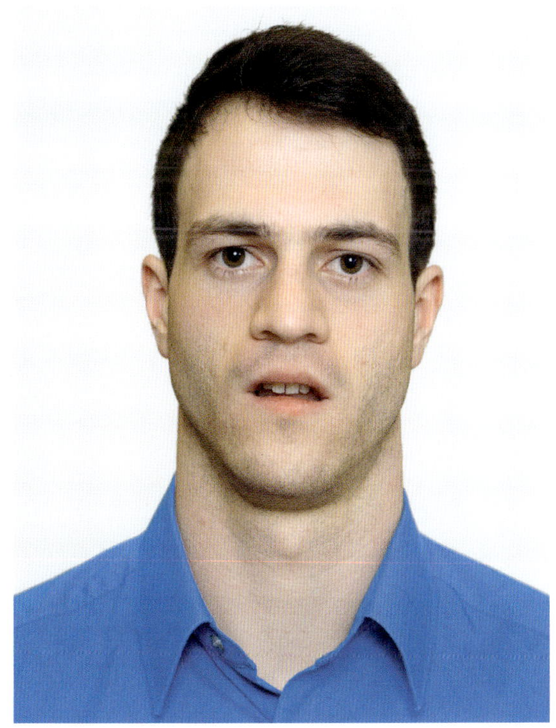

Abb. 4.10 *Eine kurze Oberlippe bedeckt im entspannten Zustand die Oberkieferzähne nicht oder kaum ....*

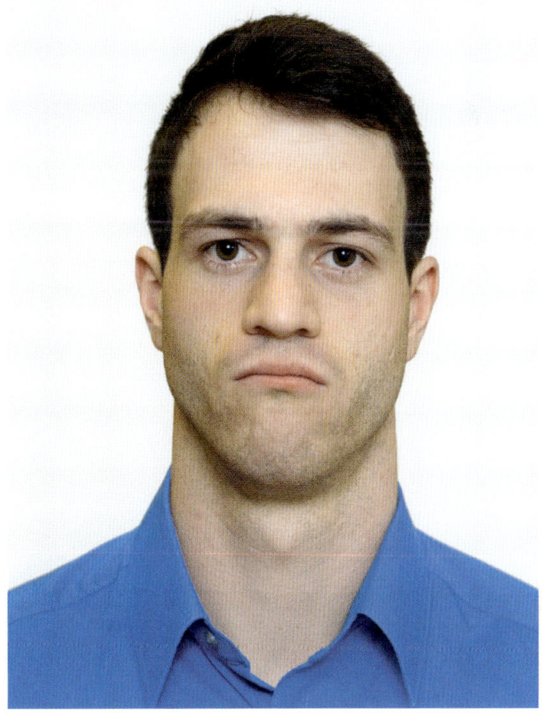

Abb. 4.11 *.... und muss beim Lippenschluss durch ein Hochschieben der Unterlippe ausgeglichen werden.*

4.4 Entspannte Schultern

4.4.1 Test

Hängen Ihre Schultern beim Sitzen, Stehen, Gehen oder Laufen entspannt mit der Schwerkraft an Ihrer aufrechten Wirbelsäule (Abb. 4.12)?

Fallen Ihre Schultern in Rückenlage entspannt mit der Schwerkraft in Richtung Unterlage (Abb. 4.12)?

4.4.2 Übung

Achten Sie darauf, Ihre Schultern im Alltag entspannt an Ihrer aufrechten Wirbelsäule hängen zu lassen.

4.4.3 Was tun, wenn's nicht klappt

Fällt es Ihnen schwer Ihre Schultern entspannt fallen zu lassen, wird es oft einfacher, wenn Sie gleichzeitig auf Folgendes achten:

- Neutrale Wirbelsäulenschwingung (*Seite 12*).
- Entspannter Unterkiefer (*Seite 42*).
- Entspannte Unterlippe (*Seite 44*).
- Entspannte Zunge (*Seite 39*).
- Bauchatmung (*Seite 48*).
- Ellbogen hängen locker neben dem Körper.

Spürübung „An- und Entspannung der Schultermuskulatur "

Setzen Sie sich an einen Tisch und legen Sie den Zeige- und Mittelfinger Ihrer rechten Hand auf Ihr linkes Schlüsselbein. Schieben Sie diese beiden Finger über das Schlüsselbein nach hinten in den dort liegenden Muskel. Spüren Sie wie unterschiedlich angespannt oder entspannt der Muskel in folgenden Haltungen ist:

- wenn Ihr linker Unterarm locker auf dem Tisch liegt;
- wenn Sie Ihre linke Schulter etwas in Richtung Ohr anheben;
- wenn Ihr linker Arm locker neben dem Körper hängt;
- wenn Sie Ihren linken Arm etwas nach vorne ausstrecken;
- wenn Sie Ihren linken Arm seitlich etwas vom Körper wegbewegen.

Genügt dies nicht, sollten Defizite in den folgenden Bereichen aufgespürt und ausgeglichen werden:

- Brustwirbelsäulen-Aufrichtung (*Seite 81*).
- Armnerven-Beweglichkeit (*Seite 96*).
- Schulter-Beweglichkeit (*Seite 88*).
- Dreh-Beweglichkeit (*Seite 102*).

Nimmt die Spannung bei bestimmten Tätigkeiten zu, sollte zudem überprüft werden, ob diese nicht entspannter ausgeführt werden können. Beispiele sind das besonders schädliche Festklemmen des Telefons zwischen Schulter und Ohr oder das Tragen schwerer Taschen in der Hand oder über einer Schulter. Eine beträchtliche Entlastung der Schulterhebemuskeln lässt sich in diesen Fällen dadurch erreichen, dass beim Telefonieren ein Headset und beim Tragen ein Rucksack verwendet werden. Der Rucksack sollte einen Beckengurt haben, der fest um das Becken geschnallt wird, damit das Gewicht nicht an den Schultern hängt, sondern vom Becken getragen wird.

Schließlich spannt sich die Schultermuskulatur automatisch an, wenn sich der Ellbogen ohne Abstützen des Armes seitlich oder nach vorne vom Körper entfernt (Abb. 4.13). Deshalb sollten Sie versuchen, für Aktivitäten, bei denen dies bisher regelmäßig und längere Zeit vorkam, eine Lösung zu finden, die es Ihnen erlaubt, Ihren Arm dabei abzustützen oder Ihre Ellbogen locker seitlich neben Ihrem Brustkorb hängen zu lassen (Abb. 4.14).

4.4.4 Vorher-nachher-Vergleich

Wie viel Prozent der Zeit hängen Ihre Schultern im Alltag entspannt an Ihrer aufrechten Wirbelsäule?

4.4.5 Was bringt's?

Gelingt die Gewöhnung an eine Haltung mit entspannten Schultern, entspannt sich neben dem gesamten Schulter-Nacken-Bereich auch die Muskulatur im Schläfen-, Wangen- und Kehlkopfbereich. Außerdem kann eine Schulterentspannung auch anspannungsbedingte Taubheitsgefühle in den Händen lösen.

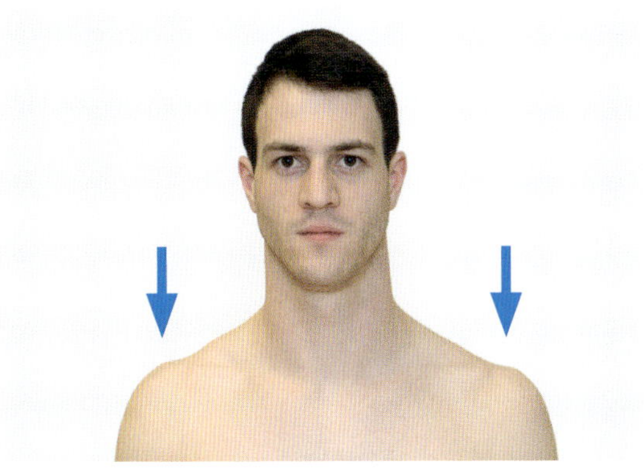

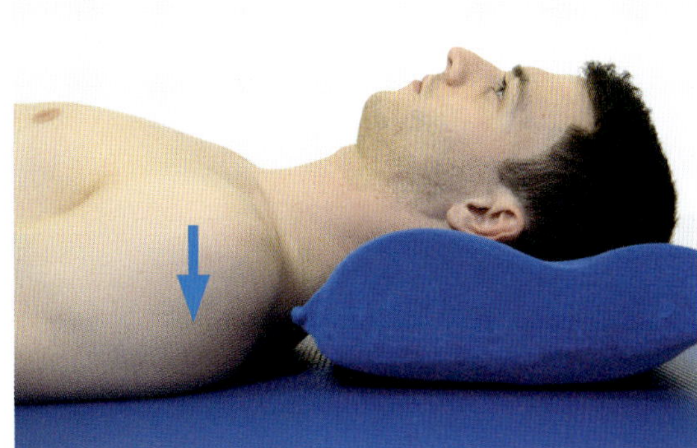

Abb. 4.12 Lassen Sie Ihre Schultern mit der Schwerkraft fallen.

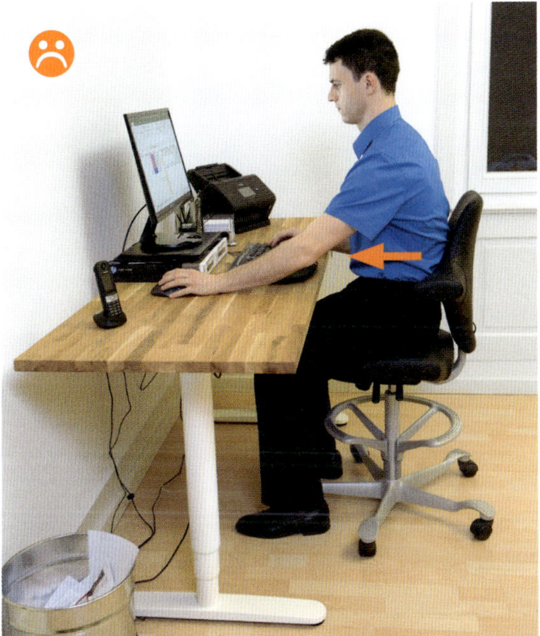

Abb. 4.13 Verspannung der Schultermuskeln, weil die Maus zu weit entfernt ist und der Ellbogen deshalb nicht locker neben dem Körper hängen kann.

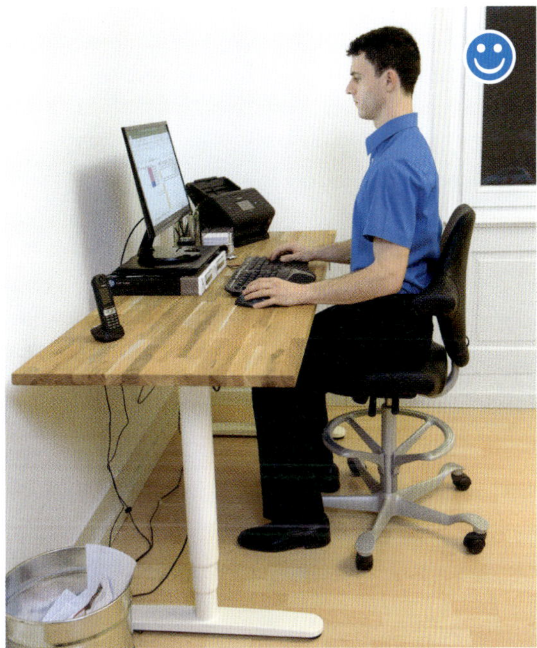

Abb. 4.14 Die Schultermuskeln werden entlastet, wenn Ihr Greifweg zur Maus so kurz ist, dass Ihr Ellbogen locker neben Ihrem Körper hängen kann.

4.5 Bauchatmung

4.5.1 Test

Wird Ihr Unterbauch beim Einatmen weit (Abb. 4.15a), während Ihr Brustkorb weiterhin (an der aufrechten Wirbelsäule) mit der Schwerkraft so entspannt in der Ausatemstellung hängt, dass im Spiegel keine Atembewegung Ihrer Schultern, Ihres Brustkorbs oder Ihrer Schlüsselbeine zu sehen ist?

4.5.2 Übung

Behalten Sie eine Haltung mit neutraler Wirbelsäulenschwingung (*Seite 12*) und senkrechtem Oberkörper (*Seite 24*) bei, während Sie Ihren Bauch bei der Ausatmung etwas einziehen (Abb. 4.15b) und bei der Einatmung wieder entspannt loslassen (Abb. 4.15a), ohne dass sich Ihr Brustkorb dabei hebt.

Übungsalternativen

Je nach Vorliebe kann die Einatemrichtung nach vorne in den Bauch, hinten, seitlich oder gleichzeitig in mehrere dieser Richtungen geübt werden. Auch das Luftholen in Sprechpausen sollte über eine Einatmung in den Bauch und ohne eine Hebung des Brustkorbes erfolgen.

4.5.3 Was tun, wenn's nicht klappt

Die Umstellung auf eine reine Bauchatmung gelingt selten spontan, ist aber mit beständigem Üben und Beseitigung der folgenden Defizite machbar.

Zusammengesunkene Haltung

Wenn eine reine Bauchatmung nicht gelingt, ist die häufigste Ursache, dass die neutrale Wirbelsäulenschwingung (*Seite 12*) durch ein Zusammensinken während der Ausatmung verloren geht. In dieser zusammengesunkenen Stellung ist der Bauchraum komprimiert, sodass in dieser Haltung für die nächste Einatmung in den Bauch kein Platz bleibt und dann stattdessen der Brustkorb hochgezogen wird. Ganz wichtig ist daher, dass in der aufrechten Haltung mit einer Ausatmung begonnen wird, bei der der Bauch eingezogen wird, während die Wirbelsäule unverändert aufrecht bleibt. Zu Beginn des Trainings ist es hilfreich, die Ausatembewegung zu übertreiben und den Bauchnabel aktiv so weit wie möglich Richtung Wirbelsäule zu ziehen. Damit dies nicht zur Hyperventilation führt, sollte der Bauchnabel am Ende der Ausatembewegung solange eingezogen gehalten werden, bis das Bedürfnis für die nächste Einatmung spürbar wird.

Hose

Fällt bei sitzender Ausgangsstellung die Einatmung in den Bauch mit geöffneter Hose leichter, ist sie zu eng. Um Beschwerden loswerden zu können, die durch ein Hochheben des Brustkorbes während der Einatmung bedingt sind, müssen Sie sich dann Hosen besorgen, die so weit sind, dass die Einatmung in den Bauch bei geschlossener und offener Hose im Sitzen gleichermaßen leichtfällt. Ob dies der Fall ist, sollte schon beim Kauf jeder Hose – z. B. in der Umkleidekabine des Geschäfts – überprüft werden. Beabsichtigen Sie abzunehmen, sollten sie sich trotzdem sofort mindestens eine weitere Hose besorgen, da Diätabsichten in der Regel nur langsam, lediglich temporär oder überhaupt nicht umgesetzt werden.

Eitelkeit

Viele Menschen halten Ihren Bauch muskulär fest oder schnüren Ihn durch zu enge Hosen ein, weil Sie glauben, dadurch schlanker zu wirken. Dies ist falsch. Eine entspannte Bauchatmung massiert, lockert und durchblutet alle Organe des Bauchraums, also auch den Darm. Fehlt die Bauchatmung, verstopft und bläht sich der Darm schneller, wodurch der Bauchumfang deutlich zunimmt. Es ist daher wichtig, den Bauch atmen und leben zu lassen. Wenn sich der Bauch beim Loslassen unangenehm dick und voll anfühlt, sollte er nicht mithilfe einer Muskelverspannung eingeschnürt werden. Die sinnvolle Lösung ist dann vielmehr eine Ernährung, bei der sich der Bauch wieder wohl und gesund anfühlt.

 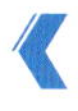

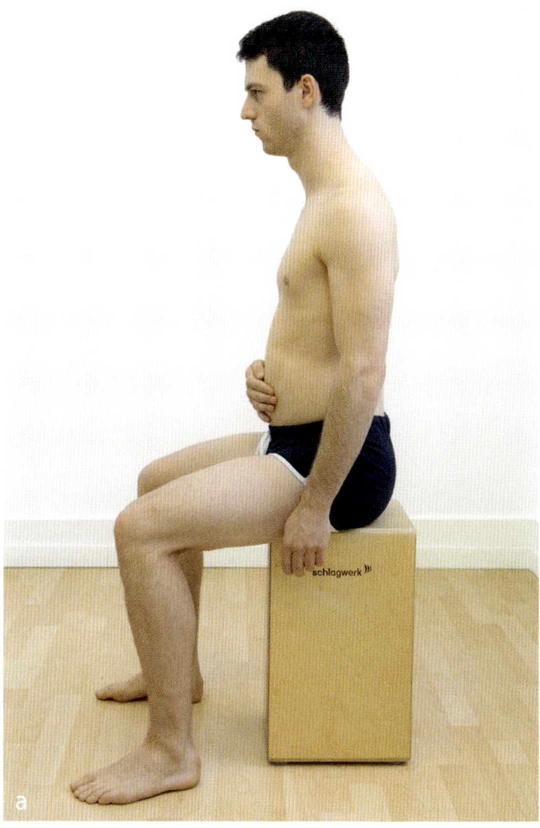

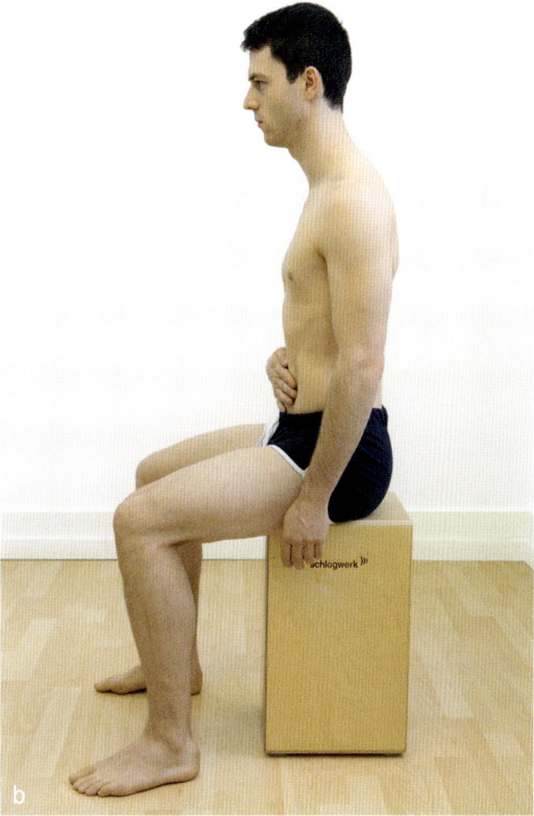

Abb. 4.15 Bauchatmung.

Training der Bauchatmung ohne Hebung des Brustkorbes in Sprechpausen

1. Zählen Sie hörbar in Einer-Schritten aufwärts: „1, 2, 3 .....“, bis Sie das Bedürfnis bekommen einzuatmen. Tun Sie dies wie oben beschrieben mit einer reinen Bauchatmung. Während der Einatmung wird nicht weiter gesprochen. Somit wird die Einatmung zur Sprechpause. Erst wenn die Einatmung abgeschlossen ist, wird weitergezählt.
2. Sobald Sie zählen können, ohne Ihren Brustkorb bei der Einatmung anzuheben, sollten Sie versuchen, ob dies auch im Small Talk mit einer anderen Person gelingt. Dies trainiert die Bauchatmung unter der gängigen Alltagsanforderung gleichzeitiger Erzählarbeit.
3. Schließlich erzählen Sie Ihrem Spiegelbild oder einer anderen geeigneten Person mit gleicher Atemtechnik, welche immer wiederkehrende Situationen Sie besonders stressen. Schon die Vorstellung der Stresssituation provoziert in der Regel zunächst einen Rückfall in eine Einatmung mit Anheben des Brustkorbes. Durch beständiges Üben vor einem Spiegel werden Sie aber mit der Zeit lernen, auch im Alltag unter Stress relativ entspannt weiterzuatmen. Dies wird Ihnen dabei helfen, mental konzentrierter zu bleiben und verspannungsbedingte Symptome zu vermeiden.

Atemnot

Wenn die gewohnte verspannte Brustkorbatmung wegfällt, haben die meisten Menschen anfänglich das Gefühl, nicht genügend Luft zu bekommen. Dieses Mangelempfinden fällt sofort weg, sobald die Aufmerksamkeit vom Fehlen der alten Atmung auf die neue Bauchatmung verlagert wird. Tatsächlich bewirkt die Umstellung auf eine Bauchatmung eine tiefere langsamere Atmung, die weniger Energie verbraucht und die Leistungsfähigkeit steigert (Studien von Cancelliero-Gaiad KM 2014, Vickery R 2007, Jones A 2003).

Spannungskette

Ist die Muskulatur im Mundraum verspannt, fällt auch die Bauchatmung schwerer. Spüren Sie, wie die Bauchatmung bei entspanntem Zustand von Unterkiefer (*Seite 42*), Zunge (*Seite 39*) und Unterlippe (*Seite 44*) leichter fällt, als wenn die Zähne aufeinanderliegen (Abb. 4.03), die Zunge nach vorne gegen die Zähne drückt (Abb. 4.02) und die Unterlippe die Oberlippe hochschiebt (Abb. 4.07).

4.5.4 Vorher-nachher-Vergleich

Wie viel Prozent der Zeit gelingt Ihnen die beschriebene Bauchatmung im Alltag?

4.5.5 Was bringt's?

Die Bauchatmung ist eine Funktion des Zwerchfellmuskels, der die Mitte unseres Körpers wie eine Kuppel in ganzer Breite durchquert und rundum befestigt ist. Bei der Einatmung in den Bauch flacht sich die Zwerchfellkuppel ab und bewegt sich nach unten. Das hat zur Folge, dass im Brustraum ein Unterdruck entsteht, der frische Luft in die Lungen saugt, während die Bauchorgane nach unten geschoben werden und den Bauch weit machen. Diese Verschiebung im Atemrhythmus durchblutet und lockert die Organe wie eine Massage.

Durch die Befestigung des Zwerchfells an den Wirbelkörpern der Lendenwirbelsäule, den Rippen und dem Brustbein sind eine normale Stellung und Funktion von Lenden- und Brustwirbelsäule nur mit entspannter Bauchatmung möglich. Aber auch die Muskulatur von Halswirbelsäule, Kiefer und Kopf kann nur entspannen, wenn Sie einatmen, indem Sie nicht den Brustkorb gegen die Schwerkraft hochziehen, sondern den Bauch mit der Schwerkraft fallen und weit werden lassen.

Schließlich entlastet die Bauchatmung auch die Nerven, welche die Arme und Hände versorgen.

5 Bewegung

5.1 Sitzwechsel

5.1.1 Test

Wechseln Sie immer mal wieder Ihre Sitzhaltung? Mal frei ohne Rückenlehne (Abb. 5.01a), mal mit dem Becken ganz nach hinten gegen die Rückenlehne gerutscht (Abb. 5.01b) und auch mal, wenn es der Stuhl und Ihre Tätigkeit möglich machen, mit dem Bauch gegen die Rückenlehne (Abb. 5.01c)?

5.1.2 Übung

Achten Sie im Alltag darauf, immer mal wieder Ihre Sitzhaltung zu ändern: mal frei ohne Rückenlehne, mal mit dem Becken ganz nach hinten gegen die Rückenlehne gerutscht und auch mal, wenn es der Stuhl und Ihre Tätigkeit möglich machen, mit dem Bauch gegen die Rückenlehne.

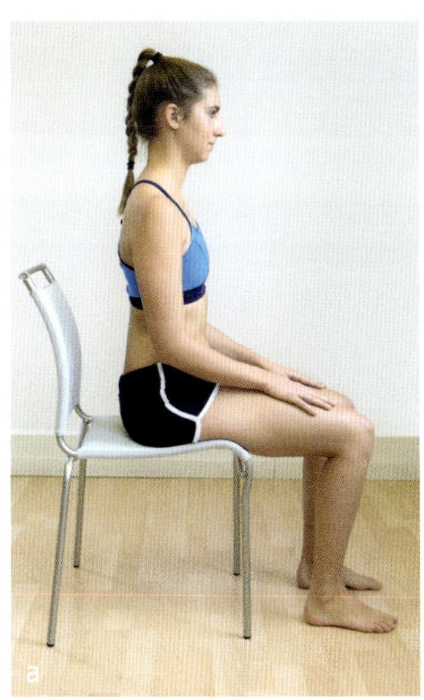

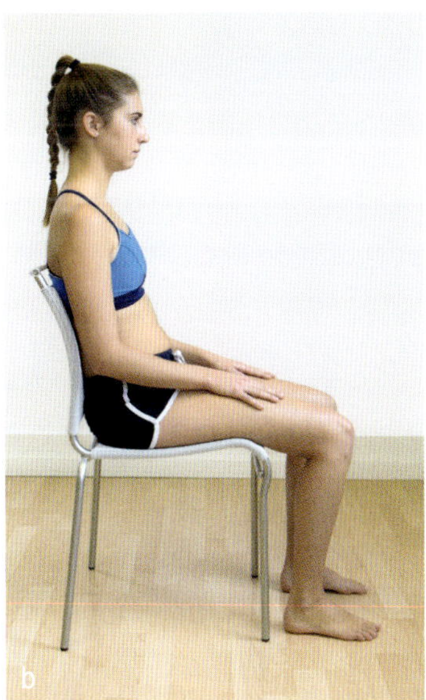

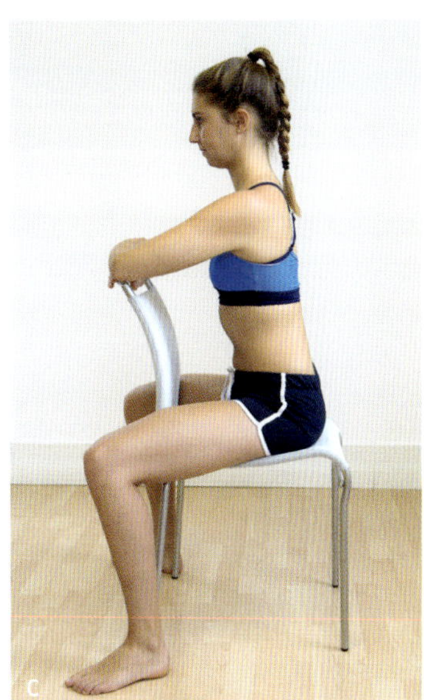

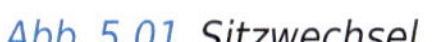

Abb. 5.01 Sitzwechsel.

5.1.3 Was tun, wenn's nicht klappt

Falls Sie regelmäßig durch längeres Sitzen auf einem Sitz ohne Rückenlehne Rückenbeschwerden bekommen, sollten Sie versuchen, ob Ihnen ein Stuhl mit Rückenlehne und der Wechsel zwischen freiem und angelehntem Sitzen Besserung bringen.

Den meisten Menschen bekommt eine Mischung aus 2/3 freiem und 1/3 der Zeit angelehntem Sitzen gut. Ein guter Zeitpunkt vom freien zum angelehnten Sitzen zu wechseln ist, wenn eine Ermüdung der Rückenmuskulatur spürbar wird.

5.1.4 Vorher-nachher-Vergleich

Wie viel Prozent der Zeit im Sitzen wechseln Sie immer mal wieder zwischen freiem und angelehntem Sitzen ab?

5.1.5 Was bringt's?

Einseitige Sitzhaltungen sind belastend für die Wirbelsäule. Kontinuierliche Veränderungen der Position verringern diese Belastung.

5.2 Lagewechsel

5.2.1 Test

Wechseln Sie im Laufe des Tages mindestens alle 30 Minuten zwischen Liegen, Stehen, Gehen und Sitzen (Abb. 5.02)?

5.2.2 Übung

Wechseln Sie im Laufe des Tages mindestens alle 30 Minuten zwischen Liegen, Stehen, Gehen und Sitzen.

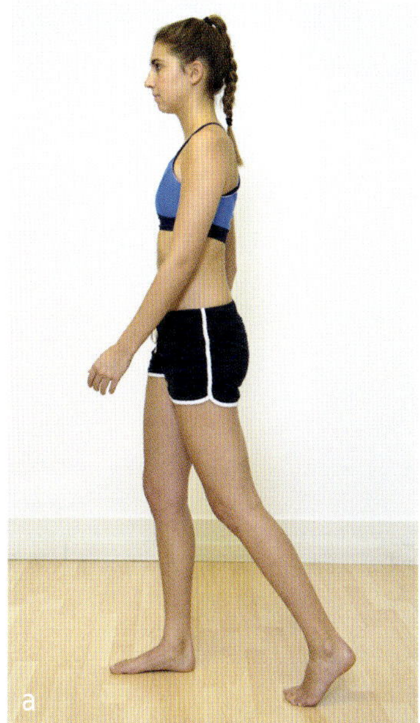

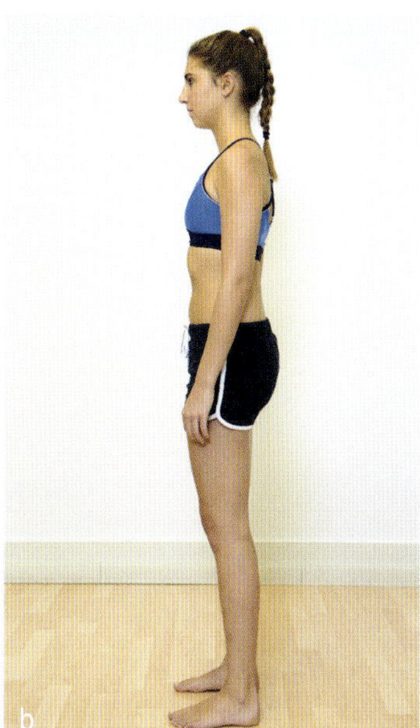

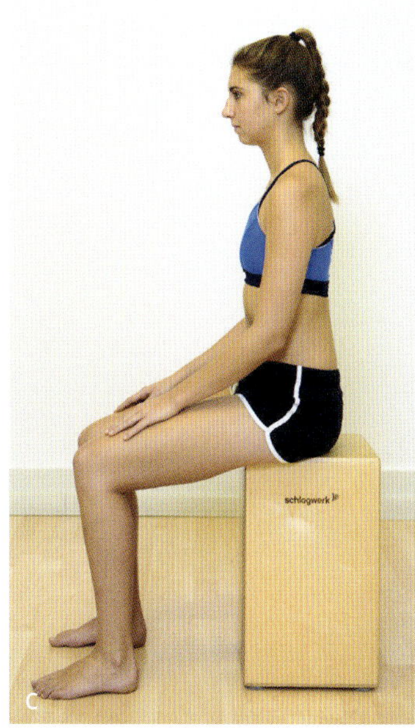

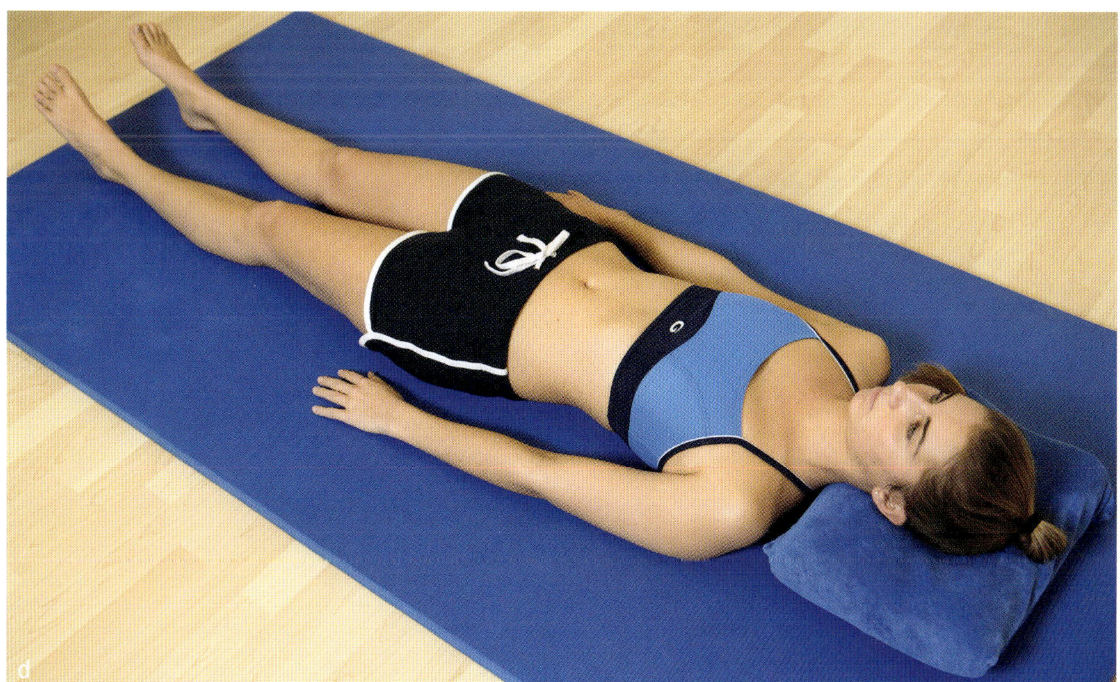

Abb. 5.02 Lagewechsel.

5.2.3 Was tun, wenn's nicht klappt

Oft ist aufgrund der traditionell längeren Sitzphasen in Schule, Ausbildung und Beruf ein Lagewechsel nicht alle 30 Minuten möglich. Während dieser überlangen Sitzphasen sollte die Wirbelsäule stattdessen mit dynamischem Sitzen und Stehen (*siehe unten*) entlastet werden.

Bei Bettlägerigkeit kann zwischen Rücken-, Seit- und Bauchlage gewechselt werden. Ist nur eine dieser Lagen möglich, sind die Übungen des dynamischen Sitzens auch auf das Liegen übertragbar.

5.2.4 Vorher-nachher-Vergleich

Wie viel Prozent der Zeit haben Sie im Laufe des Tages mindestens alle 30 Minuten zwischen Liegen, Stehen, Gehen und Sitzen gewechselt?

5.2.5 Was bringt's?

Jede Lage belastet andere Anteile der Wirbelsäule. Daher trainieren häufige Lagewechsel die Wirbelsäule gleichmäßig, ohne einzelne Bereiche zu überlasten. Zum Beispiel sind Brust- und Lendenwirbelsäule im Stehen automatisch viel aufrechter als im Sitzen.

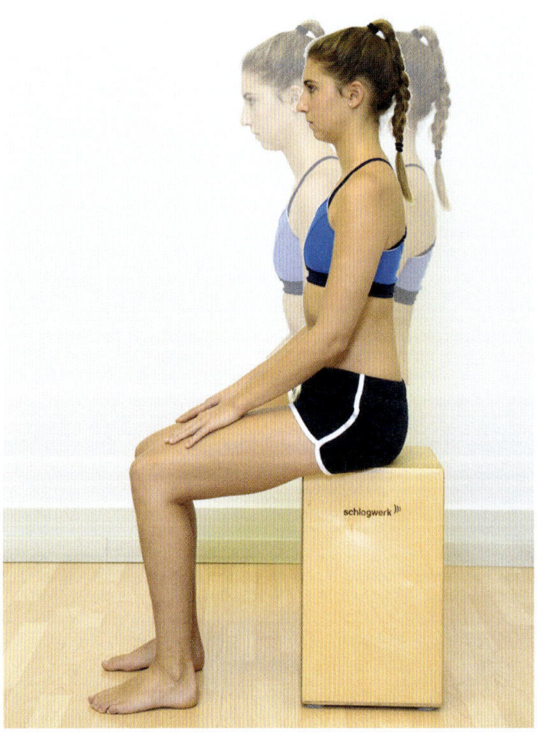

Abb. 5.03 Dynamische Haltung.

5.3 Dynamisches Sitzen und Stehen

5.3.1 Test

Bewegen Sie sich beim Sitzen und Stehen kontinuierlich um den Mittelpunkt der senkrechten Oberkörperhaltung (*Seite 24*) mit neutraler Wirbelsäulenschwingung (*Seite 12*) und spannen Sie dabei im Wechsel verschiedene Muskelgruppen an?

5.3.2 Übung

Bewegen Sie sich beim Sitzen (Abb. 5.04a bis c) und Stehen (Abb. 5.04d bis f) kontinuierlich um den Mittelpunkt der senkrechten Oberkörperhaltung (*Seite 24*) mit neutraler Wirbelsäulenschwingung (*Seite 12*) und spannen Sie dabei im Wechsel verschiedene Muskelgruppen an. Einige Möglichkeiten dynamischer Haltung sind unter den folgenden „Übungsalternativen" beschrieben.

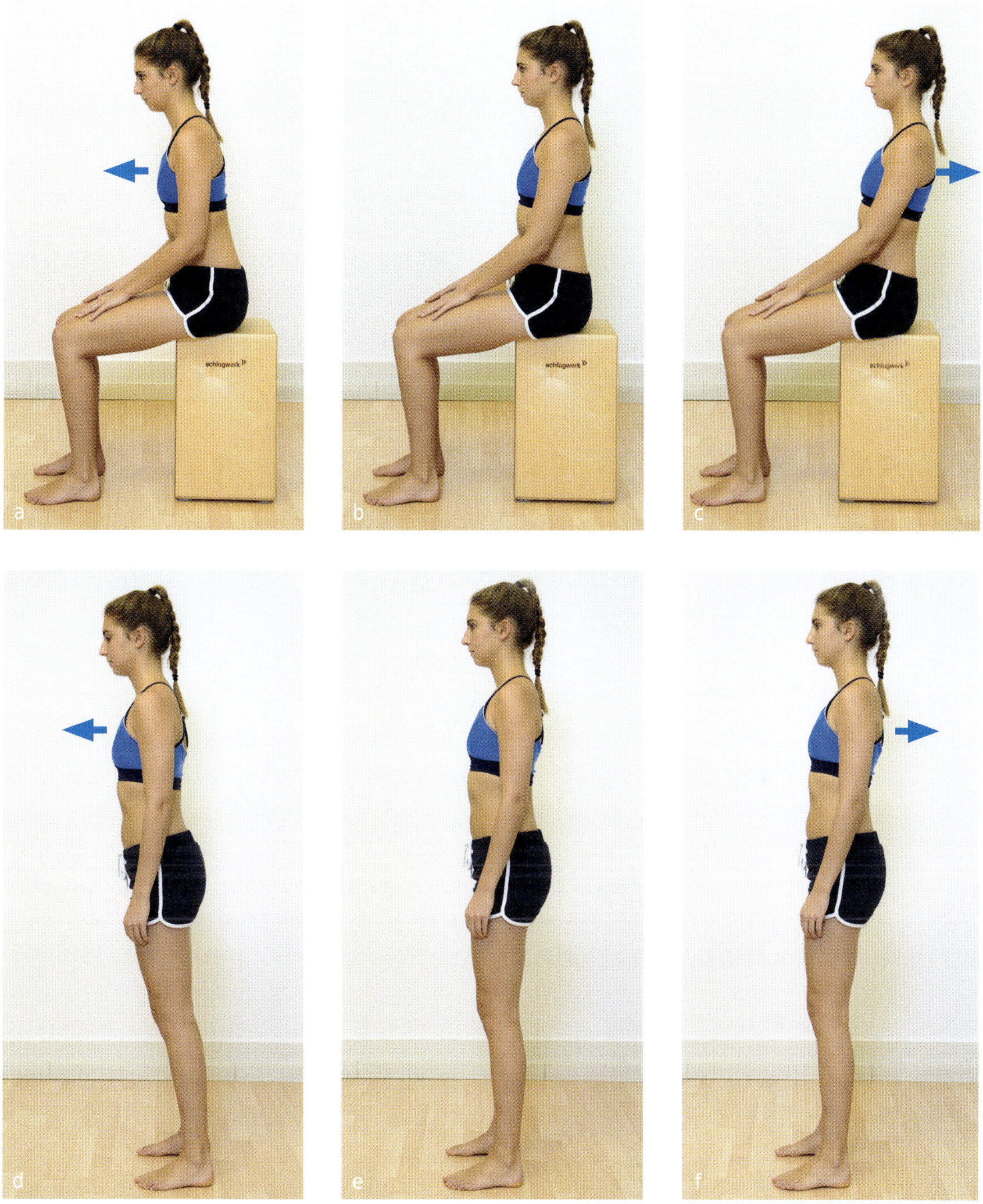

Abb. 5.04 *Vor- und Zurückneigen des gesamten Körpers mit neutraler Wirbelsäule über die Senkrechte.*

Übungsalternativen

Dynamische Haltung mit stabilisierter Wirbelsäule

Sie können sich mit stabilisierter neutraler Wirbelsäulenschwingung (*Seite 12*) abwechselnd so weit nach hinten und vorne neigen, bis Sie – wie unter „Senkrechter Oberkörper" (*Seite 24 und 36*) beschrieben – spüren, wie sich Ihre Bauch- und Rückenmuskeln im Wechsel an- und entspannen (Abb. 5.04). Nach einigem Üben werden Sie lernen, diese An- und Entspannung auch ohne Ihre Finger als leichten Druck oder Zug zu spüren.

Da im Körper immer viele Muskeln als sogenannte Muskelketten zusammenspielen, werden Sie nach einiger Zeit auch spüren, dass die Spannung beim Zurücklehnen nicht nur im Bauch, sondern auch im Kehlkopf und Gesichtsbereich zunimmt, während sie beim Nach-vorne-Beugen von der Lendenwirbelsäule über den Nacken bis in den Hinterkopf reicht.

Wenn Sie Ihre Wirbelsäule stabilisiert zur rechten Seite lehnen (Abb. 5.05), werden Sie spüren, wie die Muskelspannung auf Ihrer linken Körperseite von der Taille bis ins Gesicht hinein zunimmt. Zudem werden Sie spüren, wie dabei im Sitzen Ihr linkes Sitzbein vom Sitz abhebt (Abb. 5.05a) und sich im Stehen Ihre linke Ferse vom Boden löst (Abb. 5.05b).

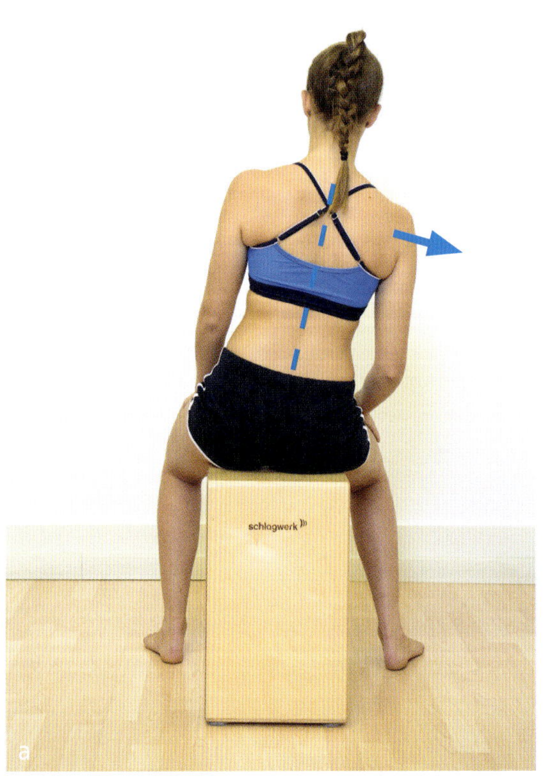

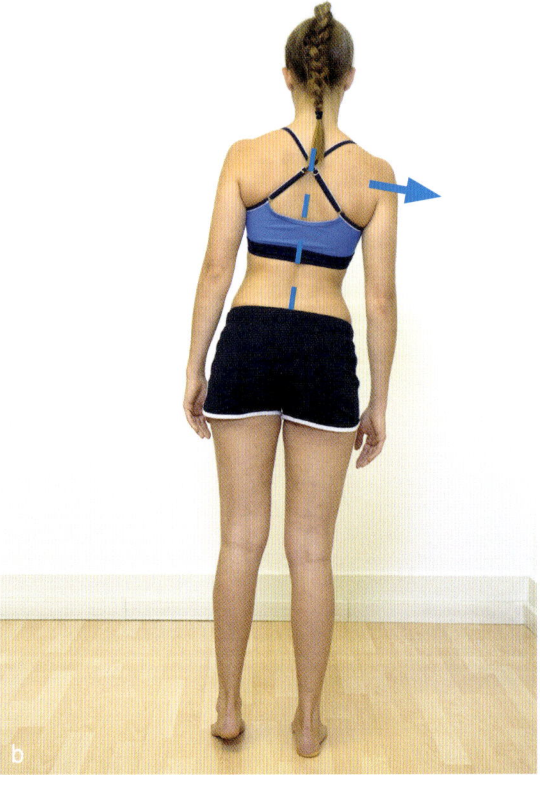

Abb. 5.05 Anspannung der linken Rumpfmuskeln mit stabilisierter Wirbelsäule: Becken und Brustkorb zusammen nach rechts neigen.

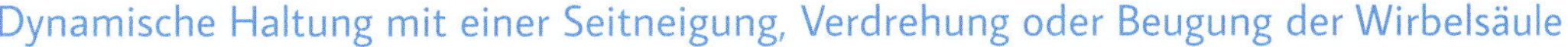

Dynamische Haltung mit einer Seitneigung, Verdrehung oder Beugung der Wirbelsäule

Seitneigung

Halten Sie Ihr Brustbein unverändert in einer nach vorne/oben angehobenen Stellung, während Sie im Sitzen oder Stehen abwechselnd Ihre linke und rechte Beckenseite anheben (Abb. 5.06).

Verdrehung

Halten Sie Ihr Brustbein unverändert in einer nach vorne/oben angehobenen Stellung, während Sie im Sitzen abwechselnd Ihr linkes und rechtes Knie (Abb. 5.07a) und im Stehen abwechselnd Ihre linke und rechte Beckenseite nach vorne schieben und die gegenüberliegende Seite gleichzeitig nach hinten ziehen (Abb. 5.07b).

Beugung

Beugen und Strecken Sie Ihre Wirbelsäule, indem Sie sich erst aus der aufrechten Haltung (Abb. 5.08a und c) zusammensinken lassen (Abb. 5.08b und d) (spüren Sie, wie hierbei der Brustkorb zusammensinkt und der Kinn-Brust-Abstand größer wird) und sich dann wieder aufrichten (wobei Sie den Kinn-Brust-Abstand wieder kleiner werden lassen) (Abb. 5.08a und c).

Weitere Varianten dynamischen Stehens

- Sie können Ihr Gewicht von einem auf den anderen Fuß verlagern.
- Sie können Ihre Fersen abheben und wieder absetzen.
- Sie können Ihre Hüften in Form einer kleinen liegenden „8“ kreisen lassen.

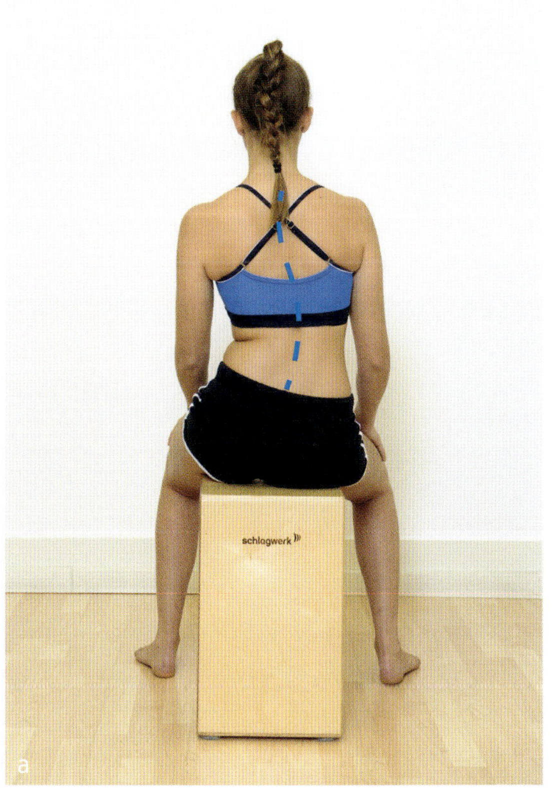

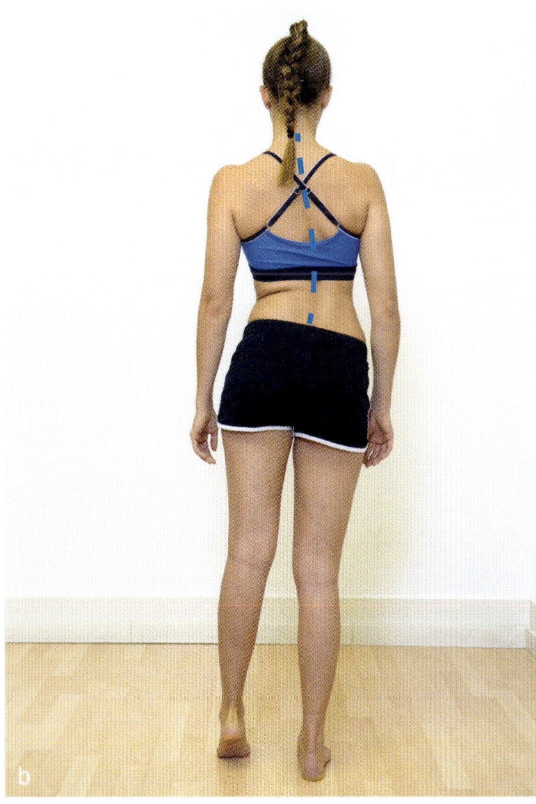

Abb. 5.06 Anspannung der linken Rumpfmuskeln mit seitlicher Krümmung der Lendenwirbelsäule: Die linke Beckenseite heben, ohne den Brustkorb zu bewegen.

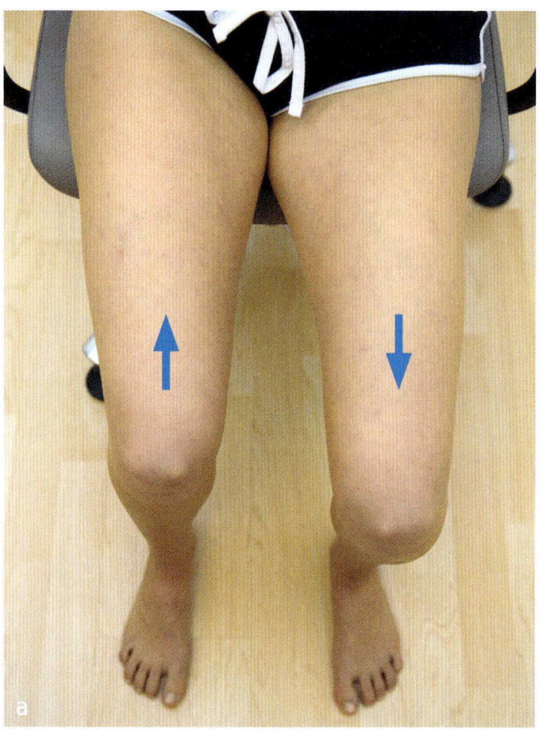

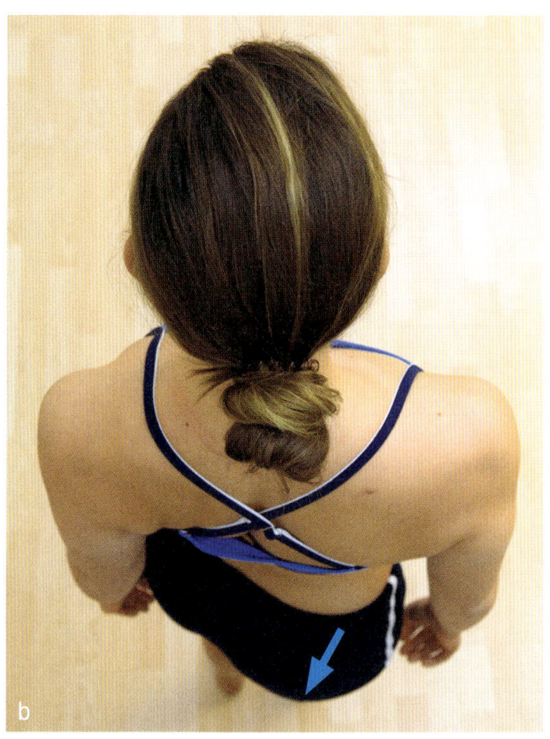

Abb. 5.07 Anspannung verschiedener Bauch- und Rückenmuskeln mit Wirbelsäulendrehung: Ein Knie (a) oder eine Beckenseite (b) nach vorne schieben und gleichzeitig die andere Seite zurückziehen, ohne den Brustkorb zu bewegen.

5.3.3 Was tun, wenn's nicht klappt

Wenn Sie die Übungen nicht umsetzen können, hilft es in der Regel, wenn Sie sich dabei in einem Spiegel sehen können.

5.3.4 Vorher-nachher-Vergleich

Wie viel Prozent der Zeit ist Ihre Sitz- oder Stehhaltung dynamisch?

5.3.5 Was bringt's?

Eine dynamische Haltung fördert die Ernährung Ihrer Bandscheiben und Gelenkknorpel. Außerdem kräftigt und entspannt sie Ihre Muskulatur.

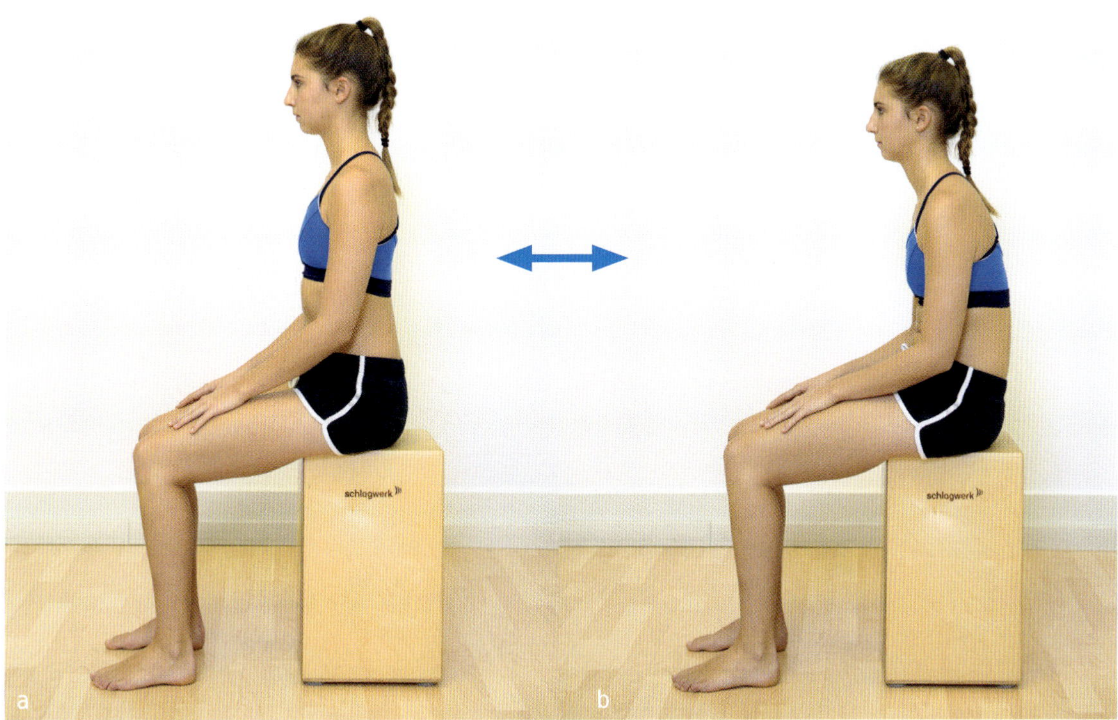

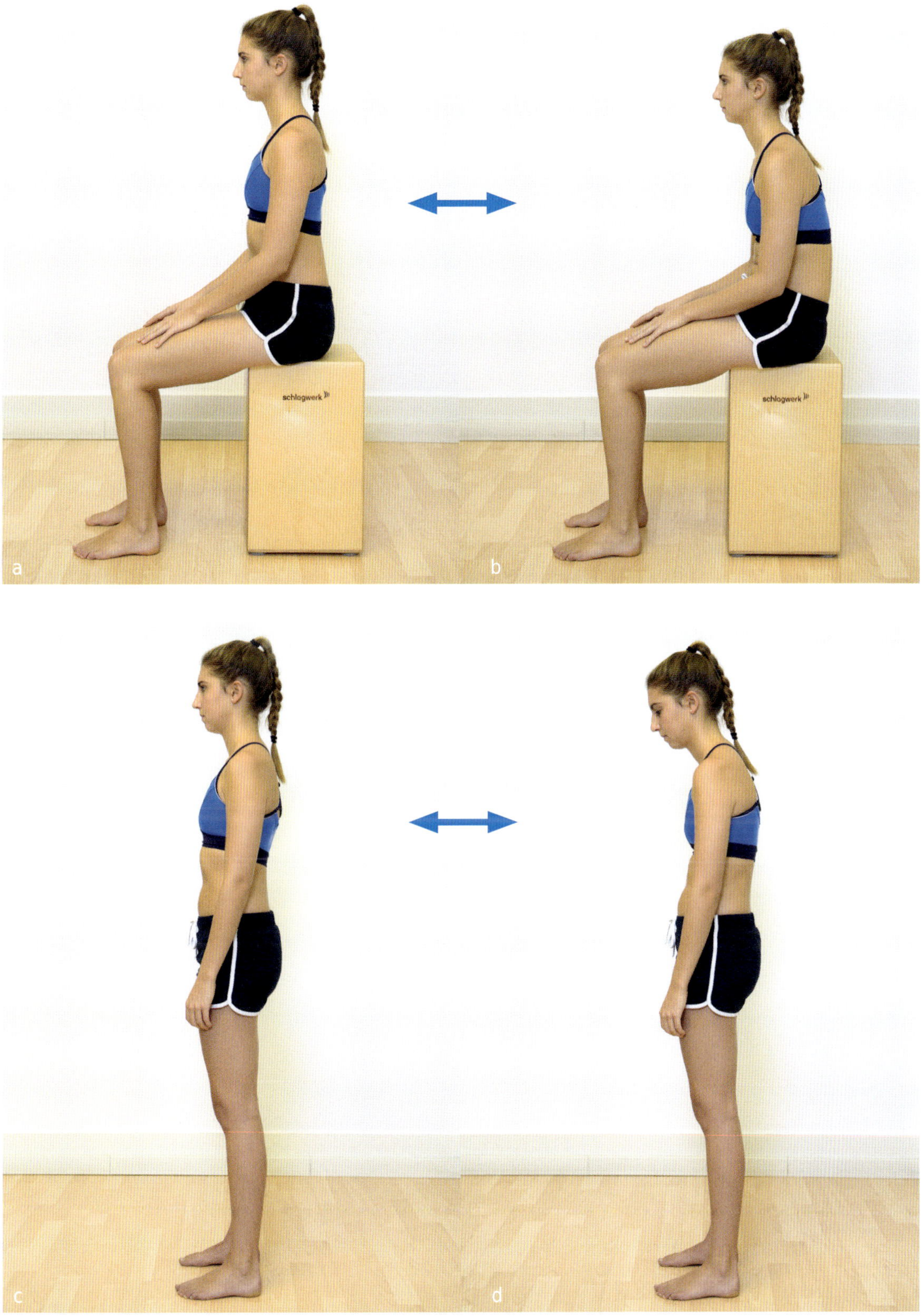

c

d

Abb. 5.08 Die Wirbelsäule abwechselnd zusammensinken lassen (b und d) und wieder aufrichten (a und c).

6 Koordination

6.1 Aus der Rückenlage zum Stehen

6.1.1 Test

Wenn Sie im Bett auf dem Rücken liegen und sich an die linke Bettkante setzen und schließlich aufstehen wollen, sieht Ihr Bewegungsablauf dann so aus wie auf den Abb. 6.01a bis e?

6.1.2 Übung

Kommen Sie im Alltag immer, wie in Abb. 6.01a bis e gezeigt, aus der Rückenlage zum Stehen. Versuchen Sie, die Schritte der Abb. 6.01a bis e dabei als eine fließende Bewegung durchlaufen zu lassen. Beim Hinlegen folgen Sie den Abbildungen in genau umgekehrter Reihenfolge, also beginnend mit der untersten Abbildung (stehend) und Bild für Bild nach oben bis zur obersten Abbildung (in Rückenlage).

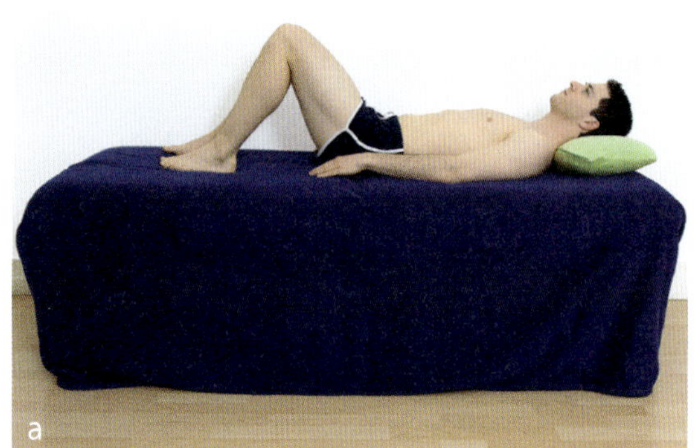

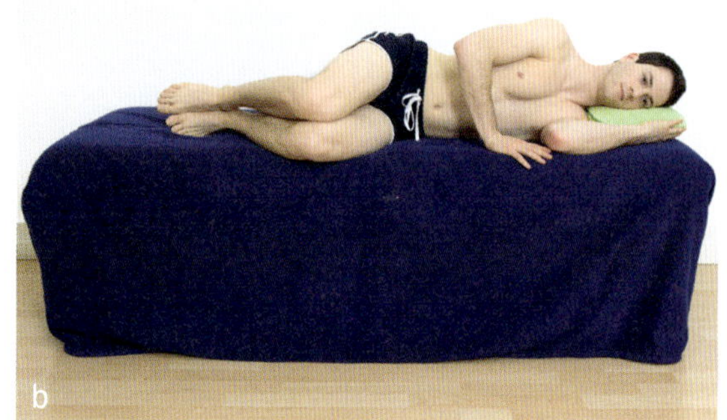

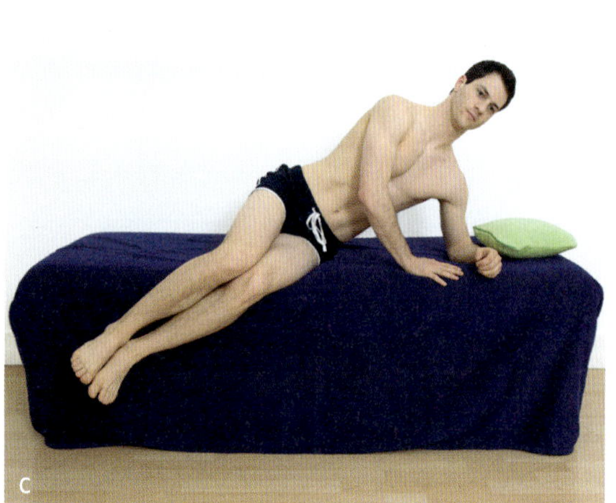

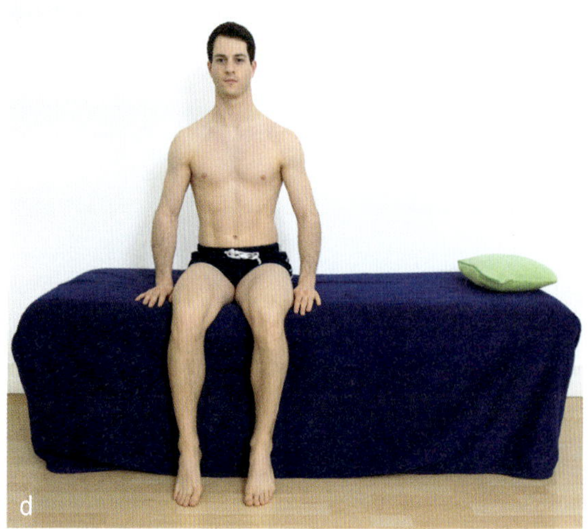

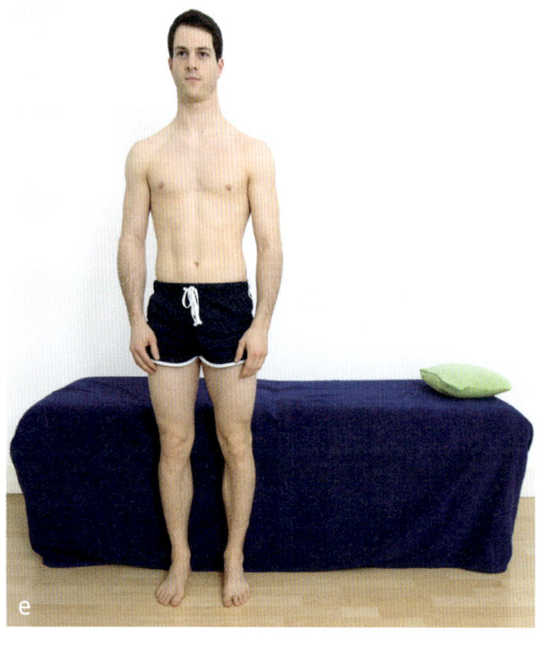

Abb. 6.01 *Erst eine Ferse so weit zum Gesäß ziehen, bis Sie den Fuß bequem flach aufstellen können, dann den anderen Fuß dazu stellen (a). Nun auf die linke Seite drehen und sich mit der rechten Hand neben dem linken Ellbogen auf dem Bett abstützen (b). Die Unterschenkel über die Bettkante herunterhängen lassen und sich schließlich mit den Händen (c) zum Sitzen hochdrücken (d) und aufstehen (e).*

Übungsalternativen

Ist ein Aussteigen aus dem Bett über die Seite nicht möglich, ist es für Ihren Rücken am schonendsten, wenn Sie sich erst auf den Bauch drehen, dann auf Hände und Knie hochkommen und das Bett schließlich auf allen Vieren über das freie Ende verlassen.

Das Gleiche gilt für die obere Etage von Etagenbetten, in der die Zimmerdecke in der Regel zu niedrig ist, um sitzen zu können.

Wenn Sie in Rückenlage auf dem Boden liegen und aufstehen wollen, sollten Sie sich ebenfalls zunächst auf eine Seite drehen. Von dort stützen Sie sich in den Vierfüßlerstand und weiter in den Kniestand. Dann stellen Sie ein Bein nach vorne und stehen auf (Abb. 6.02 a bis f).

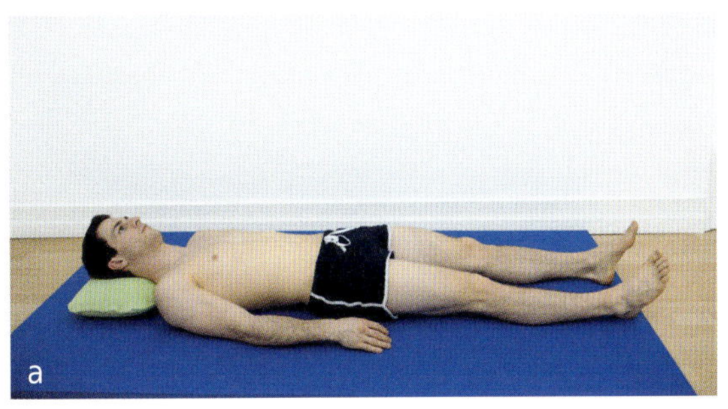

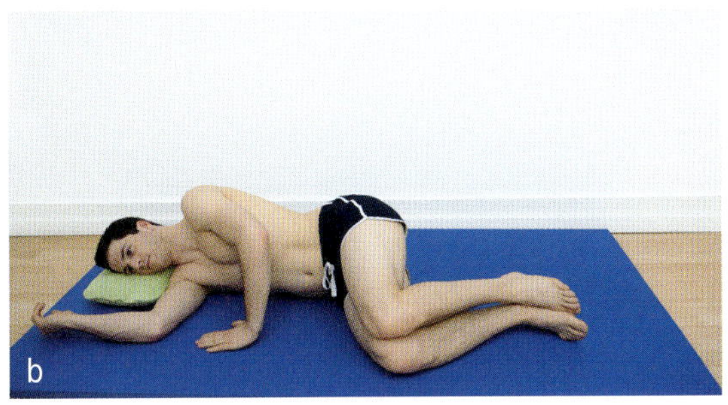

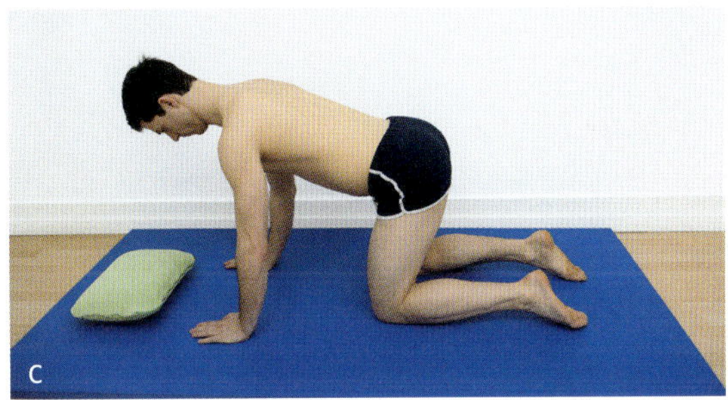

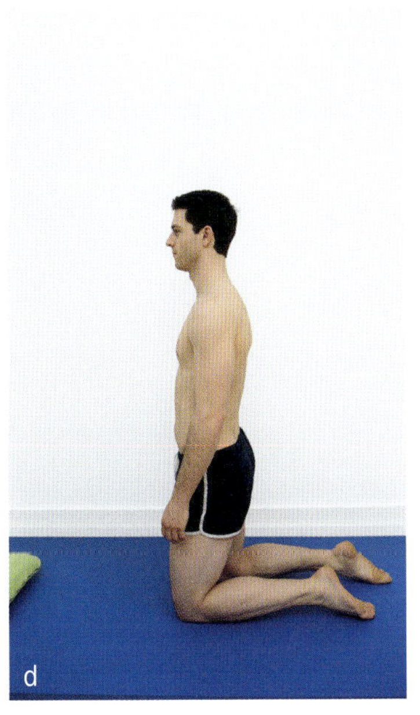

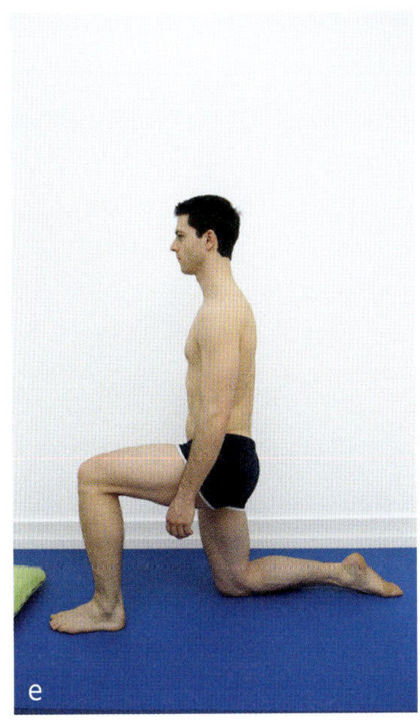

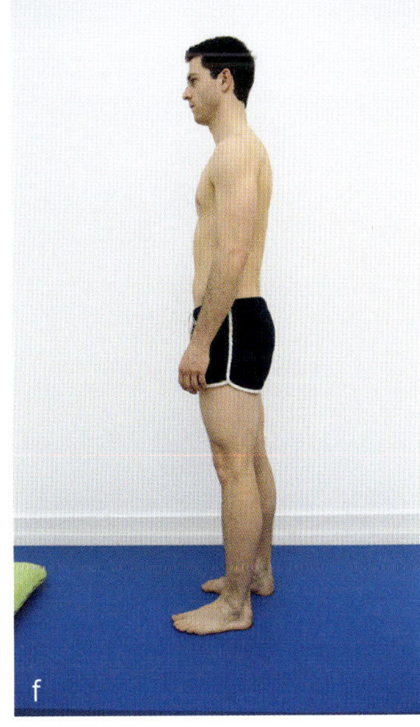

Abb. 6.02 Rückenlage – Seitlage – Vierfüßlerstand – Kniestand – einen Fuß nach vorne stellen – Stand.

6.1.3 Was tun, wenn's nicht klappt

Rückenschmerzen beim Bewegungsübergang zwischen Rückenlage und Sitzen oder Stehen lassen sich in der Regel durch eine stabilisierte neutrale Wirbelsäulenschwingung (*Seite 21*) vermeiden.

6.1.4 Vorher-nachher-Vergleich

In wie viel Prozent der Fälle kommen Sie über die Seitenlage aus der Rückenlage zum Sitzen und umgekehrt?

6.1.5 Was bringt's?

Wirbelsäulenschonend aus der Rückenlage zum Stehen zu kommen, vermeidet die Belastungen, die bei diesem Bewegungsübergang sonst zu Nerveneinklemmungen (Hexenschuss) und Bandscheibenschäden führen können.

6.2 Balance

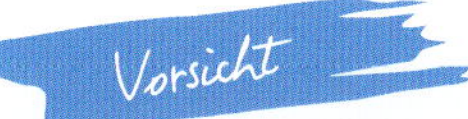

Um Stürze beim Testen oder Üben der Balance zu vermeiden, darf der Schwierigkeitsgrad Ihren Bereich sicherer Balance nie überschreiten. Falls Sie sich unsicher sind, welcher Schwierigkeitsgrad für Sie sicher ist, sollten Sie Ihren Physiotherapeuten fragen. Ansonsten gilt es, den Schwierigkeitsgrad langsam zu erhöhen: Wenn der Test oder die Übung Ihre Balance überfordert, dann bitte mit einer der Übungsalternativen beginnen, bei denen Sie sicher sind. Nur wenn dies zu leicht ist oder wird, sollten sie den folgenden Test oder die Übung versuchen. Bei diesen sollten Sie die höchste Schwierigkeitsstufe mit geschlossenen Augen nur versuchen, wenn Sie den Test mit offenen Augen eine Woche lang mindestens einmal täglich fehlerfrei bestanden haben. Falls Sie zu Stürzen neigen oder ein Sturz für Sie eine besondere Gefahr darstellt, sollten Sie Balancetests und -übungen nur nach Abklärung und mit Sicherung durch Ihren Physiotherapeuten machen.

Beispiele für besondere Gefahren sind:

- wenn Ihre Knochen, frisch operiertes Gewebe oder ein Gelenksersatz im Falle eines Sturzes brechen oder reißen könnten,
- wenn Sie sich nicht mit Ihren Händen abstützen können,
- wenn es Ihnen schwerfällt, vom Boden wieder aufzustehen oder
- wenn Ihre Blutgerinnungsfähigkeit eingeschränkt ist, was unter anderem angeboren oder durch Einnahme von blutverdünnenden Medikamenten wie Marcumar bedingt sein kann.

Schließlich sollten Sie eine Umgebung für Ihre Balancetests und -übungen wählen, bei der Sie im Falle eines Sturzes nicht in die Tiefe stürzen oder sich an rauen Flächen oder scharfen Kanten verletzen könnten.

6.2.1 Test

Können Sie mit stabilisierter neutraler Wirbelsäulenschwingung (*Seite 21*) beim An- und Ausziehen Ihrer Socken und Schuhe im Stehen Ihre Balance halten (Abb. 6.03)?

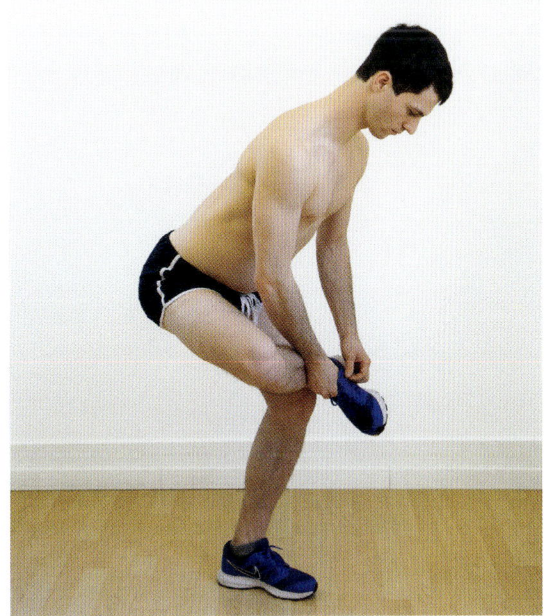

Abb. 6.03 Balance-Test.

Um dies festzustellen, stellen Sie sich auf einen harten ebenen Boden und legen Ihren rechten Fuß auf Ihren linken Oberschenkel. Den Test haben Sie bestanden, wenn Ihnen Folgendes gelingt:

1. Sie können sich mit stabilisierter neutraler Wirbelsäulenschwingung (*Seite 21*) nur aus dem Hüftgelenk nach vorne neigen, bis Ihre Hände Ihren rechten Schuh erreichen.
2. Sie können Ihren rechten Schuh und Ihre rechte Socke in dieser Stellung langsam und mit so wenig Wackeln aus- und wieder anziehen, dass Ihr linker Schuh weder verrutscht noch mit der Innen- oder Außenseite vom Boden abhebt (Abb. 6.04).
3. Sie können das Gleiche auf der anderen Seite, diesmal also auf dem rechten Bein stehend, wiederholen.
4. Sie können die Schritte 1–3 mit geschlossenen Augen wiederholen.

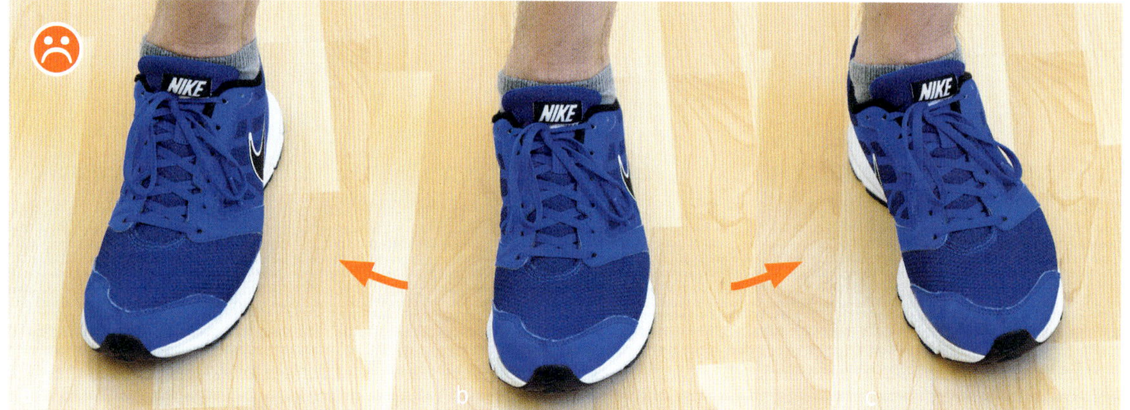

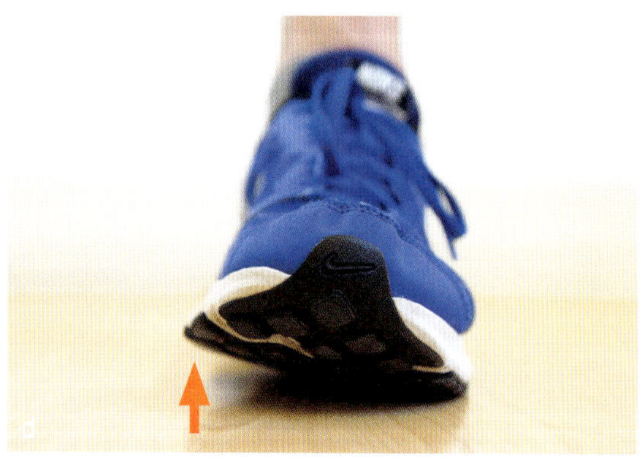

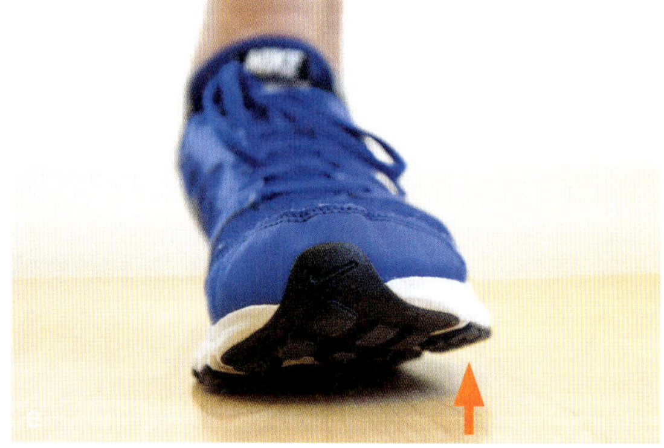

Abb. 6.04 *Der Test ist nicht bestanden, wenn der linke Fuß verrutscht (a oder c) oder mit der Innen- (d) oder Außenseite (e) vom Boden abhebt.*

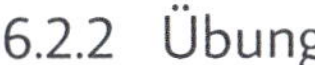

6.2.2 Übung

Versuchen Sie, Ihre Socken und Schuhe im Alltag wie beschrieben im Stehen an- und auszuziehen. Wenn es Ihnen mit offenen Augen leichtfällt, dann auch mit geschlossenen Augen.

Übungsalternativen

Ist die Übung mit offenen Augen zu schwer, kann auch mit einfacheren Balanceübungen begonnen werden. Ein Beispiel hierfür wäre, auf einem Bein zu stehen. Ist auch dies zu schwer, kann damit begonnen werden, die Füße ganz eng zusammenzustellen oder gleich einem Seiltänzer mit beiden Füßen auf einer Linie auf dem Fußboden zu gehen.

6.2.3 Was tun, wenn's nicht klappt

Gelingt die Balanceübung auch mit offenen Augen nicht, kann mit den einfacheren Übungsalternativen begonnen werden.

Wird eine eingeschränkte Waden-Dehnbarkeit (*Seite 118*) verbessert, erleichtert dies die Balance sofort spürbar.

6.2.4 Vorher-nachher-Vergleich

In wie viel Prozent der Fälle können Sie Ihre Socken und Schuhe wie unter „Test“ beschrieben an- und ausziehen? Gelingt es nur mit offenen oder auch mit geschlossenen Augen?

6.2.5 Was bringt's?

Die Schulung der Balance verbessert die Fähigkeit der Muskulatur, im richtigen Moment und im richtigen Maß anzuspannen. Mit guter Balance bewegen Sie sich kontrolliert und schonend im neutralen Spielraum Ihrer Gelenke, wodurch eine vorzeitige Gelenkabnutzung, Bänderverletzungen, Muskelzerrungen und Stürze vermieden werden.

6.3 Armschwung

6.3.1 Test

Schwingen Ihre Arme beim Gehen ab einem Tempo von zwei Schritten pro Sekunde so locker mit, dass die Ellbogen neben dem Oberkörper vor- und zurückschwingen und die Hände komplett an den Oberschenkeln vorbeischwingen (Abb. 6.05)?

Schon ab einem Gehtempo von 2 Schritten pro Sekunde sollte die linke Hand nach vorne (Abb. 6.05a: 1) und hinten (Abb. 6.05b: 2) komplett am linken Oberschenkel (Abb. 6.05b: 3) vorbeischwingen: beim Nach-vorne-Schwingen bis deutlich vor den Oberschenkel (Abb. 6.05a: 1), beim Schwingen nach hinten bis knapp hinter den Oberschenkel (Abb. 6.05b: 2). Entsprechend sollte die rechte Hand gleichzeitig in umgekehrter Richtung am rechten Oberschenkel vorbeischwingen. Beim schnelleren Gehen wird die Armschwung-Bewegung weiter. Der linke Arm schwingt nach vorne, wenn das rechte Bein nach vorne kommt, und umgekehrt. Außerdem sollten dabei auch die Ellbogen neben dem Oberkörper vor- und zurückschwingen (Abb. 6.05: 4), sodass die Bewegung nicht nur aus dem Ellbogen, sondern auch aus der Schulter kommt. Die Arme müssen nicht aktiv geschwungen werden. Sie schwingen automatisch mit, wenn sie locker gelassen und nicht durch eine Tasche oder ein breites Becken gebremst werden.

6.3.2 Übung

Versuchen Sie, Ihre Arme beim Gehen locker mitschwingen zu lassen. Achten Sie darauf, dass beide Arme gleich weit schwingen.

6.3.3 Was tun, wenn's nicht klappt

Taschen, die in der Hand oder über einer Schulter getragen werden, behindern den Armschwung auf der entsprechenden Seite. Bei regelmäßiger Nutzung sollte deshalb stattdessen ein Rucksack verwendet werden. Um eine Verspannung der Nackenmuskeln zu vermeiden, sollte es zudem ein Rucksack mit Beckengurt sein, damit das Gewicht nicht an den Schultern hängt, sondern vom Becken getragen wird. Kann ein Arm nicht frei schwingen, weil die Schulter auf der entsprechenden Seite nach vorne verschoben steht, lässt sich dies je nach Ursache, durch eine Verbesserung der Schulter-Beweglichkeit (*Seite 88*), Dreh-Beweglichkeit (*Seite 102*) oder Schulterblatt- und Armstreckmuskelkraft (*Seite 136*) korrigieren.

6.3.4 Vorher-nachher-Vergleich

Wie viel Prozent der Zeit schwingen die Arme beim Gehen gleichmäßig und locker mit?

6.3.5 Was bringt's?

Ein effektiver Abdruck beim Gehen ist mit einer Drehung des Beckens und der Wirbelsäule verbunden. Diese Drehung wird durch den Armschwung zunächst gebremst und als elastische Energie in der Wirbelsäule gespeichert, um sich zu Beginn des nächsten Schrittes wieder wie bei einem aufgedrehten Gummiband als Antriebsenergie zu entladen.

Fehlt der Armschwung, fehlt diese elastische Brems- und Antriebsenergie und muss durch eine Mehrarbeit der Muskulatur kompensiert werden. Diese Mehrarbeit führt zu Verspannungen und blockiert den natürlichen Gangablauf.

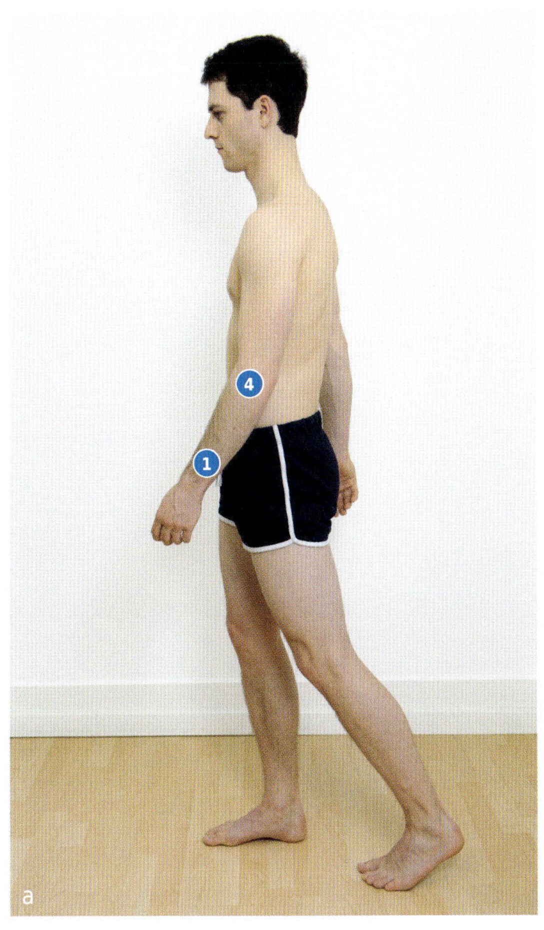

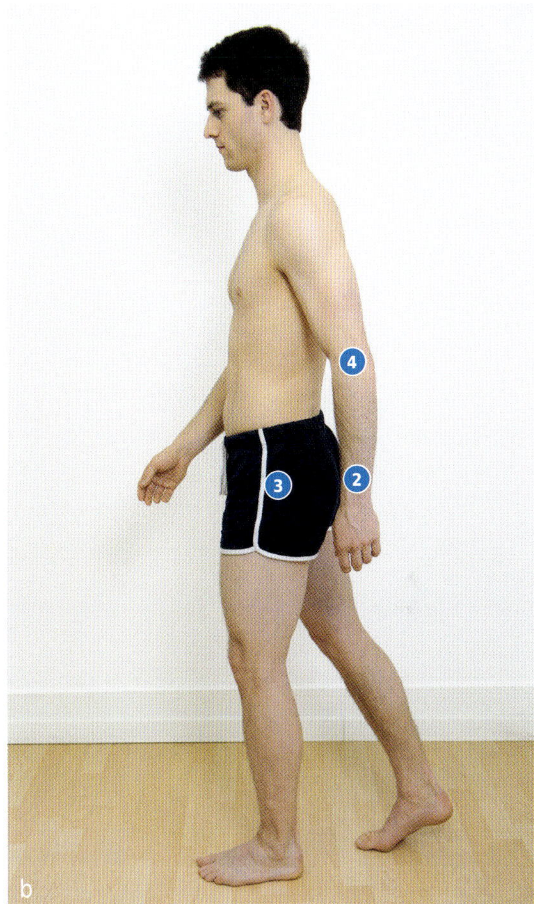

Abb. 6.05 Armschwung.

6.4 Hüftstreckung

6.4.1 Test

1. Ist Ihre Hüftstreck-Beweglichkeit auf beiden Seiten so frei, dass sich Ihr Knie (Abb. 6.06: 1) beim Gehen während der Standbeinphase locker bis hinter den Hüftknochen (Abb. 6.06: 2) verschiebt?
2. Lassen Sie Ihre Hüften so locker, dass sich – wenn Sie auf dem linken Bein stehen, während das rechte Bein einen Schritt nach vorne macht – Ihre linke Beckenseite beim Gehen so weit nach hinten schiebt, dass Ihr Becken beim Verharren in dieser Schrittstellung nicht gerade nach vorne schaut (Abb. 6.07a), sondern sichtbar nach links gedreht ist (Abb. 6.07b)?

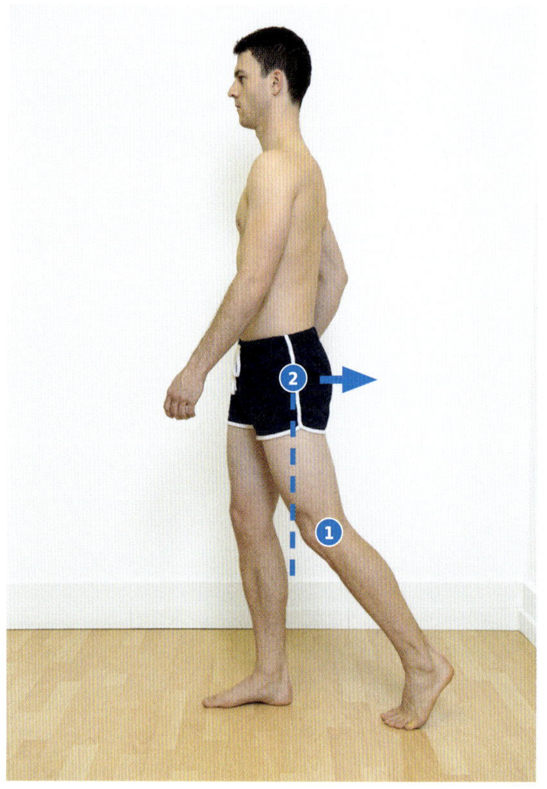

Abb. 6.06 Hüftstreckung.

6.4.2 Übung

Lassen Sie Ihre Knie beim Gehen unter Ihrem Körper weit nach hinten durchschwingen (Abb. 6.06: 1). Erlauben Sie auch Ihrem Becken zusammen mit Ihrem Knie etwas nach hinten zu schwingen (blauer Pfeil in Abb. 6.06 und Abb. 6.07). Wenn Sie spüren, dass die Hüftstreckung auf einer Seite weniger frei ist, versuchen Sie, das freiere Gefühl der anderen Seite zu „kopieren". Überprüfen Sie außerdem, ob Ihnen die Hüftstreckung unmittelbar nach dem Üben der Hüftstreck-Beweglichkeit (*Seite 123*) leichter fällt. Falls ja, wäre die Übung der Hüftstreck-Beweglichkeit eine gute Vorbereitung für längere Gehstrecken, auf denen Sie bewusst auf eine freie Hüftstreckung achten sollten.

6.4.3 Was tun, wenn's nicht klappt

Ist die in der Übung beschriebene Hüftstreckung oder der Schwung des Beckens nach hinten eingeschränkt, sollten Sie überprüfen, ob eine Einschränkung der Hüftstreck-Beweglichkeit (*Seite 123*), der Waden-Dehnbarkeit (*Seite 118*) oder der Dreh-Beweglichkeit (*Seite 102*) vorliegt. Wird eine Einschränkung in diesen Bereichen beseitigt, verbessern sich Hüftstreckung und Hüftschwung beim Gehen teilweise von allein. Gelegentlich verharren Menschen aber auch in ihren alten Bewegungsmustern und müssen sich daran erinnern, die neu gewonnene Bewegungsfreiheit auch zu nutzen.

Der Hüftschwung (blauer Pfeil in Abb. 6.06 und Abb. 6.07) erzeugt die Energie für eine effektive Vorwärtsbewegung. Er muss dem Tempo daher angepasst sein. Beim Sprinten muss er groß und kräftig sein, beim langsamen Gehen entsprechend dezent. Wirkt der Gang mit dem neu erlernten Hüftschwung (blauer Pfeil in Abb. 6.06 und Abb. 6.07)

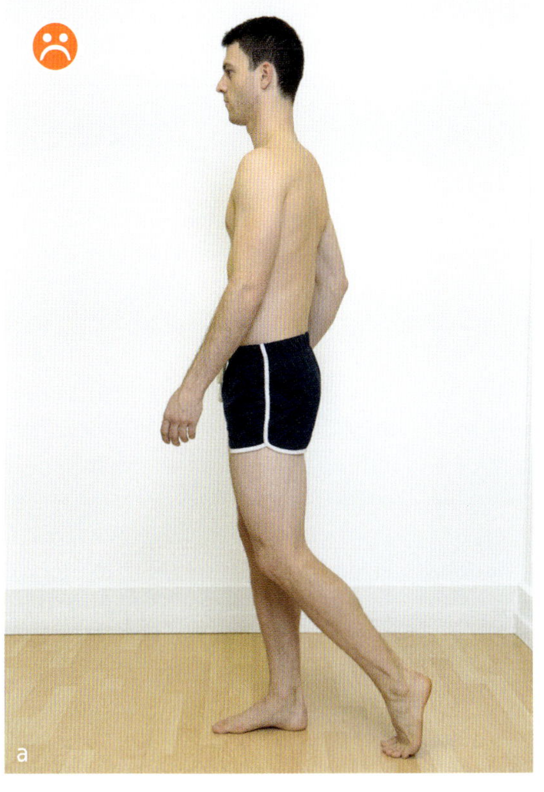

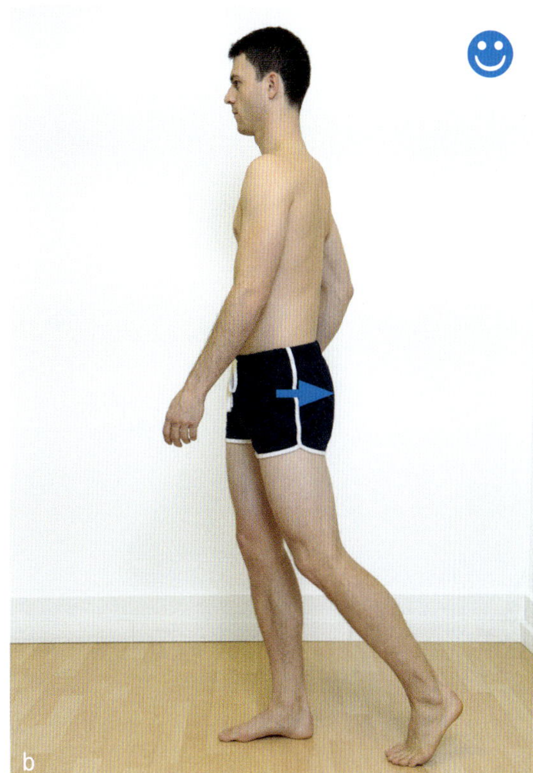

Abb. 6.07 *(a) Fehlende und (b) freie Beckendrehung.*

unnatürlich, liegt dies meist daran, dass der Hüftschwung für das Gehtempo zu übertrieben oder der ausgleichende Armschwung (*Seite 68*) zu gering ist. Ein natürliches Gangbild lässt sich dann damit erreichen, dass der Armschwung und das Gehtempo dem Hüftschwung angepasst werden.

6.4.4 Vorher-nachher-Vergleich

Um wie viel Grad schwingt die Längsachse des Oberschenkels beim Gehen während der Standbeinphase über die Senkrechte hinaus nach hinten? Alternativ lässt sich auch vergleichen, wie weit sich das Knie hinter das Lot durch den Hüftknochen verschiebt (Abb. 6.06 gestrichelte blaue Linie).

6.4.5 Was bringt's?

Eine freie Hüftstreckung läuft als Drehbewegung in der Wirbelsäule weiter, wo sie ein wichtiges Element des natürlichen Gangablaufs ist. Die damit verbundene Lockerheit des Hüftbeugemuskels entlastet die Lendenwirbelsäule und die Hüfte, an denen er befestigt ist. Außerdem bewirkt die weite Hüftstreckbewegung, dass die Gewichtsbelastung über eine größere Fläche des Hüftkopfes verteilt wird und ihn somit vor Abnutzung (Arthrose) schützt.

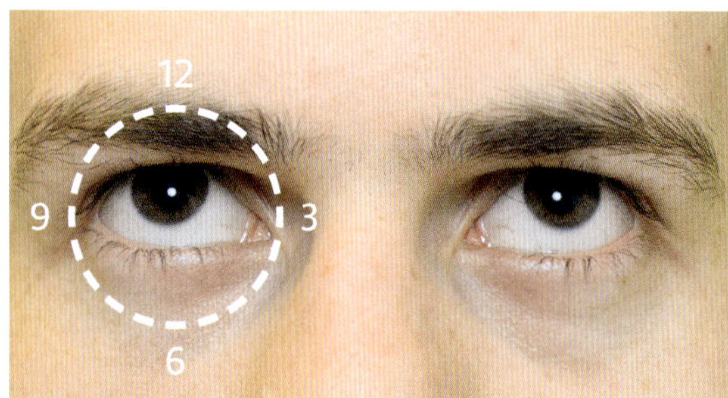

Abb. 6.08 Augenmuskel-Koordination.

6.5 Augenmuskel-Koordination

6.5.1 Test

Können Sie Ihre Augen ohne Spannungsgefühl in einem weiten Kreis, ganz langsam und gleichmäßig, wie von Stunde zu Stunde eines Zifferblatts bewegen (Abb. 6.08), ohne eine Stunde zu überspringen, während Ihre Mimik, Ihr Kopf und Ihr Unterkiefer so entspannt bleiben, dass sie sich nicht mitbewegen?

Beginnen Sie mit einer Kreisbewegung der Augen in eine Richtung und wiederholen Sie das Gleiche dann in die andere Richtung. Lassen Sie sich für den vollen Kreis jeweils zwölf Sekunden Zeit, also eine Sekunde pro Stunde auf dem gedachten Ziffernblatt. Wenn Sie sich nicht sicher sind, ob Ihre Augenbewegung langsam und gleichmäßig ist, fragen Sie Ihr Gegenüber oder überprüfen es mit einer Videoaufnahme.

6.5.2 Übung

Bewegen Sie Ihre Augen wie unter „Test" beschrieben, ganz langsam und gleichmäßig im Kreis, ohne eine Stunde zu überspringen, während Mimik, Kopf und Unterkiefer so entspannt bleiben, dass sie sich nicht mitbewegen.

Gelingt dies in einem Bereich des Kreises nicht oder nur mit einer unangenehmen Spannung im Augenbereich, sollten Sie Ihre Augen so lange nur in diesem Abschnitt hin- und herbewegen, bis dies ohne Spannungen oder eine Mitbewegung von Mimik, Kopf und Unterkiefer gelingt.

Übungsalternative

Steigern können Sie die Schwierigkeit der Übung zur Augenmuskel-Koordination, wenn Sie diese mit der Übung der Bein-, Rücken- und Kopfnerven-Beweglichkeit (*Seite 113*) oder der Armnerven-Beweglichkeit (*Seite 96*) kombinieren. Dies macht aber nur Sinn, falls und so lange dadurch die Augenmuskel-Koordination spürbar erschwert wird.

6.5.3 Was tun, wenn's nicht klappt

Wenn die Spannung beim Üben nicht nachlässt, sollten mögliche mechanische Hindernisse mithilfe folgender Tests und Übungen aufgespürt und gelöst werden. Wenn einer der folgenden Tests positiv ist, sollten Sie die entsprechende Übung machen. Wiederholen Sie dann die Augenmuskel-Koordinationsübung. Gelingt die Kreisbewegung der Augen nun spannungsfrei, haben Sie die Blockade gefunden und gelöst.

- Gleichzeitig sämtliche Entspannungsübungen (*Seite 39* ff).
- Bein-, Rücken- und Kopfnerven-Beweglichkeit (*Seite 113*).
- Armnerven-Beweglichkeit (*Seite 96*).
- Brustwirbelsäulen-Aufrichtung (*Seite 81*).

6.5.4 Vorher-nachher-Vergleich

Gelingt Ihnen die Augenbewegung runder und mit weniger Spannung oder Mitbewegung von Mimik, Unterkiefer und Kopf?

6.5.5 Was bringt's?

Wenn wir ein Objekt mit unseren Augen fixieren, während wir unseren Kopf ein wenig nach links drehen, müssen unsere Augenmuskeln unsere Augen entsprechend weit nach rechts bewegen, um das Objekt weiterhin im Blick zu behalten. Aufgrund dieser eng aufeinander abgestimmten Muskelsteuerung von Halswirbelsäule und Auge entspannt eine gute Augenmuskel-Koordination nicht nur den Augenbereich, sondern automatisch auch die Nackenmuskulatur. Umgekehrt begünstigt eine entspannte Nackenmuskulatur ein entspanntes Sehen. Schließlich bessern sich Kopfschmerzen im Schläfenbereich, die durch ein Ungleichgewicht der Augenmuskeln bedingt sind, mit dieser Übung.

Abhilfe bei Mitbewegungen von Kopf oder Unterkiefer

Wenn Sie den Test nicht bestehen, weil Sie Ihren Kiefer oder Kopf mitbewegen, geschieht dies in aller Regel in Form einer Bewegung des Unterkiefers oder des gesamten Kopfes in die Richtung, in der sich auch die Augen in diesem Moment bewegen, also zum Beispiel einer Linksdrehung des Kopfes, wenn die Augen nach links schauen. Diese Bewegungsmuster lassen sich gut durch das Üben entgegengesetzer Bewegungen lösen: also mit den Augen zu einer Seite schauen, während der Unterkiefer zur entgegengesetzten Seite verschoben (Abb. 6.09) oder der Kopf zur entgegengesetzten Seite gedreht wird (Abb. 6.10).

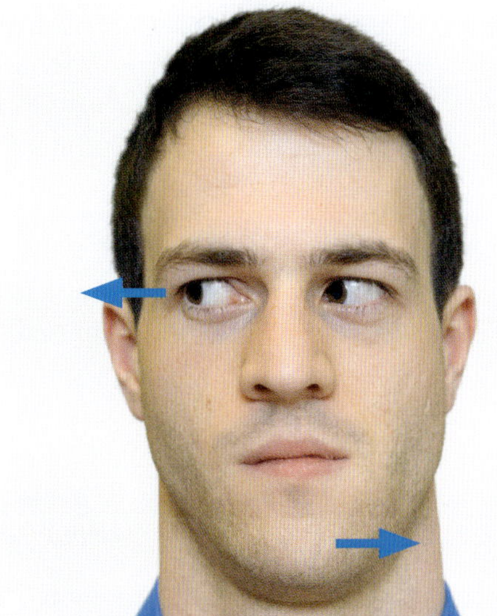
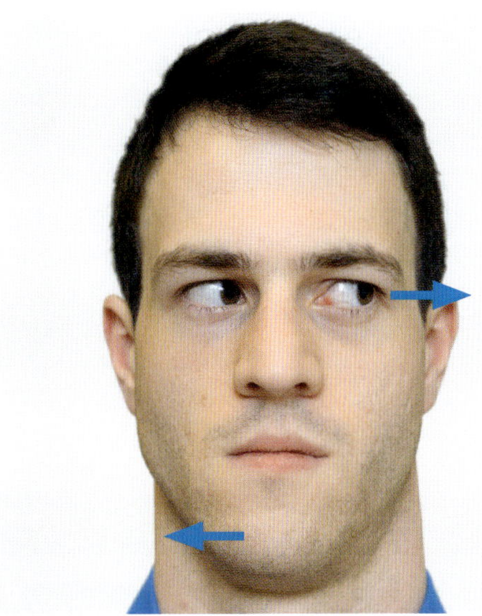

Abb. 6.09 Entgegengesetzte Bewegung von Augen und Unterkiefer.

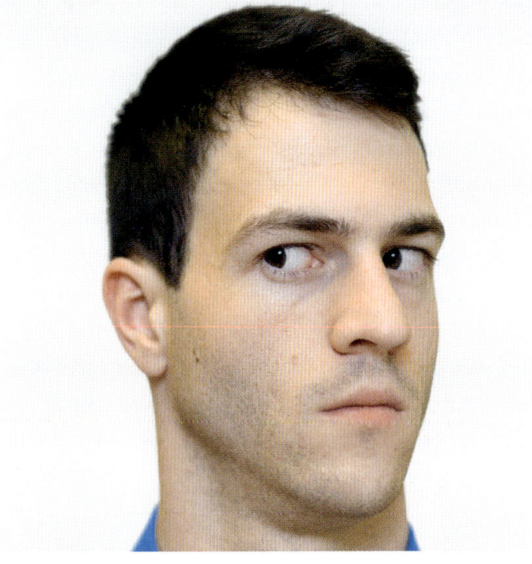
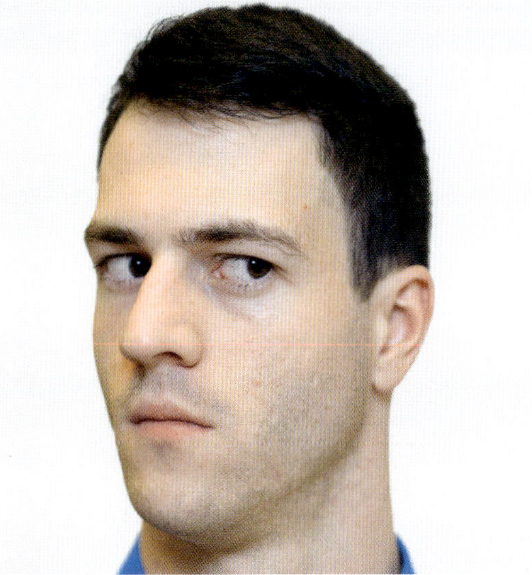
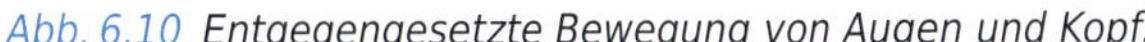

Abb. 6.10 Entgegengesetzte Bewegung von Augen und Kopf.

Links und rechts

Beweglichkeitstests, die einzeln auf jeder Körperseite durchgeführt werden, sind im Folgenden aus Gründen der Kürze und Klarheit nur für die linke Seite beschrieben. Sie sind aber natürlich seitenverkehrt auch auf die rechte Seite anzuwenden. Sollten Sie einen dieser Test z. B. links bestehen und rechts nicht, genügt es, die entsprechende Übung nur rechts zu machen.

Sitzhöhe und Gymnastikmatte

Übungen, die sitzend durchgeführt werden, setzen eine Sitzhöhe voraus, in der die Hüften sich etwas höher befinden als die Knie (*Seite 27*). Übungen im Knien oder Liegen sind mit einer Gymnastikmatte angenehmer, wodurch die Entspannung erleichtert und somit die Übungseffektivität erhöht wird.

Zeitpunkt

Da die Beweglichkeit im Laufe eines aktiven Tages normalerweise zunimmt, ist es in der Regel leichter, die Beweglichkeitstests abends zu bestehen. Damit gesunde Beweglichkeit aber auch schon morgens zur Verfügung steht, ist es ideal, wenn Sie so beweglich bleiben oder werden, dass Sie die Tests bereits eine Stunde nach dem Aufstehen bestehen können.

Abstand zum Testziel

Wenn Sie bei Beweglichkeits-Tests den Abstand zum Testziel (Abb. 7.01 bis Abb. 7.03) nicht selbst messen können, empfiehlt es sich, Ihren Physiotherapeuten, Trainer, Kollegen, Freunde oder Familienmitglieder darum zu bitten.

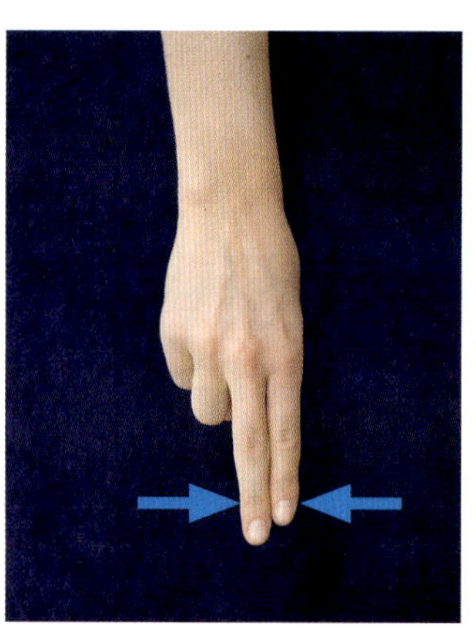

Abb. 7.01 *Zwei Finger breit.*

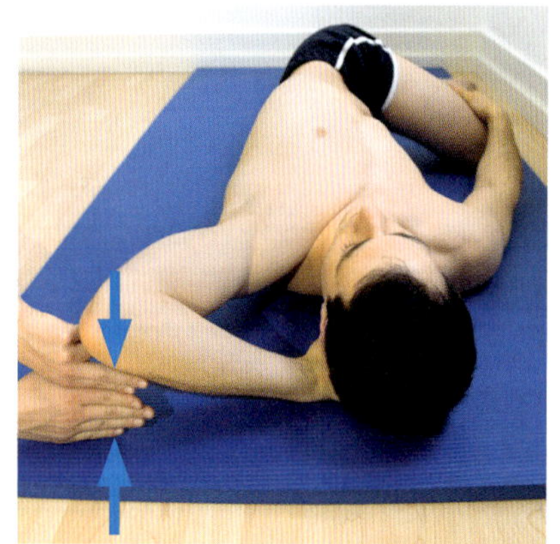

Abb. 7.02 *Sechs Finger breit.*

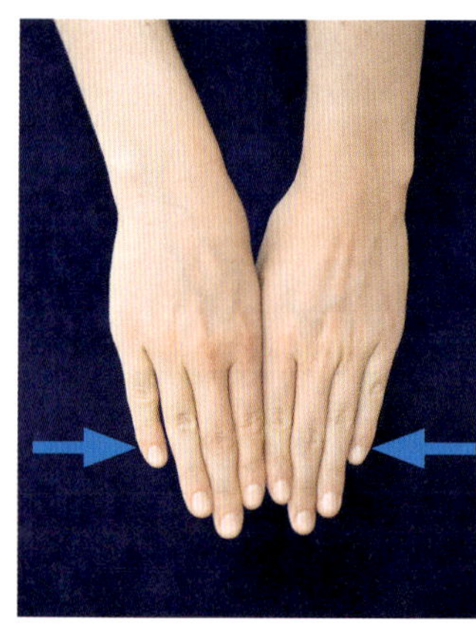

Abb. 7.03 *Acht Finger breit.*

7.1 Halswirbelsäulen-Aufrichtung

Ausgangsstellung

Sie stehen mit dem Rücken zu einer Wand, mit Ihren Fersen eine Fußlänge von der Wand entfernt und einer Fußbreite Abstand zwischen Ihren Füßen. Lehnen Sie sich mit Ihrem Gesäß und Ihren Schultern gegen die Wand und beugen Sie Ihre Knie leicht. Legen Sie eine Hand gerade unterhalb des Schädels flach in Ihren Nacken. Nicken Sie nun Ihren Kopf so weit nach vorn, dass Sie die Vorderseite Ihres Körpers, also entweder Ihre Füße, Brust oder Bauch, sehen können (Abb. 7.04: 1), und halten ihn in dieser „Doppelkinnstellung".

7.1.1 Test

Können Sie Ihren Hals in dieser „Doppelkinnstellung" ohne Schmerz und ohne Spannung im Nackenbereich so weit nach hinten schieben, bis ein Fingerknöchel (Abb. 7.04: 2) die Wand berührt und Sie dabei nach wie vor die Vorderseite Ihres Körpers im Blick haben (Abb. 7.04: 1)?

7.1.2 Übung

Gehen Sie so weit in Richtung Testziel, bis Sie die erste Spannung im Nackenbereich spüren. Bleiben Sie so lange in dieser Position, bis sich die Spannung löst.

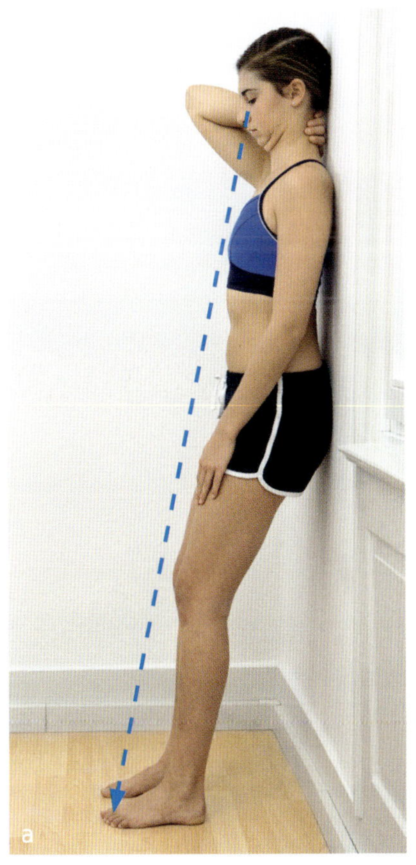

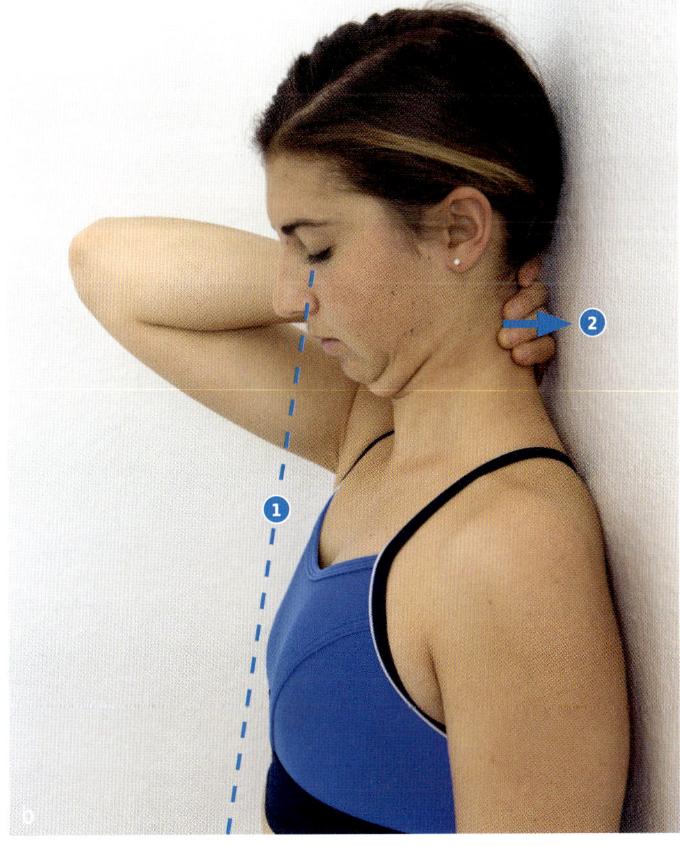

Abb. 7.04 Halswirbelsäulen-Aufrichtung.

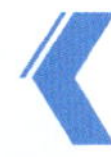

Die Hand im Nacken wird nur für den Test benötigt. Zum Üben sollten Ihre Arme locker neben dem Körper hängen (Abb. 7.06). Dies erleichtert die Konzentration auf die erwünschte Aufrichtung der Halswirbelsäule.

Damit Sie während der Übung Ihre Halswirbelsäule nicht überstrecken (Abb. 7.05), ist es wichtig, dass Sie immer Ihre Körpervorderseite im Blick behalten. Überprüfen Sie immer wieder: Habe ich meine Körpervorderseite noch im Blick (Abb. 7.06)?

Erwarten Sie nicht, dass Ihre Halswirbelsäule die Wand bei dieser Übung jemals erreicht. Das geht selbst bei voller Beweglichkeit nicht. Ziel ist lediglich, dass der Hals sich der Wand auf den Abstand einer Handbreite im Nacken (Abb. 7.04) nähert.

Übungsalternativen

Wenn Sie einen kippsicheren Hocker haben, können Sie Ihre Halswirbelsäulen-Aufrichtung auch im Sitzen testen (Abb. 7.07) und trainieren (Abb. 7.08).

Schließlich können Sie die Halswirbelsäulen-Aufrichtung auch ohne Wand trainieren. Legen Sie dazu eine Faust von vorne gegen den Hals und nicken Ihren Kopf so weit nach vorne, bis Ihre Faust zwischen Kinn und Brustbein festgehalten wird (Abb. 7.09a).

Bewegen Sie dann Ihr Kinn auf Ihrer Faust nach hinten, bis Sie eine leichte Nackenspannung spüren (Abb. 7.09b). Sobald Sie diese Bewegung sicher und fehlerfrei wiederholen können, genügt es auch, wenn Sie sich die Faust nur noch vorstellen.

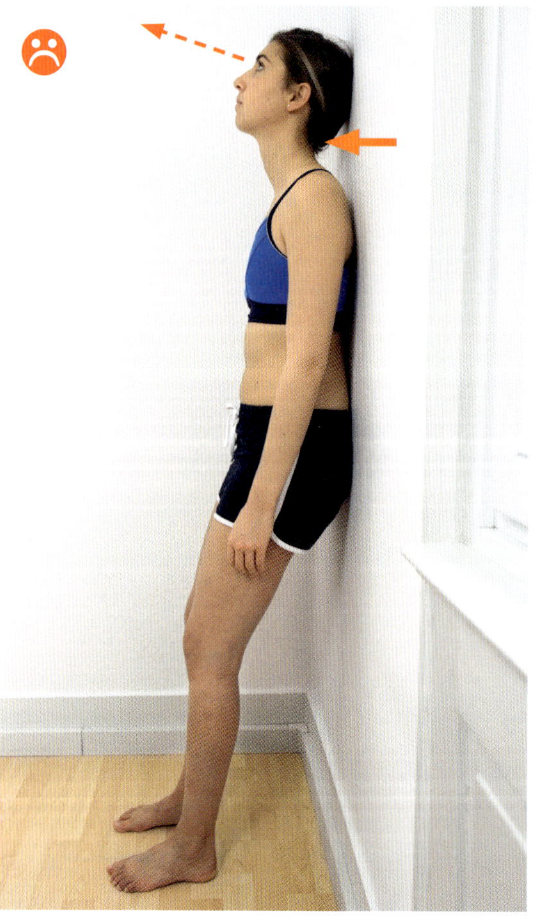

Abb. 7.05 Falsches Üben mit überstreckter Halswirbelsäule.

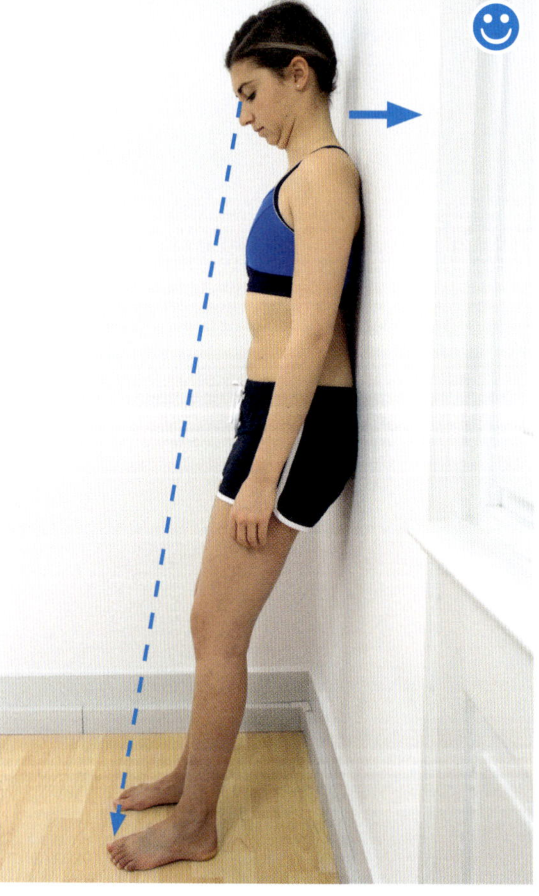

Abb. 7.06 Korrektes Üben mit Blick auf Brust, Bauch oder Füße.

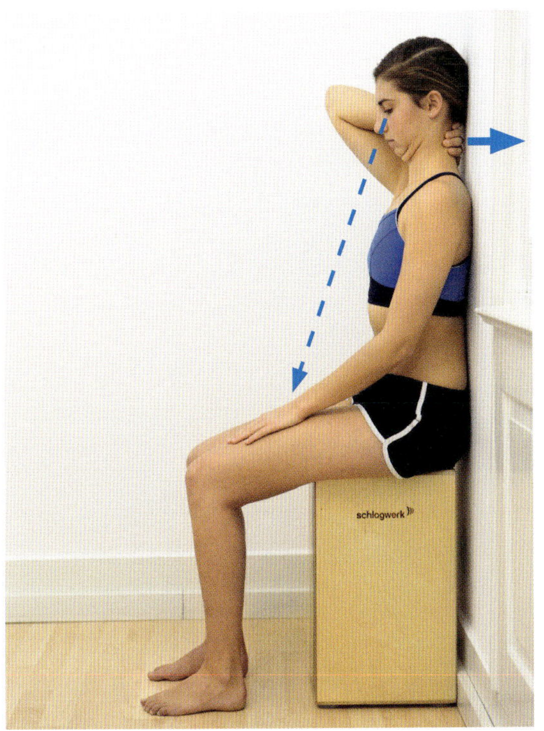

Abb. 7.07 *Test der Halswirbelsäulen-Aufrichtung im Sitzen.*

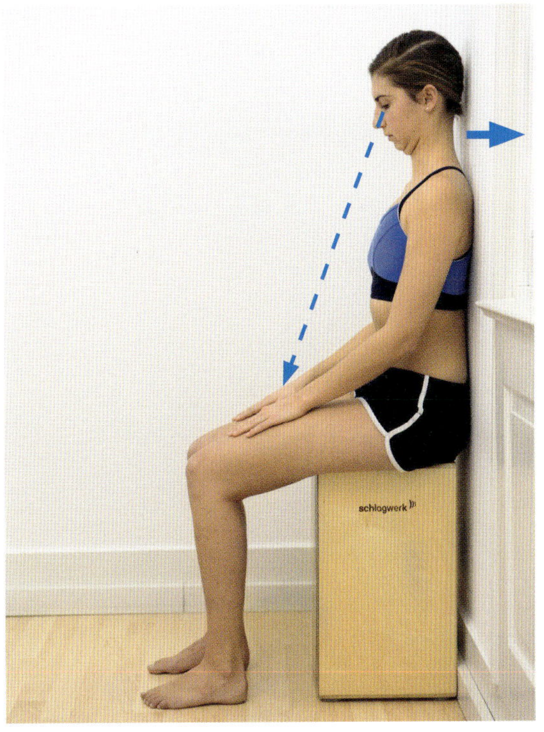

Abb. 7.08 *Übung der Halswirbelsäulen-Aufrichtung im Sitzen.*

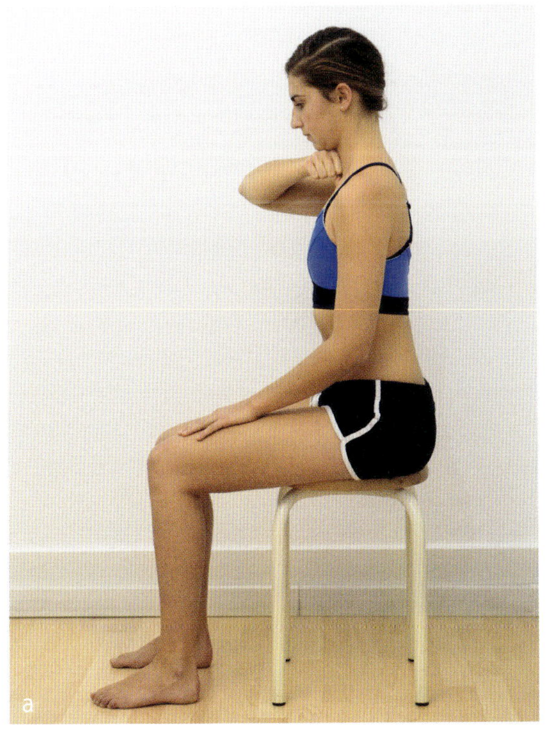

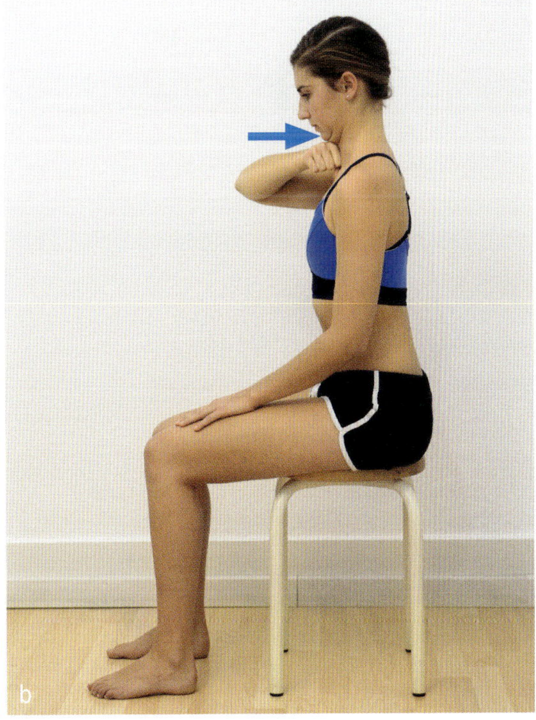

Abb. 7.09 *Die Faust zwischen Kinn und Brustbein festhalten (a) und das Kinn auf der Faust nach hinten bewegen (b).*

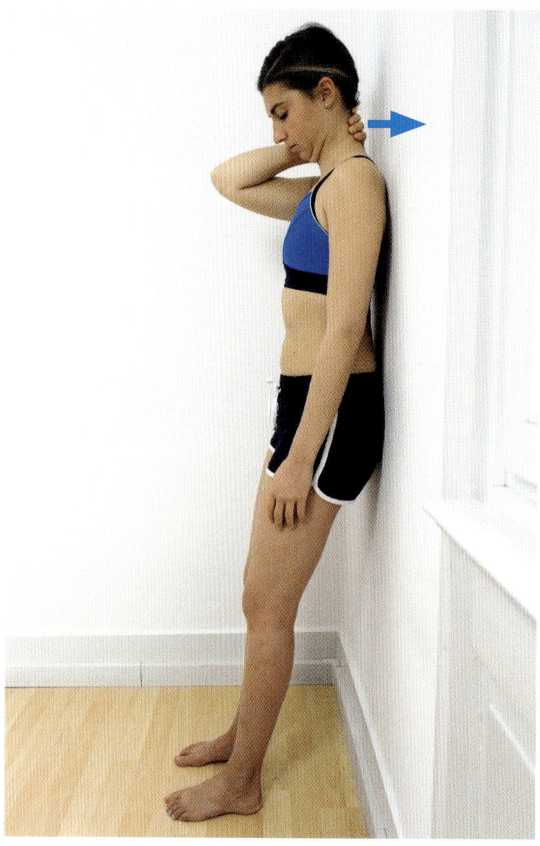

Abb. 7.10 *Abstand zwischen Fingern und Wand.*

7.1.3 Was tun, wenn's nicht klappt

Personen, deren Halswirbelsäulen-Aufrichtung eingeschränkt ist, versuchen oft, ihren Kopf anstelle der Halswirbelsäule in Richtung Wand zu schieben. Dies führt zu einer Überstreckung der Halswirbelsäule und verhindert die gewünschte Halswirbelsäulen-Aufrichtung. Deshalb sollten Sie sich immer wieder daran erinnern, Ihre Körpervorderseite im Blick zu behalten.

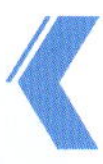

Machen Sie sich folgenden wichtigen Unterschied bewusst: Der Kopf muss die Wand weder beim Test noch bei der Übung berühren, denn der Hals und nicht der Kopf sollen nach hinten in Richtung Wand geschoben werden.

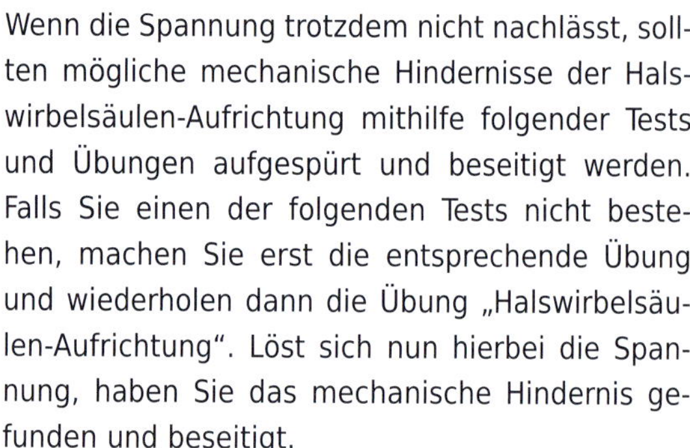

Wenn die Spannung trotzdem nicht nachlässt, sollten mögliche mechanische Hindernisse der Halswirbelsäulen-Aufrichtung mithilfe folgender Tests und Übungen aufgespürt und beseitigt werden. Falls Sie einen der folgenden Tests nicht bestehen, machen Sie erst die entsprechende Übung und wiederholen dann die Übung „Halswirbelsäulen-Aufrichtung". Löst sich nun hierbei die Spannung, haben Sie das mechanische Hindernis gefunden und beseitigt.

- Mit weniger Spannung versuchen und dabei gleichzeitig sämtliche Entspannungsübungen machen (*Seite 39 ff*).
- Brustwirbelsäulen-Aufrichtung (*Seite 81*).
- Dreh-Beweglichkeit (*Seite 102*).
- Armnerven-Beweglichkeit (*Seite 96*).
- Bein-, Rücken- und Kopfnerven-Beweglichkeit (*Seite 113*).
- Augenmuskel-Koordination (*Seite 72*).

7.1.4 Vorher-nachher-Vergleich

Wie groß ist der Abstand zwischen der Wand und Ihre im Nacken liegenden Fingern an der engsten Stelle (Abb. 7.10)?

7.1.5 Was bringt's?

Haben sich Ihre Nackenmuskeln bereits durch eine nach vorne verschobene Haltung des Kopfes verkürzt, werden sie durch die Halswirbelsäulen-Aufrichtung gedehnt und gelockert. Diese Lockerung verbessert die Beweglichkeit der Halswirbelsäule in alle Richtungen. Außerdem ruht der Schwerpunkt des Kopfes in der aufgerichteten Haltung auf der Wirbelsäule, wo er mit deutlich weniger Anstrengung der Nackenmuskeln gehalten werden kann, als wenn der Kopf – wie in der zusammengesunkenen Haltung – nach vorne verschoben ist. Schließlich entlastet die Halswirbelsäulen-Aufrichtung die Nerven der Halswirbelsäule, die bei nach vorne verschobener Kopfhaltung unter Druck geraten und sich dann in Form von Schmerzen in Nacken, Hinterkopf und Stirn oder als Druckgefühl im Augenbereich bemerkbar machen können.

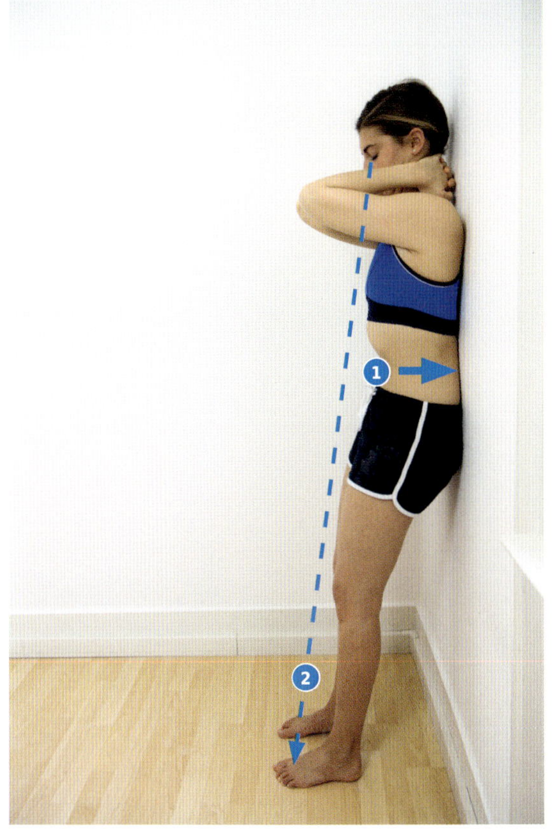

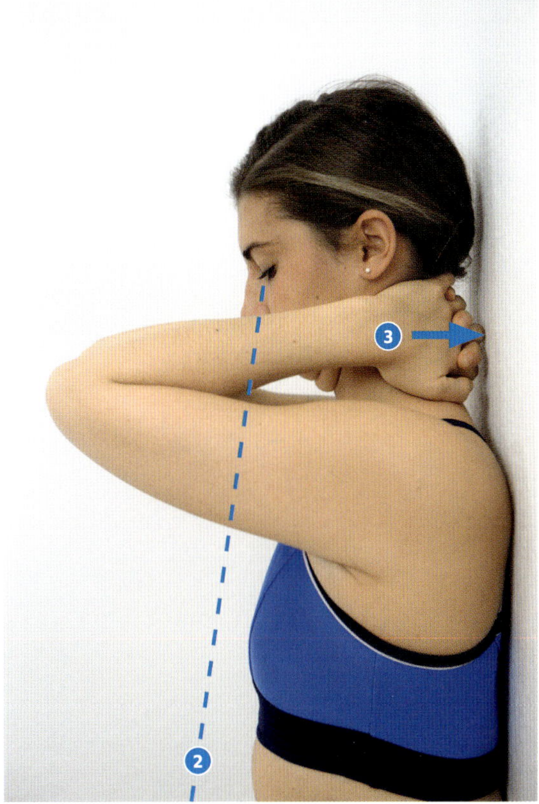

Abb. 7.11 Brustwirbelsäulen-Aufrichtung.

7.2 Brustwirbelsäulen-Aufrichtung

Ausgangsstellung

Sie stehen mit dem Rücken zu einer Wand, mit den Fersen eine Fußlänge von der Wand entfernt und einer Fußbreite Abstand zwischen Ihren Füßen. Lehnen Sie sich mit Ihrem Gesäß und Ihren Schultern gegen die Wand und beugen Sie Ihre Knie leicht. Kippen Sie Ihr Becken dann so, dass Ihre Lendenwirbelsäule gegen die Wand gedrückt wird (Abb. 7.11: 1). Verschränken Sie schließlich Ihre Finger unterhalb des Schädels im Nacken, nicken Sie Ihren Kopf so weit nach vorn, dass Sie die Vorderseite Ihres Körpers, also entweder Ihre Brust, Ihren Bauch oder Ihre Füße, sehen können (Abb. 7.11: 2), und halten Sie ihn in dieser „Doppelkinnstellung“.

7.2.1 Test

Können Sie Ihre Lendenwirbelsäule (ohne Schmerzen und ohne Spannung im Bereich Ihres Nackens oder zwischen Ihren Schulterblättern) fest gegen die Wand gedrückt halten (Abb. 7.11: 1), während Sie Ihren Nacken so weit nach hinten schieben, bis ein Knöchel Ihrer verschränkten Finger die Wand berührt (Abb. 7.11: 3) und Sie dabei nach wie vor die Vorderseite Ihres Körpers im Blick (Abb. 7.11: 2) haben?

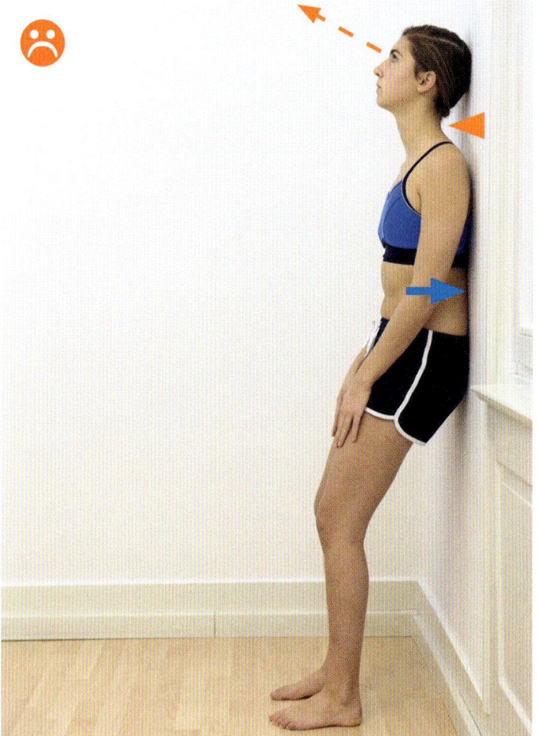

Abb. 7.12 Falsches Üben mit überstreckter Halswirbelsäule.

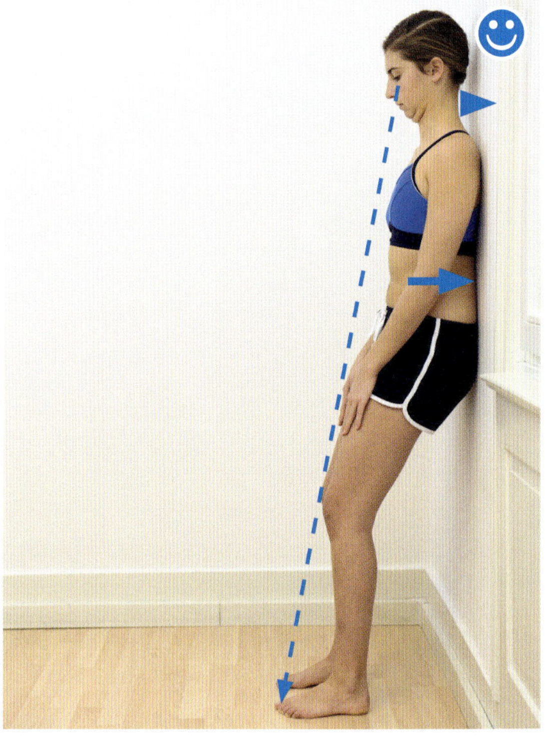

Abb. 7.13 Korrektes Üben mit Blick auf Brust, Bauch oder Füße.

7.2.2 Übung

Gehen Sie so weit in Richtung Testziel, bis Sie die erste Spannung im Bereich Ihres Nackens oder zwischen Ihren Schulterblättern spüren. Bleiben Sie so lange in dieser Position, bis sich die Spannung löst.

Die im Nacken verschränkten Finger werden nur für den Test benötigt. Zum Üben sollten Ihre Arme locker neben dem Körper hängen (Abb. 7.13). Dies erleichtert die Konzentration auf die erwünschte Aufrichtung der Brustwirbelsäule.

Damit Sie während der Übung Ihre Halswirbelsäule nicht überstrecken (Abb. 7.12), ist es wichtig, dass Sie immer Ihre Körpervorderseite im Blick behalten. Überprüfen Sie immer wieder: Habe ich meine Körpervorderseite noch im Blick (Abb. 7.13)?

Erwarten Sie nicht, dass Ihre Halswirbelsäule die Wand bei dieser Übung jemals erreicht. Das geht selbst bei voller Beweglichkeit nicht. Ziel ist lediglich, dass der Hals sich der Wand bis auf den Abstand der verschränkten Hände aus dem Test nähert (Abb. 7.11: 3).

Übungsalternativen

Wenn Sie einen kippsicheren Hocker haben, können Sie Ihre Brustwirbelsäulen-Aufrichtung auch im Sitzen testen und trainieren (Abb. 7.14 und Abb. 7.15).

Wenn es Ihnen nicht gelingt, Ihre Lendenwirbelsäule in Richtung Wand zu schieben, oder wenn sich die Aufrichtung im Laufe der Übung nicht verbessert, können Sie die Übungsalternative in der Rückenlage mit angebeugten Beinen versuchen (Abb. 7.17). Solange die Halswirbelsäule in der Rückenlage aufgrund einer eingeschränkten Brustwirbelsäulen-Aufrichtung überstreckt (Abb. 7.16), sollte der Kopf mit einem entsprechend hohen Kissen unterlagert werden (Abb. 7.17).

Auch beim Üben in der Rückenlage (Abb. 7.17) sollten Sie Ihre Arme neben dem Körper lagern. In dieser Ausgangsstellung sollte dann zunächst die Halswirbelsäule so weit in Richtung Boden geschoben werden, wie dies ohne Zunahme von Beschwerden möglich ist. Versuchen Sie dann, wie

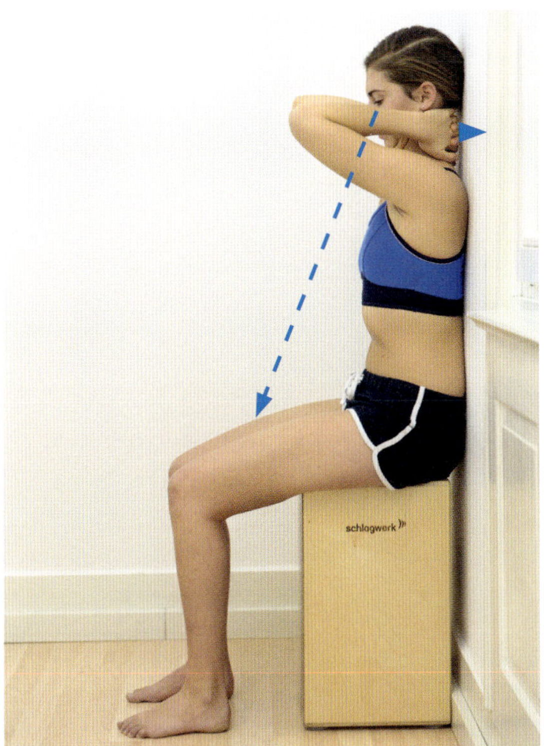

Abb. 7.14 *Test der Brustwirbelsäulen-Aufrichtung im Sitzen.*

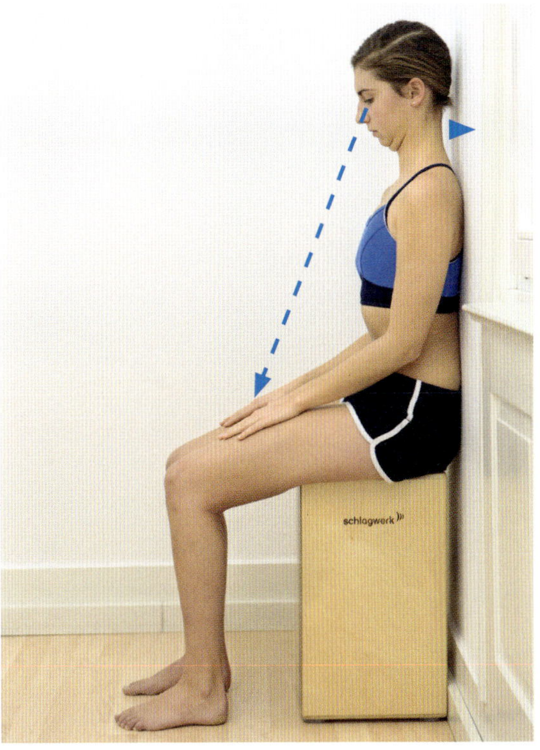

Abb. 7.15 *Übung der Brustwirbelsäulen-Aufrichtung im Sitzen.*

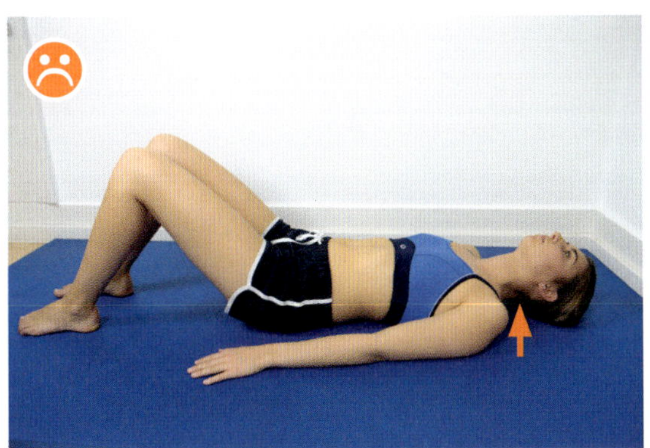

Abb. 7.16 *Falsches Üben mit überstreckter Halswirbelsäule.*

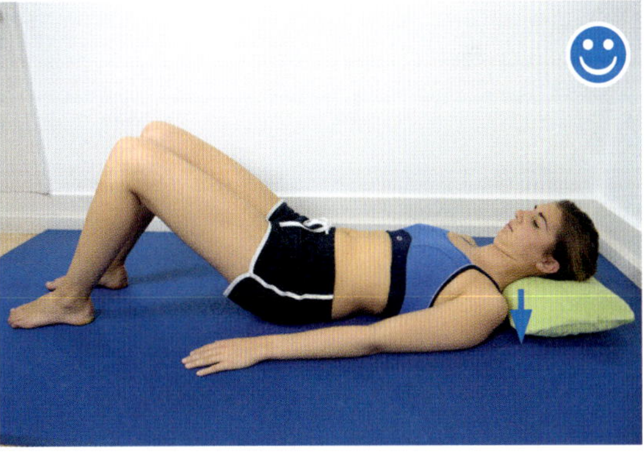

Abb. 7.17 *Korrektes Üben mit kleinem Kinn-Brust-Abstand.*

weit Sie Ihre Lendenwirbelsäule in Richtung Boden drücken können, ohne dass dies Beschwerden verursacht und ohne dass sich der Abstand zwischen Ihrer Halswirbelsäule und dem Boden dabei wieder vergrößert. Wie bei allen Beweglichkeitsübungen sollte diese Position schmerzfrei sein und so lange gehalten werden, bis eine Spannungsreduktion oder Beweglichkeitszunahme spürbar wird.

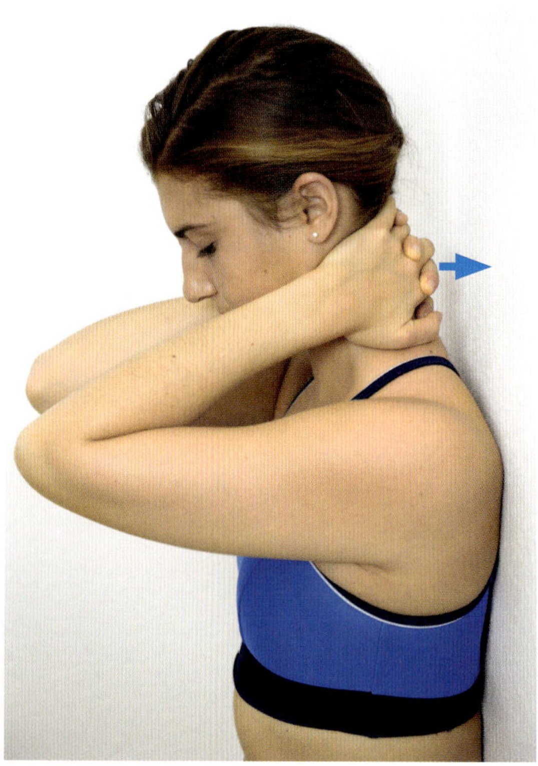

Abb. 7.18 *Abstand zwischen Fingerknöcheln und Wand.*

Das Üben in der Rückenlage ist deutlich einfacher, weil die Aufrichtung hier mit und nicht gegen die Schwerkraft stattfindet und sie den meisten Menschen in der Rückenlage koordinativ leichter fällt. Sobald Ihnen die Übung in Rückenlage problemlos gelingt, sollten Sie sie wieder im Stehen versuchen, sodass Sie lernen, die Aufrichtung auch im Alltag in der Senkrechten umzusetzen. Aus dem gleichen Grund bietet die Rückenlage auch keine Alternative zum Test im Stehen (Abb. 7.11) oder Sitzen (Abb. 7.14). Der Test in der Senkrechten entspricht der typischen Alltagsbelastung und soll überprüfen, ob eine gesunde uneingeschränkte Aufrichtung der Wirbelsäule unter diesen Bedingungen möglich ist.

7.2.3 Was tun, wenn's nicht klappt

Häufig gelingt es anfangs nicht, die Lendenwirbelsäule gegen die Wand zu drücken, weil anstelle der dafür notwendigen Beckenkippung, die Fersen angehoben und die Knie gestreckt werden. Konzentrieren Sie sich in diesem Fall darauf, Ihr Becken über eine Anspannung der Gesäß- und Bauchmuskulatur zu kippen, ohne dabei die Knie zu strecken oder die Fersen abzuheben.

Noch häufiger wird die Halswirbelsäule während der Übung überstreckt (Abb. 7.12). Dies verhindert die gewünschte Aufrichtung von Hals- und Brustwirbelsäule. Erinnern Sie sich deshalb immer wieder daran, Ihre Körpervorderseite im Blick zu behalten (Abb. 7.13).

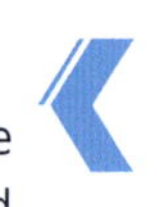

Auch bei dieser Übung muss der Kopf die Wand nicht berühren, denn der Hals und nicht der Kopf sollen nach hinten in Richtung Wand geschoben werden.

Wenn die Spannung dennoch nicht nachlässt, sollten mögliche mechanische Hindernisse der Brustwirbelsäulen-Aufrichtung mithilfe folgender Tests und Übungen aufgespürt und gelöst werden. Falls Sie einen der folgenden Tests nicht bestehen, machen Sie erst die entsprechende Übung und wiederholen dann die Übung „Brustwirbelsäulen-Aufrichtung". Löst sich nun hierbei die Spannung, haben Sie das mechanische Hindernis gefunden und beseitigt.

- Mit weniger Spannung versuchen und dabei gleichzeitig sämtliche Entspannungsübungen (*Seite 39 ff*) machen.
- Dreh-Beweglichkeit (*Seite 102*).
- Bein-, Rücken- und Kopfnerven-Beweglichkeit (*Seite 113*).
- Übungsalternative in Rückenlage (Abb. 7.17).

Bei mangelnder Brustwirbelsäulen-Aufrichtung in Folge von Erkrankungen, wie Osteoporose, Morbus Scheuermann oder Morbus Bechterew, ist die Wirksamkeit der Übung „Brustwirbelsäulen-Aufrichtung" aufgrund irreversibler Einschränkungen begrenzt.

7.2.4 Vorher-nachher-Vergleich

Wie groß ist der Abstand zwischen der Wand und den Knöcheln der im Nacken verschränkten Finger an der engsten Stelle (Abb. 7.18)?

Versuchen Sie, Ihre Lendenwirbelsäule beim Test ständig in Kontakt mit der Wand zu halten. Gelingt Ihnen dies nicht und es bleibt ein Abstand zwischen Ihrer Lendenwirbelsäule und der Wand, wird dieser Abstand dazu addiert. Wenn also zum Beispiel der Abstand zwischen den Knöcheln im Nacken und der Wand beim Test zwei Fingerbreiten beträgt, während zusätzlich auch noch ein Abstand von einer Fingerbreite zwischen Lendenwirbelsäule und Wand bleibt, wird die Summe von drei Fingerbreiten notiert.

7.2.5 Was bringt's?

Eine aufgerichtete Brustwirbelsäule beugt nicht nur lokalen Beschwerden der Brustwirbelsäule vor. Sie dekomprimiert auch den Bauchraum und erleichtert somit eine freie Atmung und eine normale Funktion der Bauchorgane. Schließlich ist die Brustwirbelsäulen-Aufrichtung ein wichtiger Teil der weiterlaufenden Bewegungskette bei Bewegungen der Schulter, Halswirbelsäule und Lendenwirbelsäule. Daher ist eine freie Brustwirbelsäulen-Aufrichtung die Voraussetzung für eine normale Funktion in diesen Bereichen.

7.3 Rückenmuskel-Dehnbarkeit

Ausgangsstellung

Sie knien auf dem Boden. Der Abstand zwischen Ihren Knien ist zwei Fäuste breit. Legen Sie Ihre Fußrücken und Unterarme flach auf dem Boden ab (Abb. 7.19).

7.3.1 Test

Können Sie mit Ihrer Nasenspitze ohne Schmerz und ohne Spannung im Bereich Ihres Rückens erst Ihr linkes (Abb. 7.19) und dann Ihr rechtes Knie berühren?

7.3.2 Übung

Gehen Sie so weit in Richtung Testziel, bis Sie die erste Spannung im Bereich Ihres Rückens spüren. Bleiben Sie so lange in dieser Position, bis sich die Spannung löst.

Test- und Übungsalternative

Ist Ihnen die Ausgangsstellung von Abb. 7.19 im Knie oder Fußrücken unangenehm, helfen ein Kissen und ein aufgerolltes Handtuch (Abb. 7.20). Machen Sie Ihr Kissen und Handtuch immer gerade so dick, dass Ihre Knie und Fußrücken in der Ausgangsstellung schmerzfrei sind. Je nach Ursache der Kniebeschwerden kann das Kissen dauerhaft nötig sein. Die Handtuchrolle im Fußrücken lässt sich bei täglichem Üben dagegen in der Regel recht schnell verkleinern, bis sie gar nicht mehr nötig ist.

7.3.3 Was tun, wenn's nicht klappt

Wenn die Spannung beim Üben nicht nachlässt, versuchen Sie, ob dies mit der Übungsalternative (Abb. 7.20) gelingt. Falls nicht, können weitere mögliche mechanische Hindernisse mithilfe der folgenden Tests und Übungen aufgespürt und beseitigt werden. Wenn Sie einen der folgenden Tests nicht bestehen, machen Sie die entsprechende Übung und wiederholen dann die Dehnung der Rückenmuskeln. Löst sich nun die Spannung, haben Sie die Blockade gefunden und gelöst.

- Mit weniger Spannung versuchen und dabei gleichzeitig alle Entspannungsübungen machen (*Seite 39 ff*).
- Gesäßmuskel-Dehnbarkeit (*Seite 110*).
- Oberschenkel-Rückseiten-Dehnbarkeit (*Seite 116*).
- Bein-, Rücken- und Kopfnerven-Beweglichkeit (*Seite 113*).
- Rückenmuskelkraft (*Seite 134*).
- Oberschenkel-Vorderseiten-Dehnbarkeit (*Seite 127*).

Falls Ihr Bauch bei dieser Übung drückt, bevor Sie eine Spannung im Bereich Ihres Rückens spüren, kann eine Reduktion Ihres Bauchumfanges Ihre Wirbelsäule entlasten.

7.3.4 Vorher-nachher-Vergleich

Wie groß ist der Abstand an der engsten Stelle zwischen Nase und Knie (Abb. 7.21)?

7.3.5 Was bringt's?

Die Übung „Rückenmuskel-Dehnbarkeit" entspannt die Rückenmuskulatur und hält die Hüft-, Knie- und Sprunggelenke beweglich. Sie wird in Regel als besonders angenehm empfunden, da die Dehnung in einer entlastenden Haltung für die Wirbelsäule stattfindet, welche im Bereich der Halswirbelsäule zudem eine sanfte Traktion bewirkt. Ihre ausgleichende und entspannende Wirkung macht sie zum geeigneten Abschluss eines Fitnessprogramms.

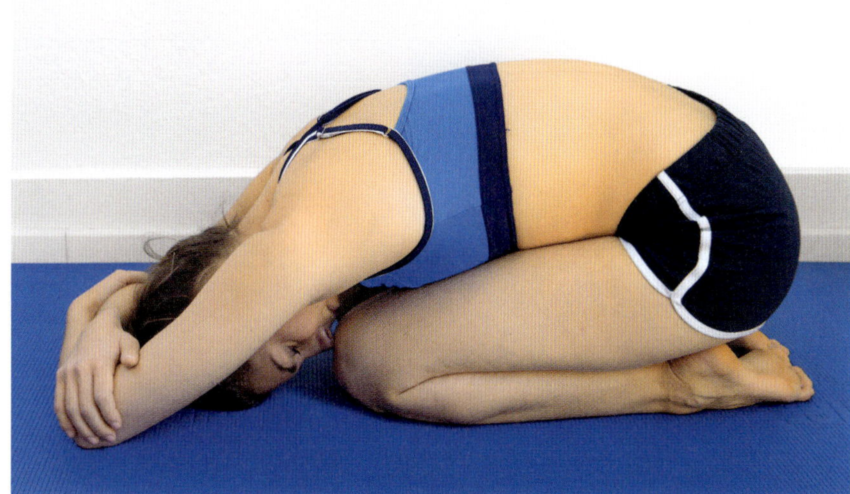
Abb. 7.19 Rückenmuskel-Dehnbarkeit.

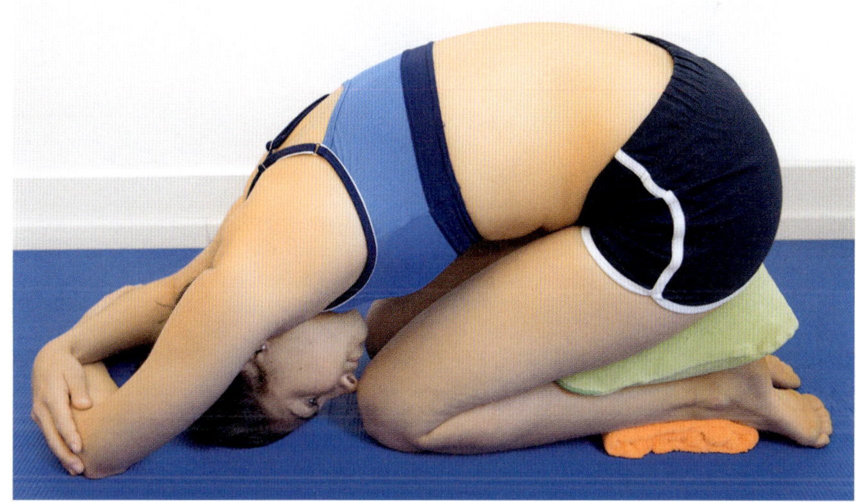
Abb. 7.20 Test- und Übungsalternative mit einem Kissen zwischen Fersen und Gesäß und/oder einem aufgerollten Handtuch unter dem Fußrücken.

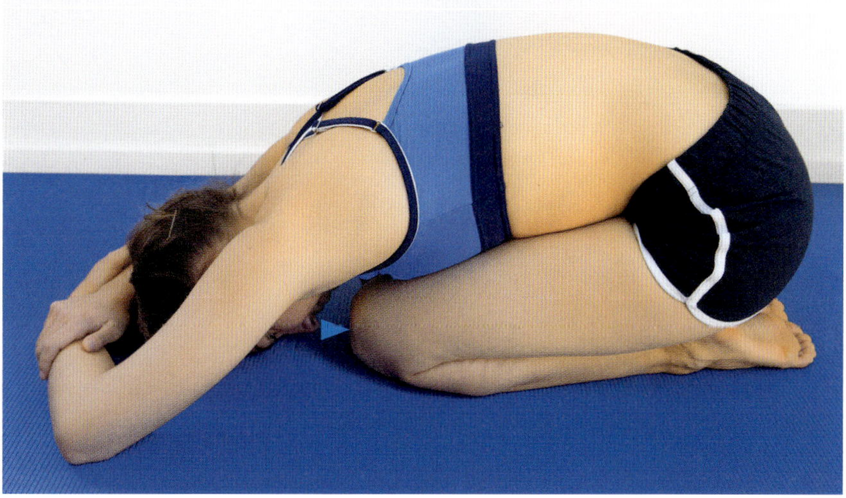
Abb. 7.21 Abstand zwischen Nase und Knie.

7.4 Schulter-Beweglichkeit

Ausgangsstellung

Sie liegen auf Ihrem Rücken – solange Sie die Tests der Hals- und Brustwirbelsäulen-Aufrichtung (*Seite 77* und *Seite 81*) nicht bestanden haben – mit einem Kopfkissen. Ihr rechter Arm liegt zunächst seitlich am Körper. Greifen Sie mit Ihrer linken Hand unter Ihrem Rücken durch, bis Ihre linke Mittelfingerspitze Ihren rechten Ellbogen berührt (Abb. 7.22: 1) und lassen Ihre Hand dort liegen. Lösen Sie dann Ihren rechten Ellbogen vom linken Mittelfinger und legen Sie Ihre rechte Hand flach so auf Ihre linke Schulter, dass der Daumen Ihren Hals berührt und Ihre gestreckten Finger den Boden mit den Fingerspitzen berühren, wobei Finger, Hand, Handgelenk und Unterarm eine ganz gerade senkrechte Linie bilden (Abb. 7.23).

7.4.1 Test

Können Sie (ohne Schmerz und ohne Spannung im Bereich Ihrer linken Schulter oder Ihres linken Oberarms) Ihr linkes Schulterblatt so flach auf den Boden drücken, dass Ihre linke Schulter an Ihrer rechten Hand entlang so weit nach unten rutscht, bis sie nicht mehr den Handteller (Abb. 7.24: 2), sondern nur noch die Finger (Abb. 7.25: 3) Ihrer rechten Hand berührt?

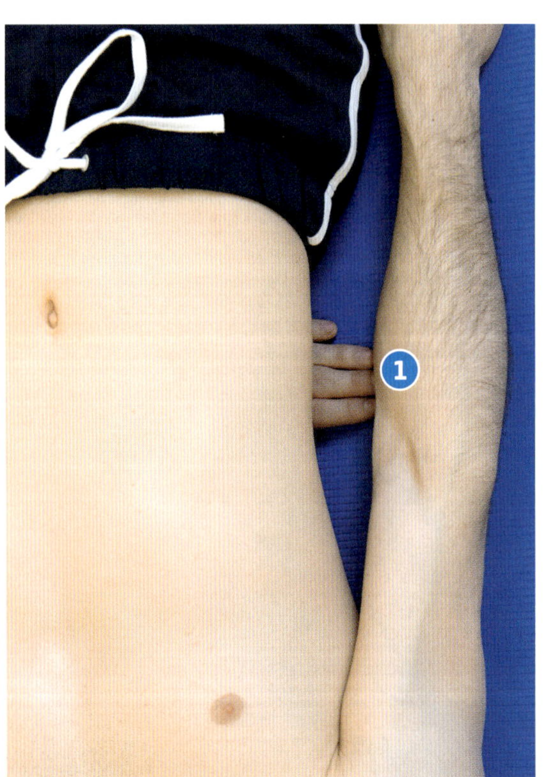

Abb. 7.22 *Schritt 1: Die Fingerspitzen der linken Hand berühren den rechten Ellbogen.*

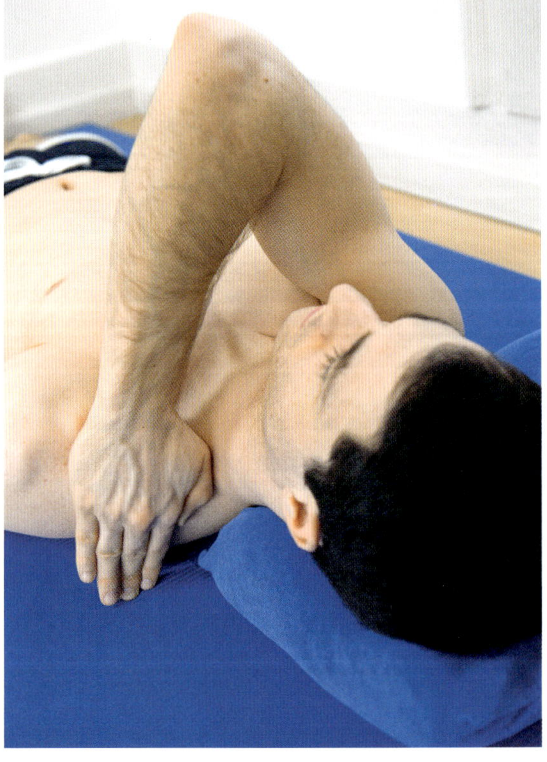

Abb. 7.23 *Schritt 2: Die rechte Hand wird so auf die linke Schulter gelegt, dass der Daumen den Hals und die Fingerspitzen den Boden berühren.*

7.4.2 Übung

Drücken Sie Ihr linkes Schulterblatt so weit in Richtung Boden, bis Sie die erste Spannung spüren – typischerweise im Bereich des linken Oberarms. Bleiben Sie so lange in dieser Position, bis sich die Spannung löst. Die rechte Hand macht die Bewegungsrichtung und Übungsfortschritte spürbar. Sobald sie beides im Gefühl haben, benötigen Sie die rechte Hand während der Übung nicht mehr und können sie entspannt an Ihrer Seite liegen lassen (Abb. 7.26).

Übungsalternative

Wenn schon die Ausgangsstellung mit der Hand unter dem Rücken schmerzhaft ist, sollten Sie stattdessen mit der Hand unter dem Gesäß beginnen (Abb. 7.27). Mit zunehmender Beweglichkeit kann die Hand dann immer weiter nach oben in Richtung Testposition (Abb. 7.25) verschoben werden.

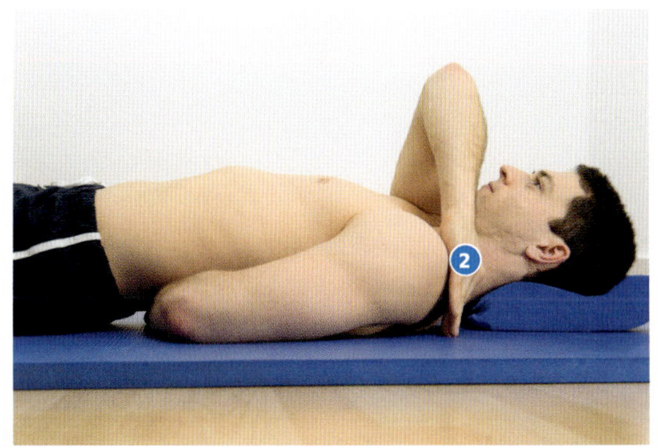

Abb. 7.24 *Der Test ist nicht bestanden, weil die Schulter den Handteller* ❷ *berührt.*

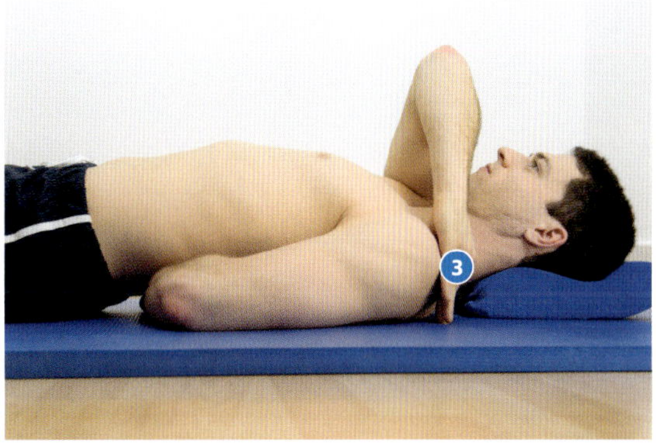

Abb. 7.25 *Der Test ist bestanden, weil die Schulter so flach auf den Boden gedrückt wurde, dass sie nur noch die Finger* ❸ *berührt.*

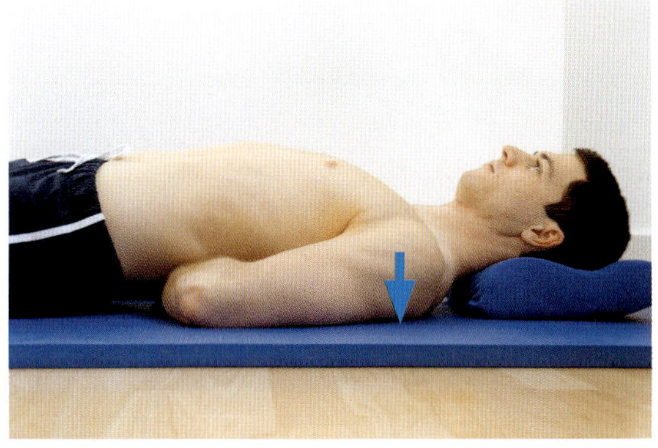

Abb. 7.26 *Übung der Schulter-Beweglichkeit ohne die rechte „Spürhand".*

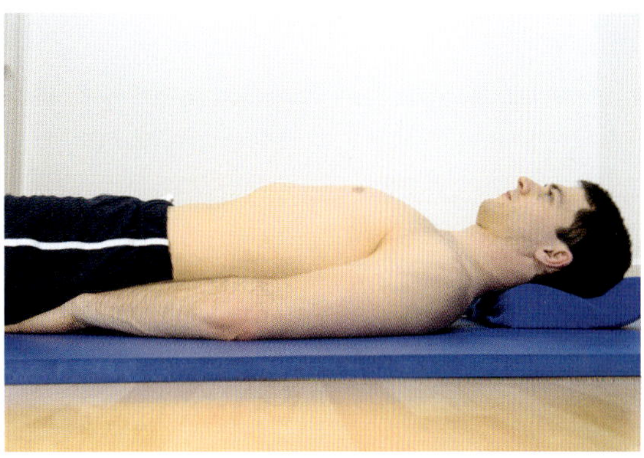

Abb. 7.27 *Alternative Ausgangsstellung mit der Hand unter dem Gesäß.*

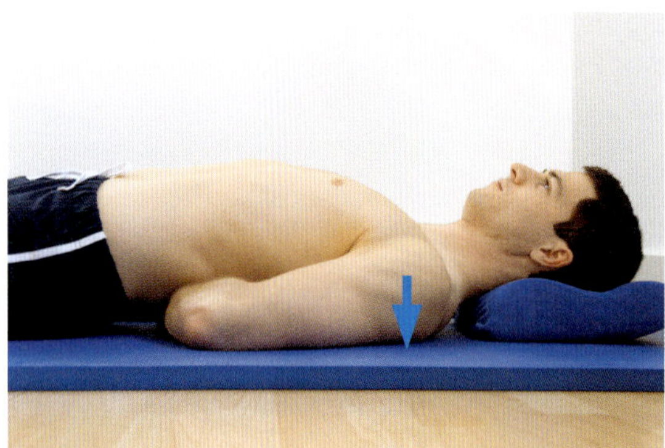

Abb. 7.28 Alternativer Test bei straffem Oberarmgewebe.

7.4.3 Was tun, wenn's nicht klappt

Wenn die Schulterspannung selbst bei der Übungsalternative mit der Hand unter dem Gesäß (Abb. 7.27) nicht nachlässt, sollten mögliche Hindernisse mithilfe folgender Tests und Übungen aufgespürt und gelöst werden. Wenn Sie einen der folgenden Tests nicht bestehen, machen Sie die entsprechende Übung und wiederholen dann die Übung „Schulter-Beweglichkeit". Löst sich nun die Spannung, haben Sie die Blockade gefunden und gelöst.

- Mit weniger Spannung versuchen und dabei gleichzeitig sämtliche Entspannungsübungen machen (*Seite 39 ff*).
- Dreh-Beweglichkeit (*Seite 102*).
- Schulterblatt- und Armstreckmuskelkraft (*Seite 136*).
- Armnerven-Beweglichkeit (*Seite 96*).
- Brustwirbelsäulen-Aufrichtung (*Seite 81*).

Wenn die Schulter in der Ausgangsstellung schon am Anschlag ist und kein weiterer Bewegungsspielraum bleibt, um sie weiter senkrecht nach unten in Richtung Boden zu drücken, wird sie stattdessen oft horizontal in Richtung der Füße geschoben, was nicht effektiv ist. Zur Korrektur kann es in diesem Fall helfen, die Schulter erst in die entgegengesetzte Richtung – zur Decke – zu bewegen und erst dann, quasi mit Anlauf, nach unten in Richtung Boden.

Wenn Ihnen beim Test der Schulter-Beweglichkeit schwerfällt, Ihre rechte Hand auf Ihre linke Schulter zu legen (Abb. 7.25), und Sie ein straffes Oberarmgewebe haben, können Sie Ihre Schulter-Beweglichkeit auch folgendermaßen testen: Können Sie ohne Spannung oder Schmerz Ihren gesamten linken Oberarm vom Ellbogen bis zur Achselhöhle auf den Boden drücken (Abb. 7.28)?

Wenn Sie ein gutes Körpergefühl haben, werden Sie spüren, wie viel Kontakt Ihr Oberarm mit dem Boden hat. Sollten Sie nicht in der Lage sein dies zu spüren, können Sie Ihren Oberarm-Boden-Abstand mithilfe eines Spiegels oder Selfies visuell kontrollieren.

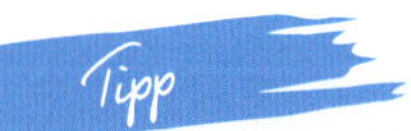

Wenn Ihre Schulter-Beweglichkeit besonders stark eingeschränkt ist, kann es vorkommen, dass Sie ein unangenehmes Knacksen oder Rumpeln im Schultergelenk wahrnehmen, während Sie Ihre Hand unter Ihren Rücken legen. Sie können dies in der Regel dadurch vermeiden, dass Sie das Schulterblatt der entsprechenden Seite schon vorher drei Mal maximal in Richtung Wirbelsäule ziehen und es dort halten, während Sie Ihre Hand unter den Rücken legen. Mit zunehmender Beweglichkeit verliert sich das Knacksen oder Rumpeln.

Hinweis

Diese Testalternative funktioniert nur, wenn die Haut des Oberarms straff ist. Ist die Haut hingegen schlaff, berührt sie den Boden, auch wenn die Schulter nicht weit genug nach unten gedrückt wird.

Eine Ursache von Verspannungen im Bereich der Schulter und des Ellbogens kann auch eine Verspannung des Bizeps sein. In diesem Fall kann die folgende Bizeps-Dehnungübung helfen:

Legen Sie mit dem Rücken zu einem Tisch kniend die Handrücken beider Hände mit den Daumen nach innen zeigend auf den Tisch, sofern dies ohne Spannung möglich ist. Strecken Sie dann in dieser Ausgangsstellung Ihre Brust raus und ziehen Sie langsam Ihre Schulterblätter zusammen (Abb. 7.29a), bis die erste leichte Spannung im Bizeps spürbar wird. Warten Sie ab, bis sich die Spannung löst. Erzeugt bereits die Ausgangsstellung im Knien eine deutliche Spannung, sollte versucht werden, ob die gleiche Übung auf einem Hocker sitzend angenehmer ist (Abb. 7.29b). Lässt sich hingegen selbst mit dem Herausstrecken der Brust im Knien (Abb. 7.29a) gar keine Spannung erzeugen, sollten Sie sich so weit mit Ihrem Gesäß in Richtung Fersen absetzen, bis die erste leichte Spannung im Bizeps spürbar wird, vorausgesetzt dies ist Ihnen ohne Kniebeschwerden möglich.

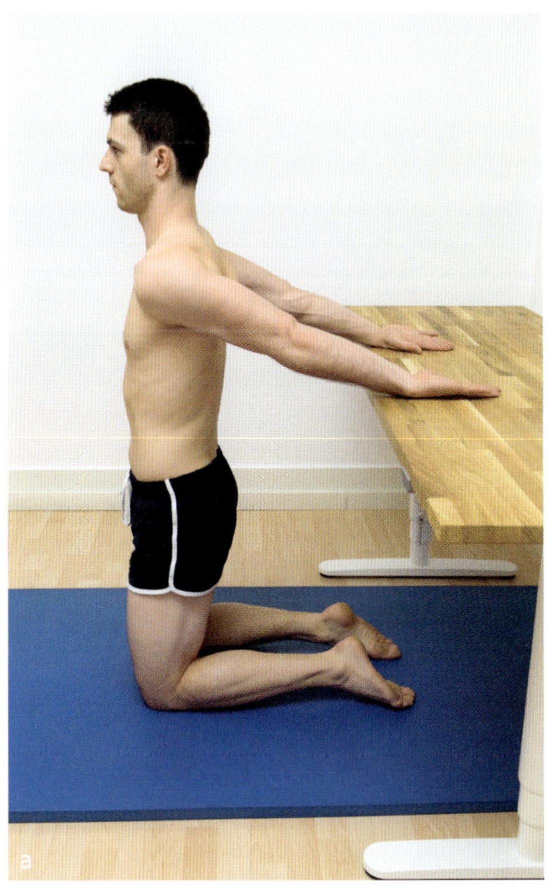

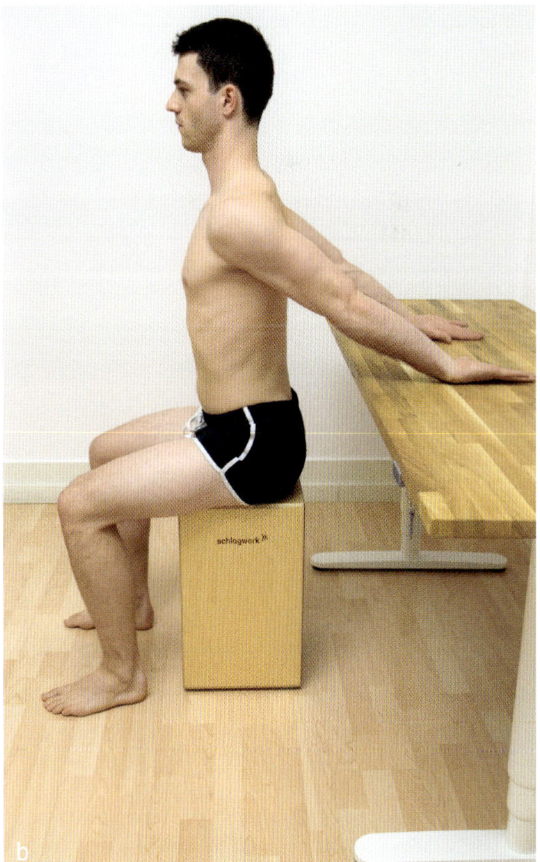

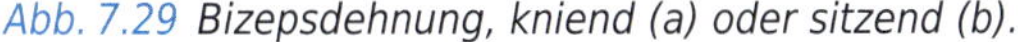

Abb. 7.29 *Bizepsdehnung, kniend (a) oder sitzend (b).*

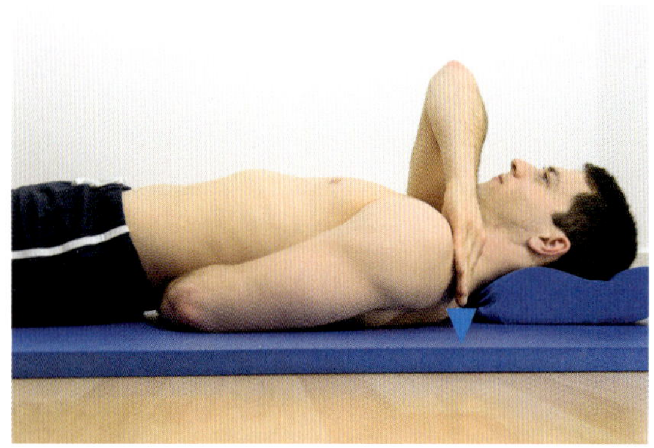

Abb. 7.30 *Abstand zwischen Mittelfingerspitze und Boden.*

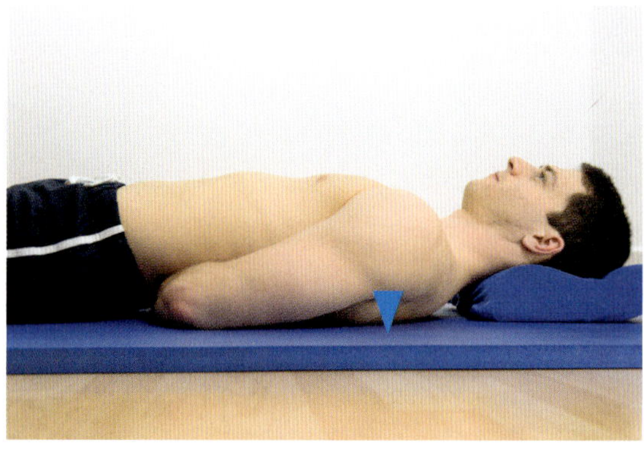

Abb. 7.31 *Abstand zwischen Achsel und Boden.*

7.4.4 Vorher-nachher-Vergleich

Rutschen Sie mit Ihrer rechten Hand, die auf Ihrer linken Schulter liegt, so weit nach oben in Richtung Decke, bis nur noch die Finger und nicht mehr der Handteller der rechten Hand Kontakt mit der linken Schulter haben. Wie groß ist nun der Abstand zwischen der rechten Mittelfingerspitze und dem Boden (Abb. 7.30)?

Alternativmöglichkeit bei straffen Oberarmen: Wie groß ist der Abstand zwischen dem Boden und dem Oberarm auf Höhe der Achsel (Abb. 7.31)?

7.4.5 Was bringt's?

Eine freie Schulter-Beweglichkeit verbessert die Haltung der Schultern und entspannt damit die Schulter-Nacken-Muskulatur. Die relativ häufige Verkürzung und Reizung der Schulteraußendrehersehne macht sich bei der Übung der Schulter-Beweglichkeit als Spannung in der Außenseite des Oberarms bemerkbar. Solange diese Spannung gleich nach der Übung wieder aufhört, ist es heilsam, die Sehne auf diese Art zu dehnen. Voraussetzung ist, dass Sie gefühlvoll dehnen und die Sehne stabil ist (was ein Orthopäde feststellen kann). Der besonders langsame Heilungsprozess der Schulteraußendrehersehne lässt sich durch eine Vermeidung schmerzauslösender Bewegungen sowie durch das Training der Brustwirbelsäulen-Aufrichtung (*Seite 81*), Dreh-Beweglichkeit (*Seite 102*) und Schulterblatt- und Armstreckmuskelkraft (*Seite 136*) unterstützen.

7.5 Fingerbeuger-Dehnbarkeit

Ausgangsstellung

Sie stehen in einer Armlänge Entfernung vor einer Ecke. Strecken Sie Ihren linken Arm horizontal nach vorne aus und drehen ihn so weit nach außen, dass Ihr Puls nach oben und Ihr Ellbogen nach unten zeigt. Dann winkeln Sie Ihr Handgelenk so ab, dass die Finger Ihrer linken Hand nach unten zeigen und die Wand vor Ihnen berühren, während Ihr linker Daumen und Ihre linke Schulter die Wand berühren, die links von Ihnen liegt (Abb. 7.32a).

7.5.1 Test

Können Sie die Finger, den Handteller und den Kleinfingerballen Ihrer linken Hand in dieser Stellung (ohne Schmerz und ohne Spannung im Bereich der Finger, der Handinnenfläche oder des Unterarms) ganz flach gegen die Wand vor Ihnen drücken (Abb. 7.32b)?

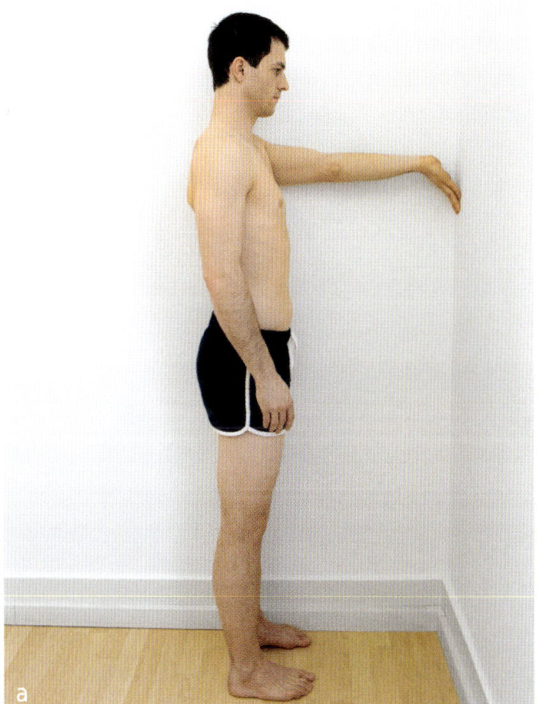

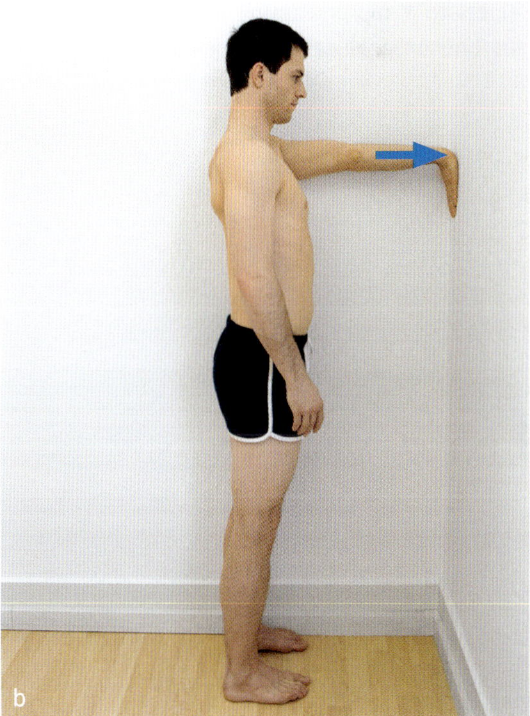

Abb. 7.32 Mit horizontalem Arm (a) und dem Kleinfingerballen flach gegen die Wand gedrückt (b).

7.6 Armnerven-Beweglichkeit

Ausgangsstellung

Sie stehen in einer Armlänge Entfernung vor einer Ecke. Strecken Sie Ihren linken Arm horizontal nach vorne aus und drehen ihn so weit nach außen, dass Ihr Puls nach oben und Ihr Ellbogen nach unten zeigt. Dann winkeln Sie Ihr Handgelenk so ab, dass die Finger Ihrer linken Hand nach unten zeigen und die Wand vor Ihnen berühren, während Ihr linker Daumen und Ihre linke Schulter die Wand berühren, die links von Ihnen liegt (Abb. 7.36).

7.6.1 Test

Können Sie die Finger, den Handteller und den Kleinfingerballen Ihrer linken Hand ohne Schmerz und ohne Spannung im Bereich der Finger, der Handinnenfläche oder des Unterarms flach gegen die Wand drücken und in dieser Position halten, während Sie Ihre Füße und den gesamten Rest Ihres Körpers so weit nach rechts drehen, bis beide Schultern die Wand berühren (Abb. 7.37), ohne dass ein Schmerz oder eine zusätzliche Spannung in den Fingern Ihrer linken Hand, an einer anderen Stelle Ihres linken Armes oder in Ihrer linken Schulter entsteht?

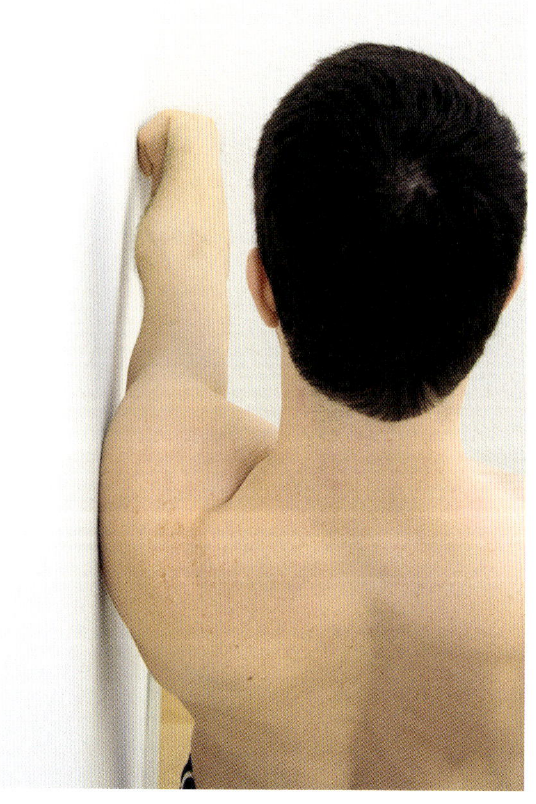

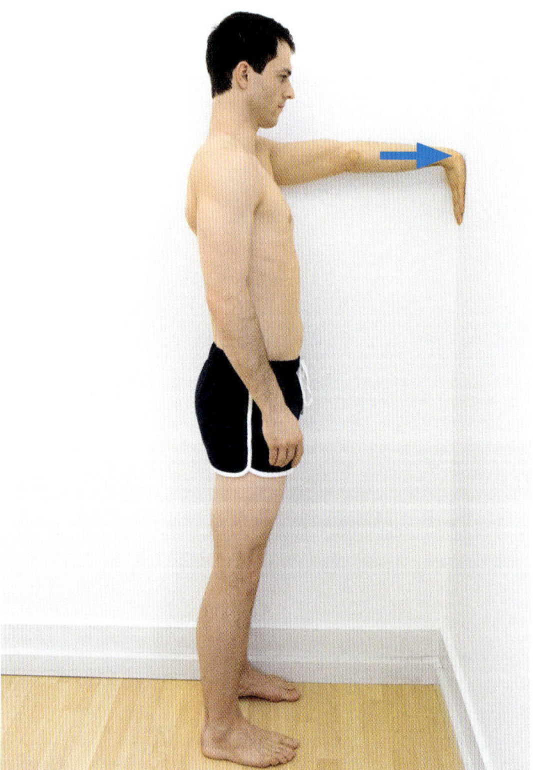

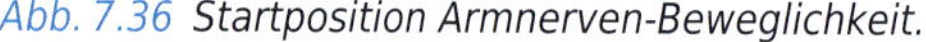

Abb. 7.36 Startposition Armnerven-Beweglichkeit.

7.6.2 Übung

Gehen Sie so weit in Richtung Testziel, bis Sie die erste Spannung spüren – oft im Bereich der Finger, des Armes oder der Brust. Bleiben Sie so lange in dieser Position, bis sich die Spannung löst.

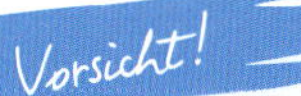

Bei dieser Übung sollten Sie besonders behutsam vorgehen, da Nerven empfindlich sind und Reizungen oft erst verzögert auftreten.

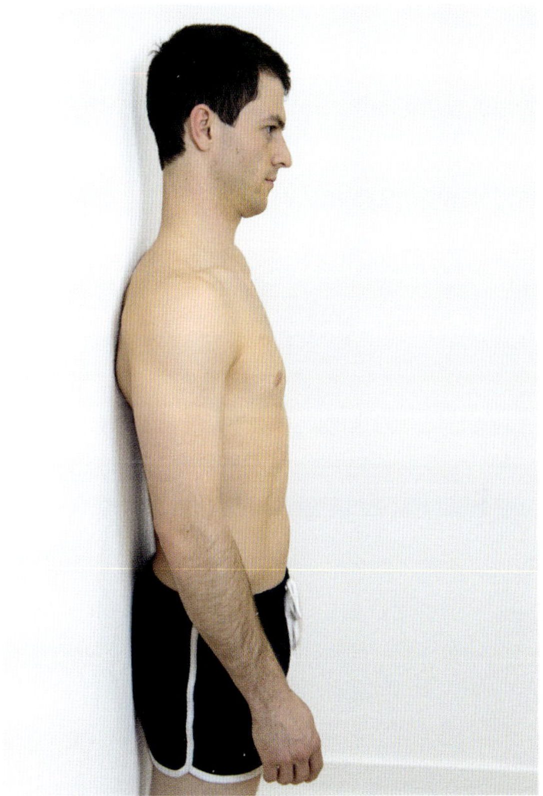

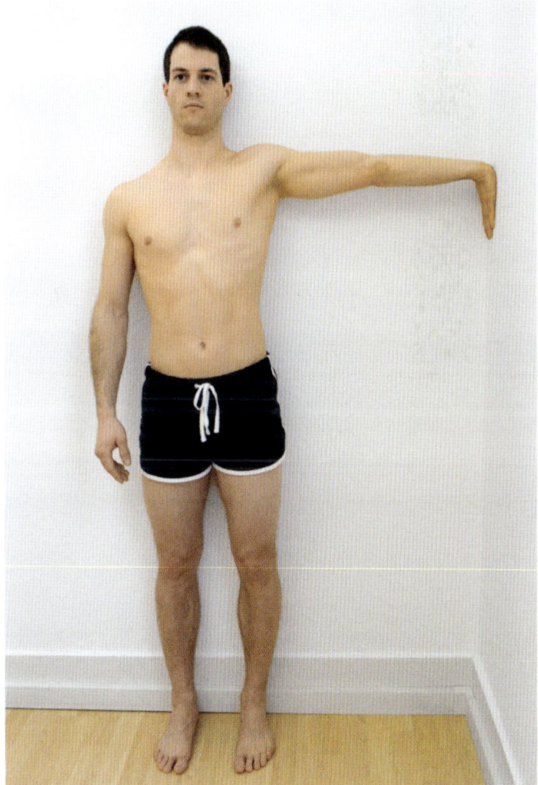

Abb. 7.37 *Endposition Armnerven-Beweglichkeit.*

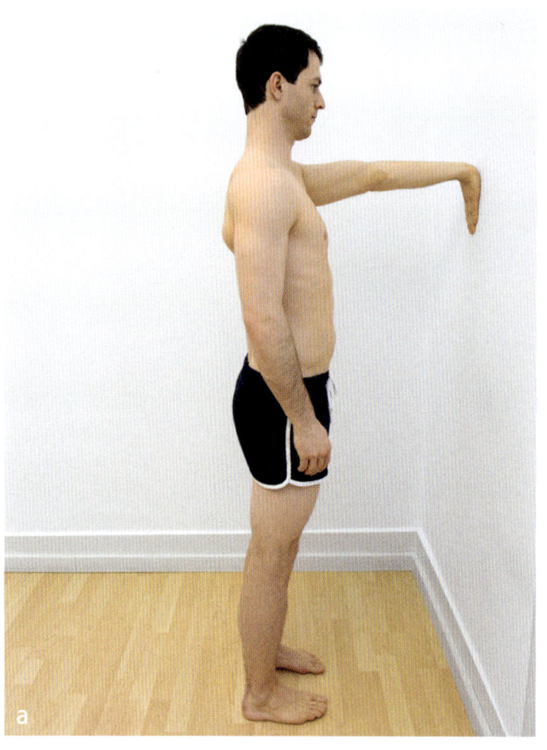

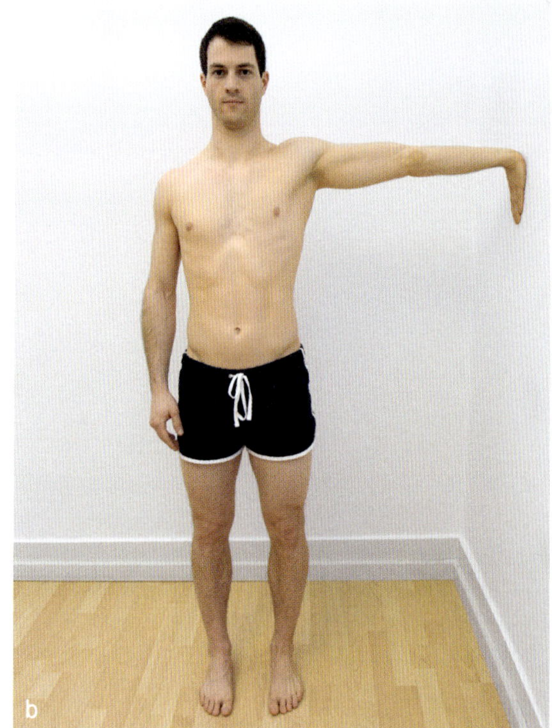

Abb. 7.38 *Übungsalternative ohne Ecke.*

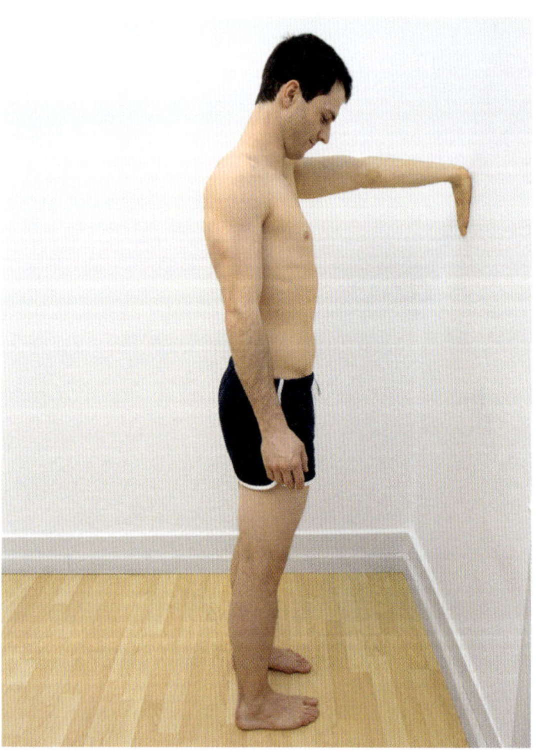

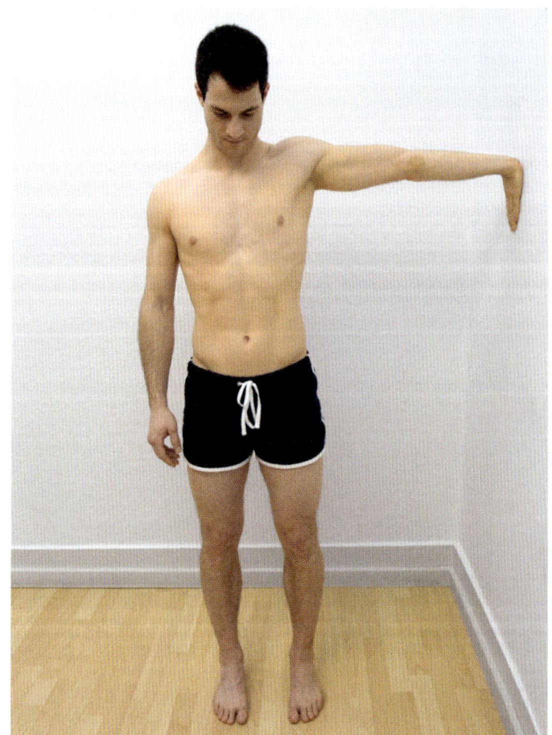

Abb. 7.39 *Übung der Armnerven-Beweglichkeit im Stehen mit nach vorne geneigtem Kopf.*

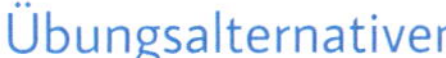

Übungsalternativen

Findet sich keine passende Ecke, kann die Übung auch an einer Wand ohne Ecke durchgeführt werden (Abb. 7.38).

Das Ziel der Übung ist dann, durch regelmäßiges Üben wieder so beweglich zu werden, dass die Füße und der gesamte Rest des Körpers eine Vierteldrehung nach rechts gedreht werden können (Abb. 7.38b), ohne dass ein Schmerz oder eine zusätzliche Spannung in den Fingern der linken Hand, an einer anderen Stelle des linken Armes oder der linken Schulter entsteht.

Sind die Armnerven im Halswirbelbereich durch eine Bandscheibenvorwölbung oder knöcherne Veränderungen der Halswirbel eingeschränkt, gelingt eine Entspannung im Laufe der Übung im Stehen oft erst mit nach vorne geneigtem Kopf (Abb. 7.39) oder in Rückenlage mit einem dicken Kopfkissen (Abb. 7.40).

Bei akut gereizten und leicht irritierbaren Nerven empfiehlt sich die etwas kompliziertere, aber dafür besonders schonende Gleitmobilisation oder Slider-Mobilisation. Dabei wird der Nerv in ständigem Wechsel an einem Ende auf Spannung gebracht, während er am anderen Ende gleichzeitig entspannt wird (Abb. 7.41). Dadurch gleitet er – wie ein Stück Zahnseide zwischen den Zähnen – an seinen angrenzenden Geweben entlang, ohne in sich gespannt zu sein.

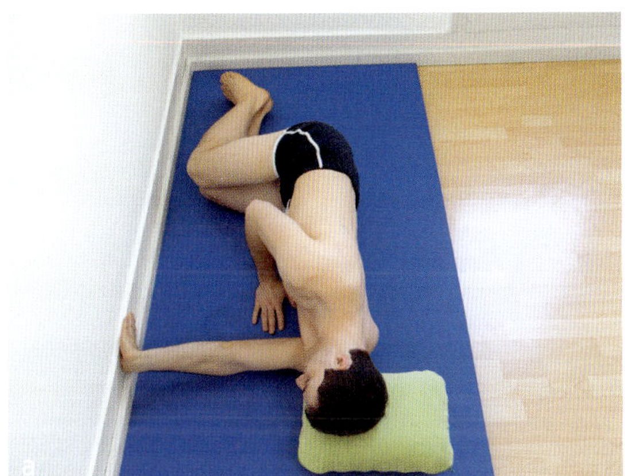

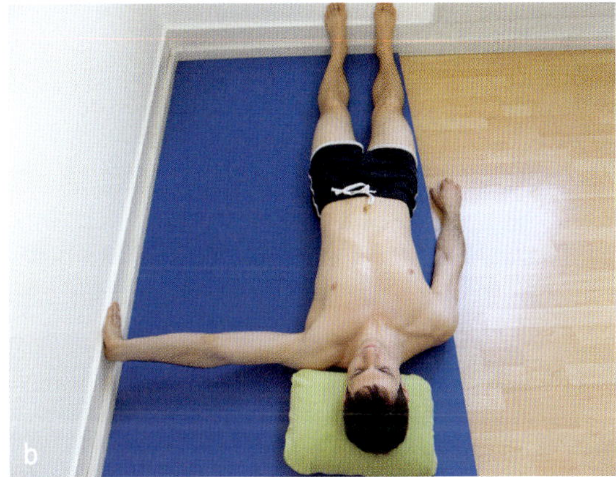

Abb. 7.40 Übung der Armnerven-Beweglichkeit im Liegen mit einem dicken Kopfkissen.

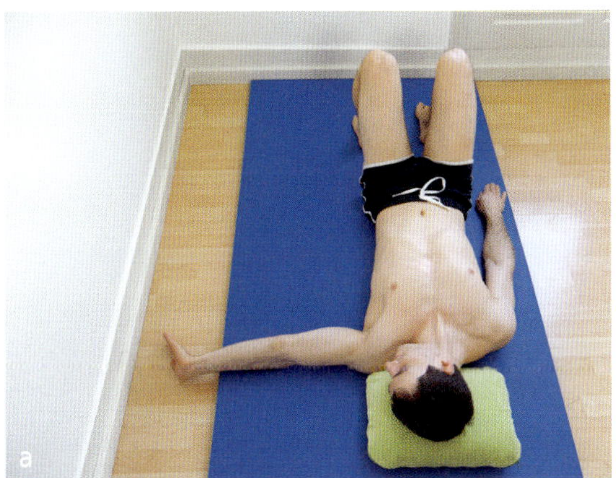

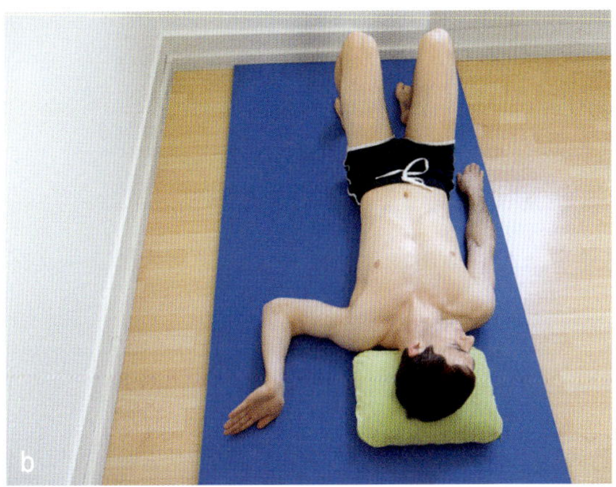

Abb. 7.41 Gleitmobilisation durch den Wechsel zwischen a und b: Der linke Ellbogen wird gestreckt, während sich der Kopf zum linken Ellbogen dreht (a). Der linke Ellbogen wird gebeugt, während sich der Kopf nach rechts dreht (b).

7.6.3 Was tun, wenn's nicht klappt

Wenn die Spannung nicht nachlässt, sollten mögliche mechanische Hindernisse der Nervenbeweglichkeit mithilfe folgender Tests und Übungen aufgespürt und beseitigt werden. Wenn Sie einen der folgenden Tests nicht bestehen, machen Sie die entsprechende Übung und wiederholen dann die Übung „Armnerven-Beweglichkeit". Löst sich nun hierbei die Spannung, haben Sie das mechanische Hindernis gefunden und beseitigt.

- Mit weniger Spannung versuchen und dabei gleichzeitig alle Entspannungsübungen machen (*Seite 39 ff*).
- Brustwirbelsäulen-Aufrichtung (*Seite 81*).
- Dreh-Beweglichkeit (*Seite 102*).
- Übungsalternativen mit nach vorne geneigtem Kopf oder in Rückenlage (Abb. 7.39 bis Abb. 7.41).

7.6.4 Vorher-nachher-Vergleich

Den Test besteht, wer sich ohne Spannung so weit nach rechts drehen kann, dass beide Schultern die Wand berühren (Abb. 7.43). Wird der Test nicht bestanden, wird gemessen, welcher Abstand zwischen dem rechten inneren Schulterblattrand und der Wand bleibt (Abb. 7.42). Kann der linke Kleinfingerballen nicht ohne Spannung an die Wand gedrückt werden, wird der verbleibende Abstand dazu addiert (Abb. 7.35).

Beträgt der Abstand zwischen dem inneren Schulterblattrand und der Wand beim Test vier Fingerbreiten (*Seite 101*, Abb. 7.42, blauer Pfeil), während zusätzlich auch noch ein Abstand von einer Fingerbreite zwischen Kleinfingerballen und Wand bleibt (*Seite 95*, Abb 7.35, blauer Pfeil), wird die Summe von fünf Fingerbreiten notiert.

Bei der Übungsalternative ohne Ecke (Abb. 7.38) kann der Abstand zwischen dem Schulterblattrand und der Wand nicht gemessen werden. Der Vorher-nachher-Vergleich der Oberkörperdrehung muss dann über eine weniger genaue Einschätzung in Grad oder nach Stunden auf einem imaginären Uhrenziffernblatt erfolgen.

7.6.5 Was bringt's?

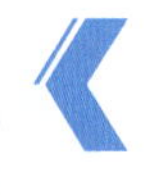

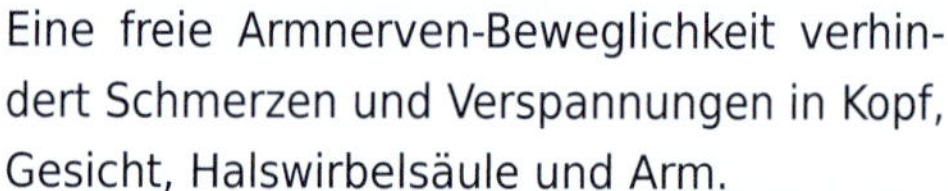

Eine freie Armnerven-Beweglichkeit verhindert Schmerzen und Verspannungen in Kopf, Gesicht, Halswirbelsäule und Arm.

Oft verspannen sich Muskeln, um unbewegliche Nerven vor Zug zu schützen. Solche Muskelverspannungen (Abb. 7.44) lassen sich nachhaltig nur durch die Wiederherstellung einer freien Nervenbeweglichkeit lösen.

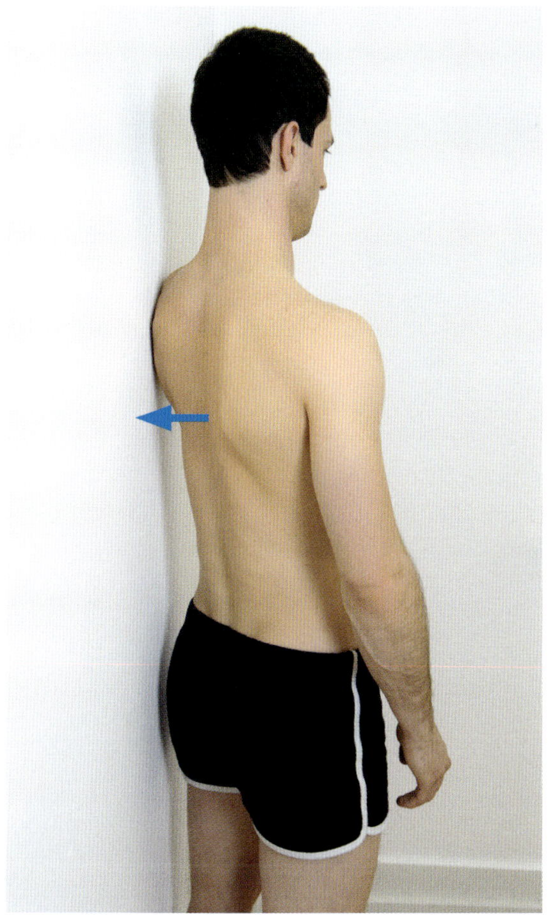

Abb. 7.42 *Das Testziel wurde nicht erreicht: Es bleibt ein Abstand zwischen dem inneren Rand des rechten Schulterblatts und der Wand.*

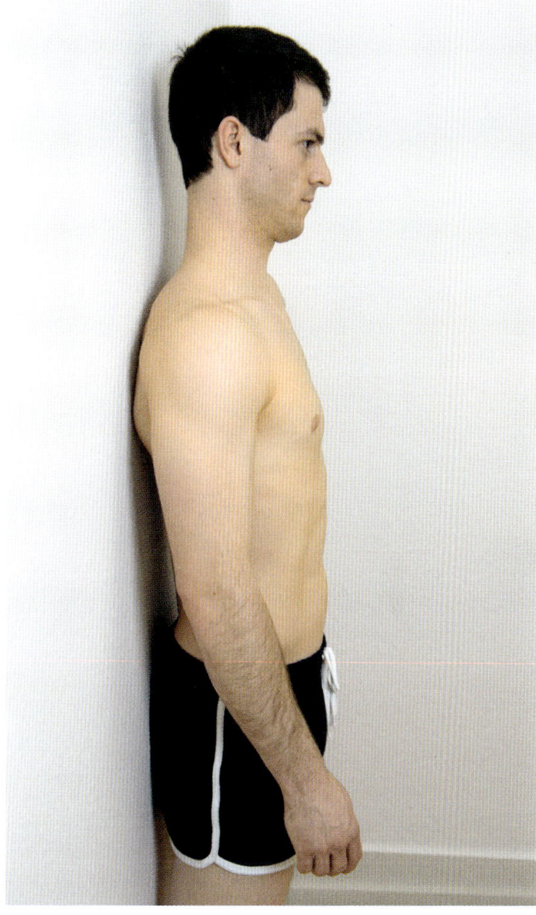

Abb. 7.43 *Das Testziel ist erreicht: Beide Schultern berühren die Wand.*

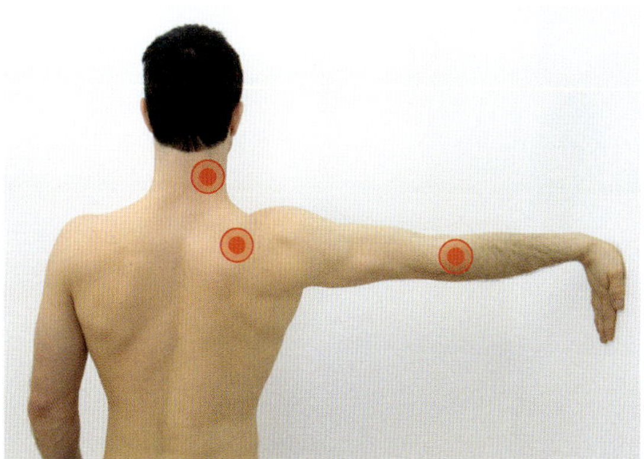

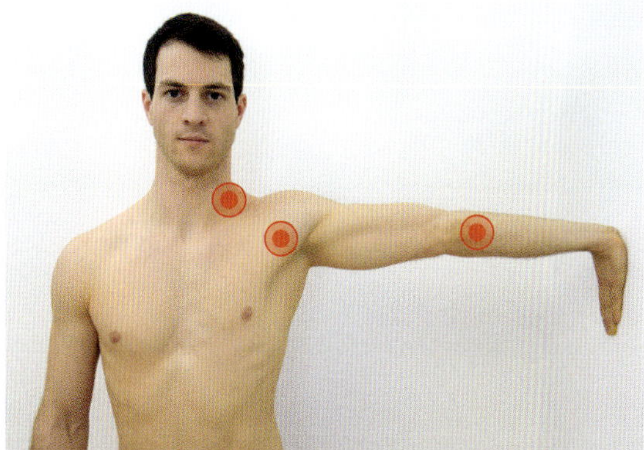

Abb. 7.44 *Gängige Muskelschmerzen aufgrund erhöhter Muskelspannung zum Schutz gespannter Nerven.*

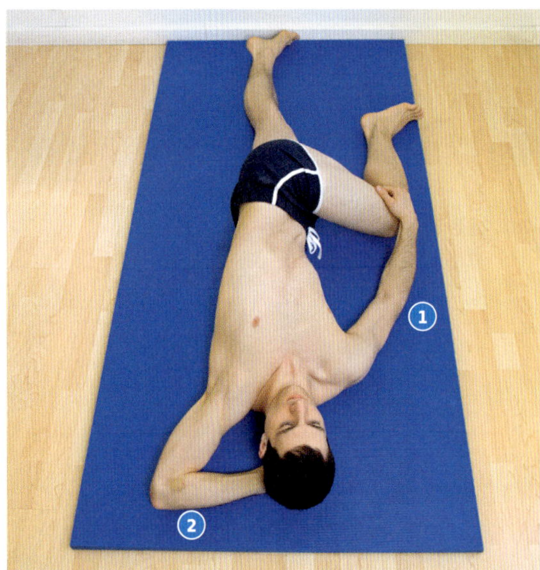

Abb. 7.45 Test der Dreh-Beweglichkeit.

7.7 Dreh-Beweglichkeit

Ausgangsstellung

Rechte Seitenlage. Ihre linke Hand liegt unter Ihrem Kopf, sodass die Fingerspitzen den Hinterrand Ihres rechten Ohres berühren. Solange Sie die Tests der Halswirbelsäulen- (*Seite 77*) und Brustwirbelsäulen-Aufrichtung (*Seite 81*) nicht bestanden haben, sollten Sie sich noch ein Kissen zwischen Ihren Kopf und Ihre linke Hand legen. Greifen Sie nun mit den Fingerspitzen Ihrer rechten Hand in die Mitte Ihrer linken Kniekehle und ziehen Sie Ihr linkes Bein so weit in Richtung Boden, bis Ihr rechter Ellbogen (Abb. 7.45: 1) und Ihr gesamter rechter Oberarm den Boden berühren.

7.7.1 Test

Können Sie (ohne Spannung oder Schmerz) Ihr linkes Knie und Ihren rechten Ellbogen (Abb. 7.45: 1) in dieser Position halten, während Sie gleichzeitig Ihren linken Ellbogen so weit nach hinten bringen, dass Ihr linker Arm den Boden berührt (Abb. 7.45: 2)?

7.7.2 Übung

Strecken Sie Ihren linken Ellbogen und lassen Sie Ihren Arm so weit in Richtung Boden sinken, bis Sie die erste Spannung spüren (Abb. 7.46) – typischerweise im linken Arm, der linken Hand, der linken Brust oder der linken Hüfte. Bleiben Sie so lange in dieser Position, bis sich die Spannung löst. Ist in dieser Stellung keine Spannung mehr spürbar, können Sie versuchen, noch weitere Verspannungen zu finden, wenn Sie mit Ihrem linken Arm auf dem Boden noch etwas weiter nach oben oder unten rutschen.

Übungsalternativen

Bei Fehlstellungen des Schultergelenks können verschiedene Sehnen beim Üben der „Dreh-Beweglichkeit" im linken Schultergelenk eingeklemmt werden. Diese Einklemmung wird auch als Impingement bezeichnet und verursacht typischerweise an der Stelle Schmerzen, wo bei Jackett, Pullover oder Bluse die Schulterpolster sitzen (Abb. 7.47). Dies ist kontraproduktiv, weil die Sehnen dadurch zunehmend gereizt werden. Daher sollten Sie in diesem Fall mit Ihrem linken Arm so weit auf dem Boden nach unten rutschen (Abb. 7.48), bis der Schmerz verschwindet.

Wenn Ihnen die Übung Beschwerden im Bereich Ihrer Wirbelsäule oder Ihres Kreuzbeins macht, sollten Sie sich darauf konzentrieren, jeden einzelnen Brustwirbel und jede Rippe in die Drehrichtung mitgehen und auch den linken Arm mit der Schwerkraft fallen zu lassen. Beseitigt dies die Beschwerden nicht, sollten Sie versuchen, ob dies durch ein Anbeugen beider Beine gelingt (Abb. 7.49).

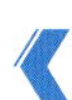

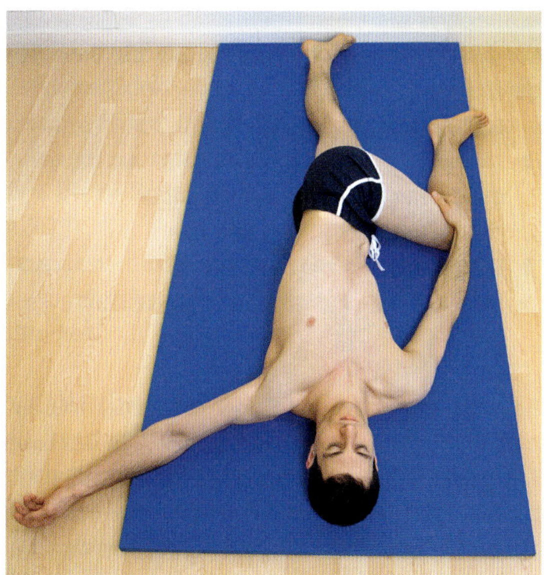

Abb. 7.46 Üben der Dreh-Beweglichkeit.

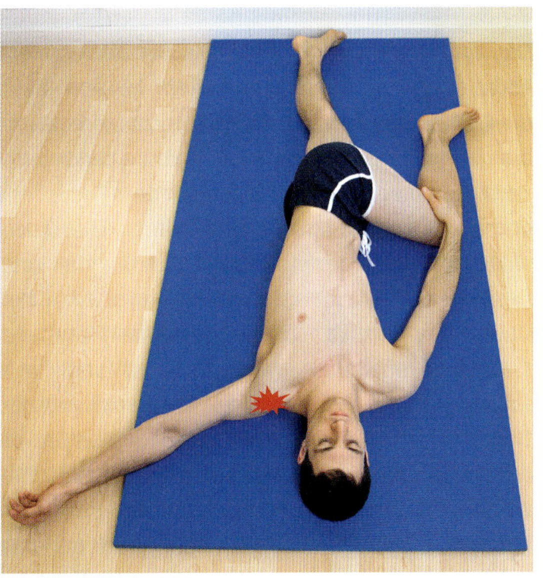

Abb. 7.47 Bei Schmerzen auf der Schulteroberseite …

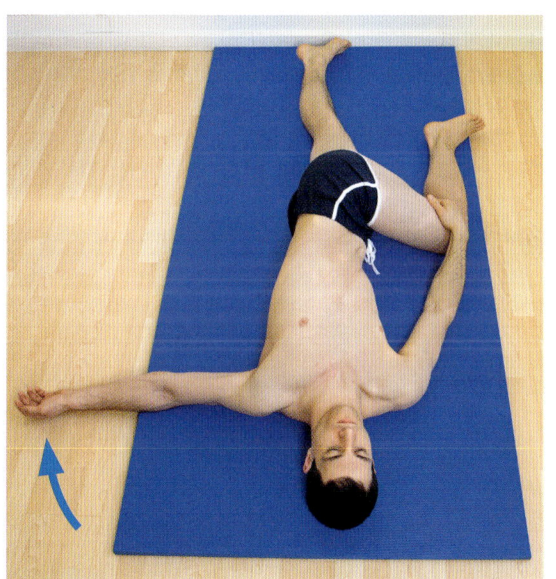

Abb. 7.48 … den Arm so weit auf dem Boden nach unten rutschen lassen, bis sie verschwunden sind.

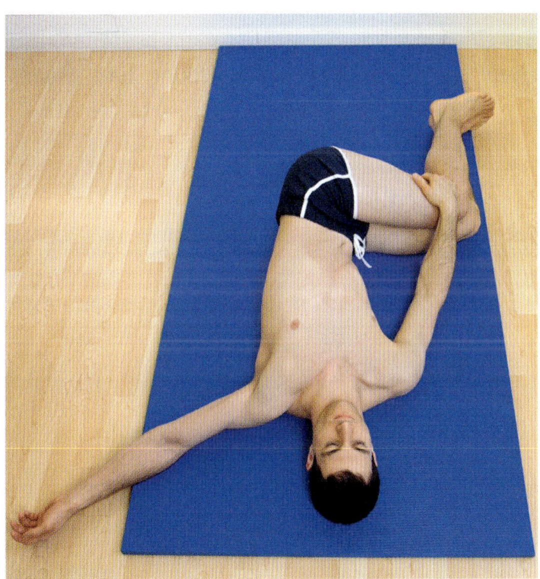

Abb. 7.49 Übungsalternative mit aufeinanderliegenden Knien.

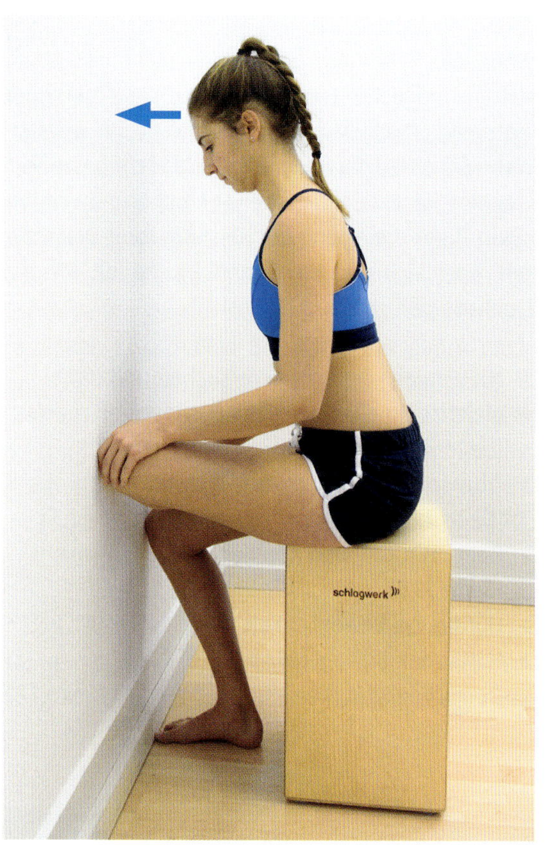

Abb. 7.61 Abstand zwischen Kopf und Wand.

7.10.4 Vorher-nachher-Vergleich

Wie groß ist der Abstand an der engsten Stelle zwischen Kopf und Wand (Abb. 7.61)?

Wenn Sie so unbeweglich sind, dass ein 75%iges Hohlkreuz schon mit senkrechter Oberkörperhaltung (*Seite 24*) nicht möglich ist, beschränkt sich der Vorher-nachher-Vergleich zunächst darauf zu messen, wie weit Sie Ihren Sitz erhöhen müssen, um ein 75%iges Hohlkreuz erreichen zu können.

7.10.5 Was bringt's?

Eine gute Gesäßmuskel-Dehnbarkeit ist eine Voraussetzung für eine volle Hüftbeuge-Beweglichkeit. Außerdem entlastet sie den Ischiasnerv und verhindert Verdrehungen im Becken-Darmbein-Gelenk, auch Iliosakralgelenk genannt. Schließlich ist sie die Voraussetzung für eine neutrale Wirbelsäulenschwingung (*Seite 12*) im Schneidersitz und beim An- und Ausziehen der Schuhe und Strümpfe (Abb. 7.59).

7.11 Bein-, Rücken- und Kopfnerven-Beweglichkeit

Ausgangsstellung

Sie sitzen auf der Vorderkante eines Stuhles passender Höhe (*Seite 27*) mit Ihrem Gesicht zur Wand. Ihre Zehen sind eine Fußlänge entfernt von der Wand. Ihre Unterschenkel stehen senkrecht und so weit von einander entfernt, dass eine Unterarmlänge Abstand zwischen Ihren Knien bleibt. Setzen Sie Ihren linken Fuß mit der Ferse vor die Wand und dem Großzehenballen gegen die Wand, wodurch sich Ihr linkes Knie automatisch leicht beugt (Abb. 7.62: ❶).

7.11.1 Test

Können Sie sich (ohne Spannung oder Schmerz) aus dieser Stellung (behutsam und langsam, da Nerven empfindlich sind) nach vorne beugen, bis beide Hände flach auf dem Boden aufgestützt sind und Sie die gesamte Unterseite Ihres Sitzes (Abb. 7.62: ❷) sehen können?

Dies setzt voraus, dass die Unterseite Ihres Stuhles flach ist. Ist sie hingegen am vorderen Ende nach unten gebogen, müssen Sie sich diese Biegung wegdenken.

7.11.2 Übung

Gehen Sie so weit, bis Sie die erste Spannung in einem der folgenden Bereiche spüren: linke Oberschenkelrückseite, Brustwirbelsäule, Nacken oder Kopf. Bleiben Sie so lange in dieser Position, bis sich die Spannung löst.

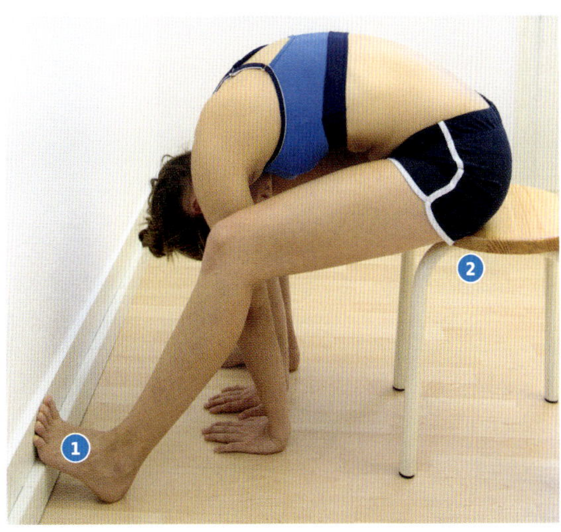

Abb. 7.62 Bein-, Rücken- und Kopfnerven-Beweglichkeit.

Übungsalternativen

Die Übung der Bein-, Rücken- und Kopfnerven-Beweglichkeit sollte keine Beschwerden im Bereich der Lendenwirbelsäule oder des Bauches verursachen. Kommt es bei der Übung im Sitzen (Abb. 7.62) zu Beschwerden im Bereich der Lendenwirbelsäule oder des Bauches, sollte versucht werden, ob sie durch die Übungsalternative in Rückenlage vermieden werden können. Sie funktioniert wie die Übung Oberschenkel-Rückseiten-Dehnbarkeit (*Seite 116*), nur dass die Hals- und Brustwirbelsäule mithilfe von Kissen, so weit wie angenehm möglich, in Beugung gelagert werden (Abb. 7.63).

Vorsicht

Bleiben Sie wie bei allen Übungen auch beim Üben und Testen der Bein-, Rücken- und Kopfnerven-Beweglichkeit nur im völlig schmerzfreien Bereich. Bei frischen Bandscheibenverletzungen sollten Test und Übung gar nicht gemacht werden. Bei ausgeheilten Bandscheibenverletzungen sollte nach dem Aufstehen mindestens eine Stunde mit dem Test oder der Übung gewartet werden, weil der Druck und die Steifigkeit der Bandscheibe und damit auch ihre Verletzungsanfälligkeit in dieser Zeit abnehmen. Treten bei der Übung dennoch Schmerzen im Bereich der Lendenwirbelsäule auf, sollte geprüft werden, ob die Übungsvarianten in Rückenlage (Abb. 7.63 und Abb. 7.64) eine schmerzfreie Alternative bieten.

Falls die Spannung während der Übungsalternative in Rückenlage nicht nachlässt, können Sie versuchen, ob dies mit einer Seitneigung der Lendenwirbelsäule in Richtung des auf dem Boden liegenden Beines gelingt (Abb. 7.64).

7.11.3 Was tun, wenn's nicht klappt

Wenn die Spannung beim Üben nicht nachlässt, sollten mögliche mechanische Hindernisse mithilfe folgender Tests und Übungen aufgespürt und gelöst werden. Wenn Sie einen der folgenden Tests nicht bestehen, machen Sie die entsprechende Übung und wiederholen dann die Übung zur Bein-, Rücken- und Kopfnerven-Dehnbarkeit. Löst sich nun die Spannung, haben Sie die Blockade gefunden und gelöst.

- Mit weniger Spannung versuchen und dabei gleichzeitig alle Entspannungsübungen machen (*Seite 39 ff*).
- Übungsalternativen in Rückenlage (Abb. 7.63 und Abb. 7.64).
- Oberschenkel-Rückseiten-Dehnbarkeit (*Seite 116*).
- Gesäßmuskel-Dehnbarkeit (*Seite 110*).
- Oberschenkel-Vorderseiten-Dehnbarkeit (*Seite 127*).
- Waden-Dehnbarkeit (*Seite 118*).
- Rückenmuskelkraft (*Seite 134*).

7.11.4 Vorher-nachher-Vergleich

Befestigen Sie in der Mitte zwischen den hinteren Beinen eines Stuhles oder Hockers ein Maßband oder einen Meterstab auf der Unterseite der Sitzfläche, sodass die Null der senkrecht hängenden Meßskala direkt an der Unterseite des Sitzes beginnt (Abb. 7.65). Für den Vorher-nachher-Vergleich merken Sie sich die oberste Zahl, die Sie auf dem Maßband oder Meterstab lesen können (Abb. 7.65: 1). Sie sagt Ihnen, wie viel Zentimeter Ihnen noch bis zum Testziel von „null Zentimetern" fehlen.

7.11.5 Was bringt's?

Eine freie Bein-, Rücken und Kopfnerven-Beweglichkeit entspannt die Muskulatur des gesamten Körpers und beugt Nervenreizungen vor. Oft verspannen sich Muskeln, um unbewegliche Nerven vor Zug zu schützen. Solche Muskelverspannungen lassen sich nur durch die Wiederherstellung einer freien Nervenbeweglichkeit lösen.

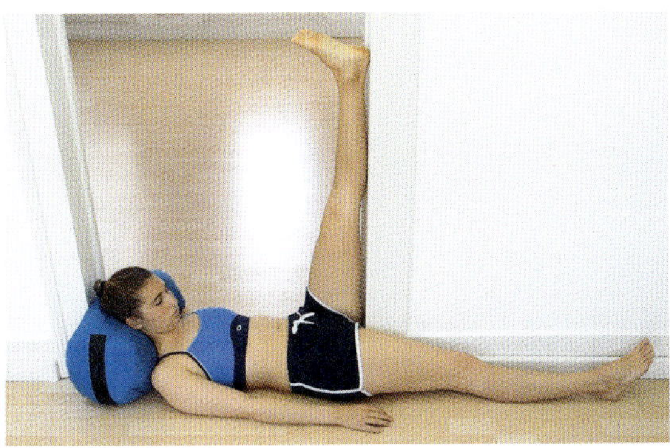

Abb. 7.63 Übung der Bein-, Rücken- und Kopfnerven-Beweglichkeit in Rückenlage.

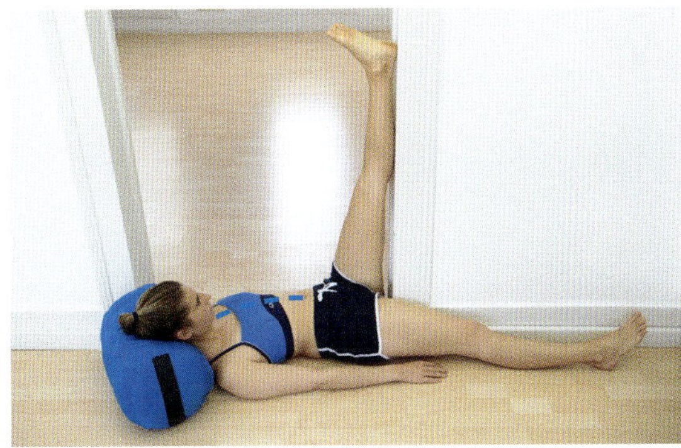

Abb. 7.64 Übung der Bein-, Rücken- und Kopfnerven-Beweglichkeit in Rückenlage mit Seitneigung.

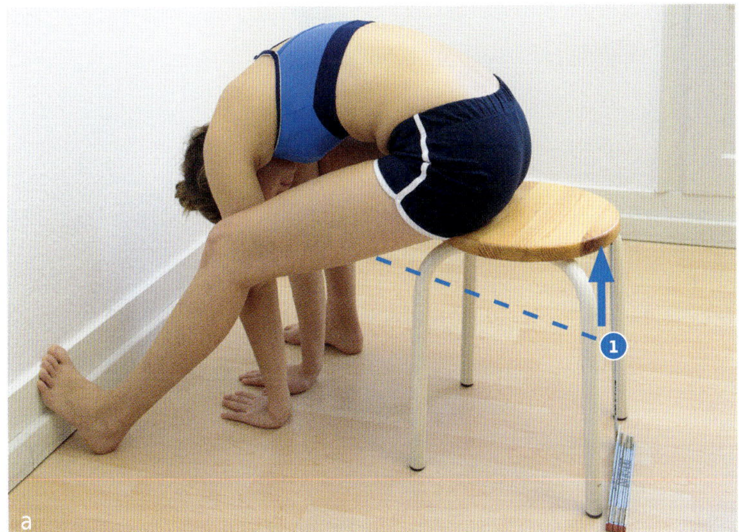

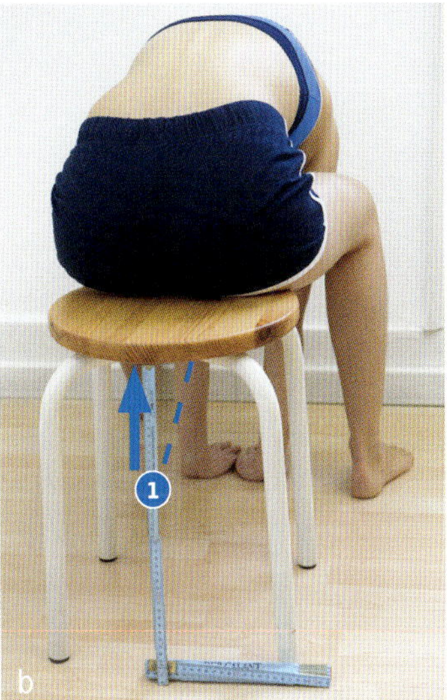

Abb. 7.65 Der blaue Pfeil entspricht der Länge des Stuhlbeinanteils, den Sie nicht sehen können.

7.12 Oberschenkel-Rückseiten-Dehnbarkeit

Ausgangsstellung

Legen Sie sich so auf Ihren Rücken, dass Ihre linke Gesäßhälfte (Abb. 7.66: 1) und Ihre linke Ferse den Rahmen einer geöffneten Tür berühren. Solange Sie die Tests der Hals- und Brustwirbelsäulen-Aufrichtung (*Seite 77 und Seite 81*) nicht bestanden haben, benutzen Sie ein Kopfkissen.

7.12.1 Test

Können Sie (ohne Ihre linke Beckenseite abzuheben, ohne Schmerz und ohne Spannung im Bereich Ihrer linken Oberschenkelrückseite) Ihre Ferse am Türrahmen so weit nach oben schieben (und somit Ihr linkes Bein so weit ausstrecken), dass Ihre linke Wade den Türrahmen berührt (Abb. 7.66: 2), während Ihr rechtes Bein so flach auf dem Boden liegt, dass Ihre rechte Wade den Boden berührt (Abb. 7.66: 3)?

7.12.2 Übung

Strecken Sie Ihr linkes Knie, bis Sie die erste Spannung im Bereich Ihrer linken Oberschenkelrückseite spüren. Bleiben Sie so lange in dieser Position, bis sich die Spannung löst.

Übungsalternativen

Wenn die Spannung bei der Übung gar nicht nachlässt, können Sie versuchen, ob dies gelingt, wenn Sie vor Beginn der Übung mit Ihrem gesamten Körper ein Stück vom Türrahmen wegrutschen (Abb. 7.67).

Treten bei der Übung Schmerzen im Bereich der Lendenwirbelsäule auf, sollten Sie versuchen, ob eine Seitneigung der Lendenwirbelsäule zur Gegenseite (Abb. 7.68) den Schmerz nimmt. Falls ja, sollten Sie mit dieser schmerzfreien Alternative weiterüben, bis die Übung auch ohne Seitneigung wieder schmerzfrei möglich ist.

7.12.3 Was tun, wenn's nicht klappt

Wenn die Spannung beim Üben nicht nachlässt, sollten mögliche mechanische Hindernisse mithilfe folgender Tests und Übungen aufgespürt und gelöst werden. Wenn Sie einen der folgenden Tests nicht bestehen, machen Sie die entsprechende Übung und wiederholen dann die Oberschenkel-Rückseiten-Dehnung. Löst sich nun die Spannung, haben Sie die Blockade gefunden und gelöst.

- Mit weniger Spannung versuchen und dabei gleichzeitig alle Entspannungsübungen machen (*Seite 39 ff*).
- Übungsalternative mit etwas Abstand zum Türrahmen (Abb. 7.67).
- Gesäßmuskel-Dehnbarkeit (*Seite 110*).
- Bein-, Rücken- und Kopfnerven-Beweglichkeit (*Seite 113*).
- Hüftstreck-Beweglichkeit (*Seite 123*).
- Oberschenkel-Vorderseiten-Dehnbarkeit (*Seite 127*).
- Waden-Dehnbarkeit (*Seite 118*).
- Rückenmuskelkraft (*Seite 134*).
- Übungsalternative mit Seitneigung (Abb. 7.68).
- Übungsalternative im Sitzen (Abb. 10.05).

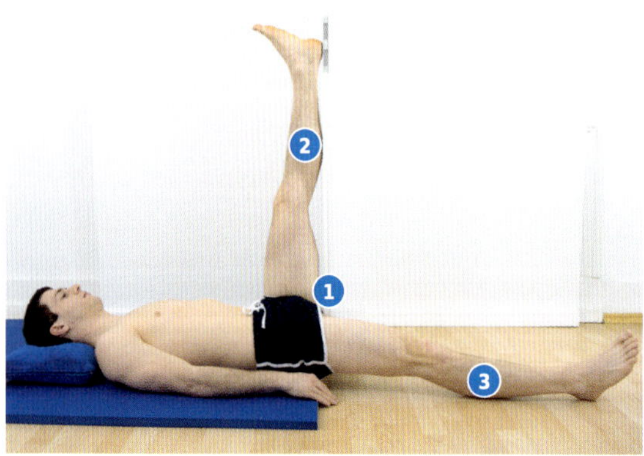

Abb. 7.66 Oberschenkel-Rückseiten-Dehnbarkeit.

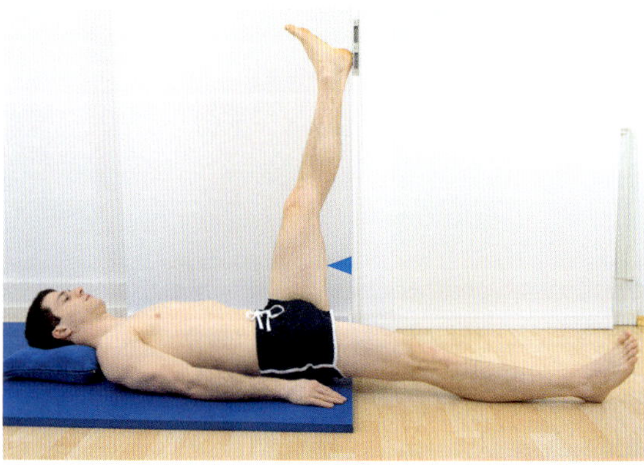

Abb. 7.67 Übungsalternative mit Entfernung zum Türrahmen.

Wenn Sie Ihre linke Oberschenkelrückseite am Türrahmen dehnen und Ihr linker Fuß während der Übung taub wird, bevor die Spannung in der linken Oberschenkelrückseite nachgelassen hat, machen Sie eine Pause, indem Sie vorübergehend Ihre rechte Oberschenkelrückseite dehnen, bis die Taubheit im linken Fuß vergeht, und dehnen dann wieder die linke Oberschenkelrückseite. Die Taubheit sollte bei regelmäßigem Üben immer später kommen und sich dann allmählich ganz verlieren. Falls nicht, sollten Sie die Ursache der Taubheit von Ihrem Physiotherapeuten oder Arzt klären lassen.

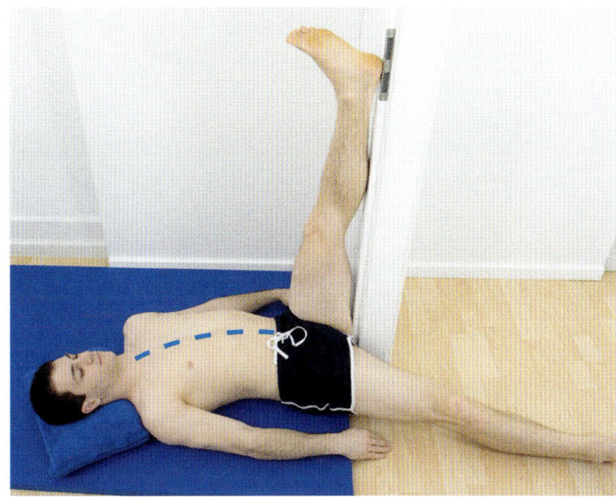

Abb. 7.68 Übungsalternative mit Seitneigung.

7.12.4 Vorher-nachher-Vergleich

Wie groß ist der Abstand zwischen der linken Wade und dem Türrahmen und der rechten Wade und dem Fußboden (Abb. 7.69)?

Die Entfernung wird von dem Punkt der Wade aus gemessen, der bei freier Beweglichkeit als erster die Wand oder den Boden berühren würde. Wenn die Entfernung groß ist, wird es schwer abzuschätzen, welcher Punkt dies sein könnte. Er lässt sich dann leichter definieren, wenn Sie vor dem Test in der Rückenlage beide Beine zusammen auf dem Boden ausstrecken. Der Punkt der Wade, der nun zuerst den Boden berührt (Abb. 7.70), ist der Punkt, von dem aus beim Test die Entfernung zum Türrahmen oder zum Boden gemessen wird.

Addieren Sie den Abstand der linken Wade vom Türrahmen und den Abstand der rechten Wade vom Fußboden. Dokumentieren Sie neben dieser Summe außerdem die am Türrahmen gedehnte Seite. Im Fall der Testabbildung (Abb. 7.66) also als „Links: null", da die linke Wade den Türrahmen und die rechte Wade den Boden berührt (Entfernung vom Testziel: null). Läge das rechte Bein am Türrahmen und beide Waden wären jeweils 2 Finger breit vom Ziel entfernt, würde dies als „Rechts: 4 Fingerbreit" notiert werden.

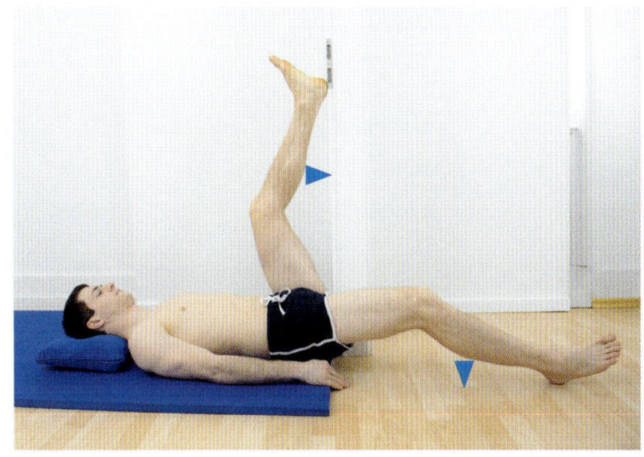

Abb. 7.69 Abstand der Waden von Türrahmen und Fußboden.

7.12.5 Was bringt's?

Eine dehnbare Oberschenkelrückseite verhindert eine Überlastung der Bandscheiben beim Bücken, verbessert die Beweglichkeit des Ischiasnervs, beugt Zerrungen der Oberschenkel-Rückseiten-Muskulatur vor und erleichtert eine aufrechte Haltung.

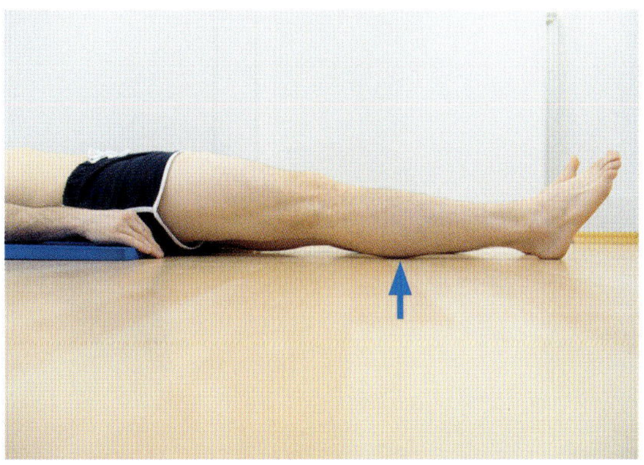

Abb. 7.70 Welcher Punkt der Wade berührt den Boden zuerst?

7.13 Waden-Dehnbarkeit

Ausgangsstellung

Sie stehen barfuß mit Blick zur Wand auf einem harten Boden (ohne Gymnastikmatte). Ihre Füße befinden sich zwei Fußlängen entfernt von der Wand. Machen Sie mit Ihrem rechten Bein einen Schritt nach vorne, sodass die Zehen Ihres rechten Fußes die Wand berühren (Abb. 7.71: ❶). Wenn Sie alles richtig gemacht haben, beträgt der Abstand zwischen Ihrer rechten Ferse und Ihren linken Zehen jetzt eine Fußlänge (Abb. 7.71: ❷). Drehen Sie Ihren linken Fuß nun so weit nach innen, dass die Außenkante Ihres linken Fußes senkrecht zur Wand steht (Abb. 7.72). Legen Sie Ihre verschränkten Unterarme gegen die Wand und lehnen Sie Ihren Kopf mit der Stirn gegen die Unterarme. Halten Sie Ihr Becken parallel zur Wand. Ohne mit Ihrer linken Fußsohle auf dem Boden zu verrutschen, drehen Sie schließlich Ihr linkes Knie so weit wie möglich nach außen. Wenn Sie dies richtig machen, hebt sich der Innenrand Ihres linken Fußes, während das Gewicht auf die Außenkante des Fußes verlagert wird. Die Außenkante Ihres linken Fußes steht dabei weiterhin senkrecht zur Wand.

7.13.1 Test

Können Sie unter Beibehaltung dieser Grundhaltung, ohne Schmerz und ohne Spannung im Bereich Ihrer linken Wade, Ihr linkes Knie ganz durchgestreckt halten (Abb. 7.71: ❸), und dabei Ihr Gewicht ohne Abheben der Ferse unverändert auf der Außenkante Ihres linken Fußes lassen, während Sie Ihr rechtes Knie so weit nach vorne schieben, bis es die Wand berührt (Abb. 7.71: ❹)?

Eine effektive Wadendehnung und eine Stärkung des Fußgewölbes setzen beide voraus, dass das Fußgewölbe während der Übung aufrecht gehalten wird.

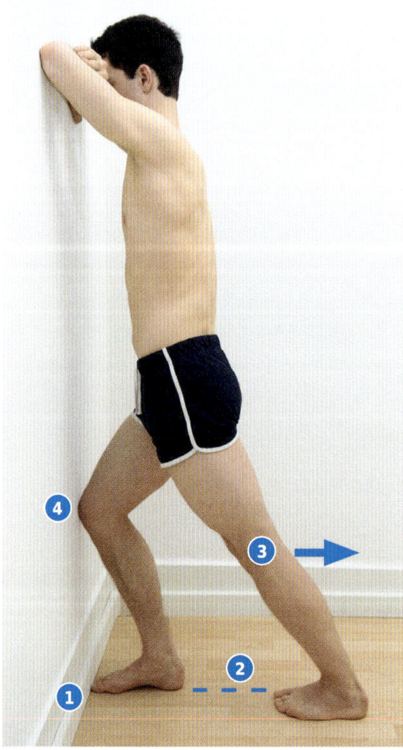

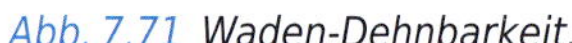
Abb. 7.71 Waden-Dehnbarkeit.

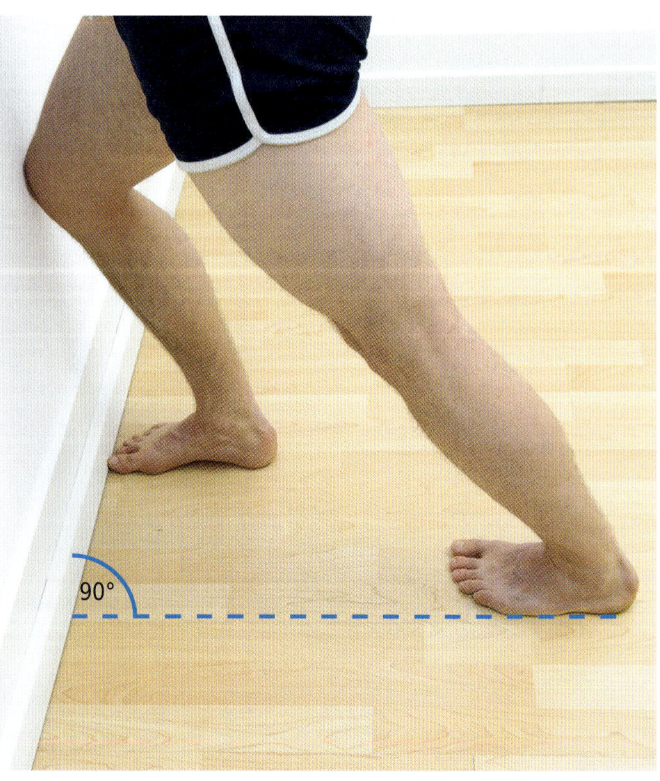

Abb. 7.72 Die Außenkante Ihres linken Fußes steht senkrecht zur Wand.

7.13.2 Übung

Strecken Sie Ihr linkes Knie, bis Sie die erste Spannung im Bereich Ihrer linken Wade spüren. Bleiben Sie so lange in dieser Position, bis sich die Spannung löst.

Übungsalternativen

Neben der Außendrehung des linken Knies und der Gewichtsverlagerung auf die Außenkante des linken Fußes kann das Fußgewölbe muskulär noch effektiver gehalten werden, wenn Sie sich zusätzlich vorstellen, Sie würden mit den Zehen ein Handtuch greifen.

Wenn Sie auf einem glatten Boden stehen und Ihre Socken trotzdem nicht ausziehen möchten, können Sie die Übung auch in einem Türrahmen machen (Abb. 7.73). Dabei berührt das vordere Knie die Innenseite des Tührrahmens auf einer Seite, während die Ferse des nach hinten gestellten Fußes den Türrahmen auf der anderen Seite berührt. So rutschen Sie trotz des glatten Bodens nicht weg. Zudem entspricht die Türweite normaler Zimmertüren meistens in etwa der Ausgangsstellung des Tests.

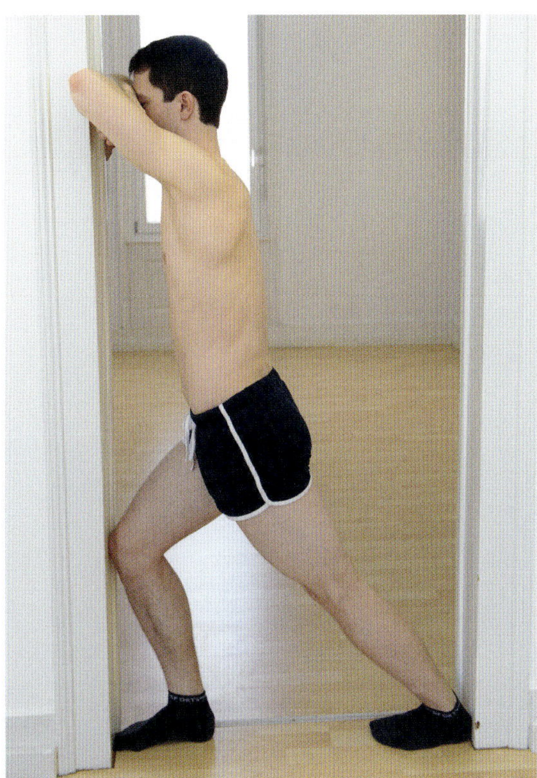

Abb. 7.73 Die Wadendehnung im Türrahmen verhindert, dass die Socken auf glattem Boden rutschen.

7.13.3 Was tun, wenn's nicht klappt

Wenn die Spannung beim Üben nicht nachlässt, sollten mögliche mechanische Hindernisse mithilfe folgender Tests und Übungen aufgespürt und beseitigt werden. Wenn Sie einen der folgenden Tests nicht bestehen, machen Sie die entsprechende Übung und wiederholen dann die Waden-Dehnung. Löst sich nun die Spannung, haben Sie die Blockade gefunden und gelöst.

- Mit weniger Spannung versuchen und dabei gleichzeitig alle Entspannungsübungen machen (*Seite 39 ff*).
- Oberschenkel-Vorderseiten-Dehnbarkeit (*Seite 127*).
- Gesäßmuskel-Dehnbarkeit (*Seite 110*).
- Bein-, Rücken- und Kopfnerven-Beweglichkeit (*Seite 113*).
- Oberschenkel-Rückseiten-Dehnbarkeit (*Seite 116*).

Falls Sie anstelle einer Dehnspannung der Wade ein Druckgefühl im Sprunggelenk vorne zwischen Ihren Knöcheln spüren, verbessert die Übung „Waden-Dehnbarkeit" die Sprunggelenksbeweglichkeit oft nicht und kann sogar Reizzustände provozieren. In diesem Fall sollten Sie daher zuerst Ihren Physiotherapeuten bitten, Ihr Sprunggelenk zu untersuchen und, falls möglich und sinnvoll, auch zu mobilisieren. Nach einer erfolgreichen Mobilisation der Blockade verschwindet das Einklemmgefühl und es wird aufgrund der vermehrten Sprunggelenksbeweglichkeit wieder eine elastische Spannung in der Wade spürbar. Ist die Blockierung im Sprunggelenk die Folge eines Knochenbruchs oder schweren Verstauchung, lässt sich eine volle Beweglichkeit in diesem Gelenk allerdings oft nicht wieder ganz herstellen.

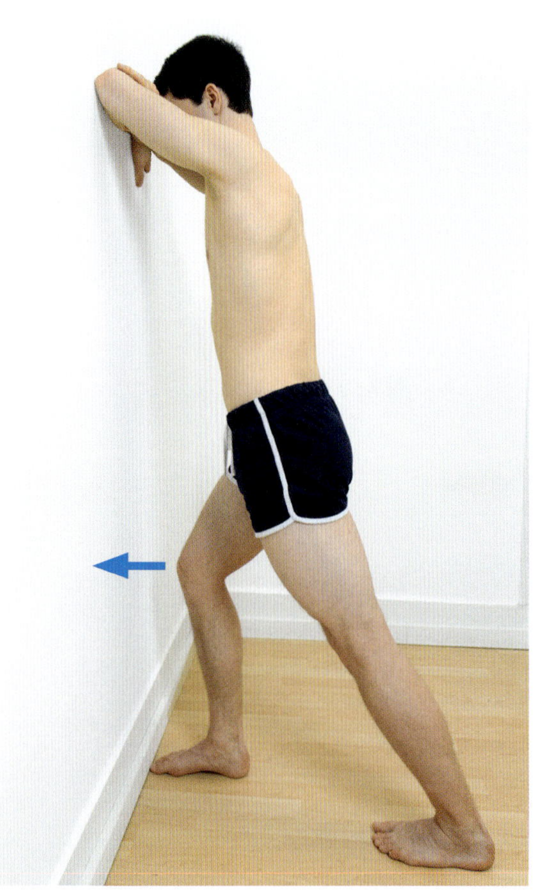

Abb. 7.74 *Abstand zwischen Knie und Wand.*

7.13.4 Vorher-nachher-Vergleich

Wie groß ist der Abstand zwischen dem rechten Knie und der Wand beim Erreichen der ersten Spannung (Abb. 7.74)?

7.13.5 Was bringt's?

Eine freie Waden-Dehnbarkeit entlastet die Wirbelsäule, indem sie eine entspannte Gehbewegung und die richtige Hebetechnik ermöglicht. Bei der Übung „Waden-Dehnbarkeit" wird das typische Ungleichgewicht „verkürzte Wade und eingefallenes Fußgewölbe" ausgeglichen, indem die Wade gedehnt und das Fußgewölbe gleichzeitig aufgerichtet wird. Diese aktive Aufrichtung kräftigt die stützende Muskulatur des Fußgewölbes, verhindert eine Überdehung der stützenden Bänder des Gewölbes während der Übung und entspannt genau den Teil des Wadenmuskels, dessen Spannung eine freie Aufrichtung des Fußgewölbes erschwert.

7.14 Oberschenkel-Innenseiten-Dehnbarkeit

Ausgangsstellung

Zunächst sitzen Sie mit dem Gesicht zur Wand, die Fußsohlen gegeneinander, der Abstand zwischen Ihrem Schritt und Ihren Fersen beträgt eine Handlänge (Abb. 7.75). Ihre Fußspitzen berühren die Wand. Nun legen Sie sich auf den Rücken (Abb. 7.76). Solange Sie die Tests der Hals- und Brustwirbelsäulen-Aufrichtung (*Seite 77 und Seite 81*) nicht bestanden haben, legen Sie Ihren Kopf auf ein Kopfkissen.

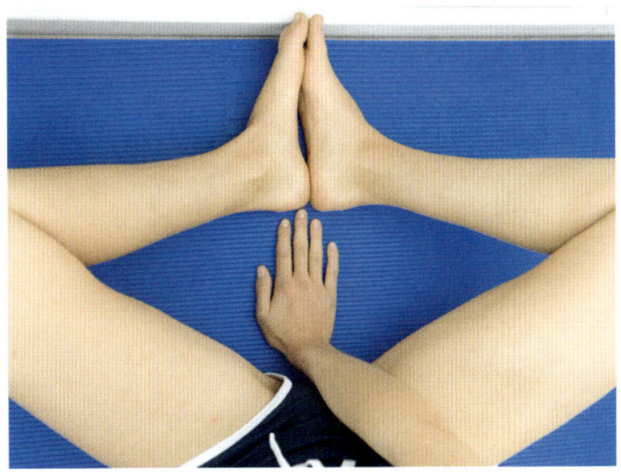

Abb. 7.75 *Abstand Ferse-Schritt.*

7.14.1 Test

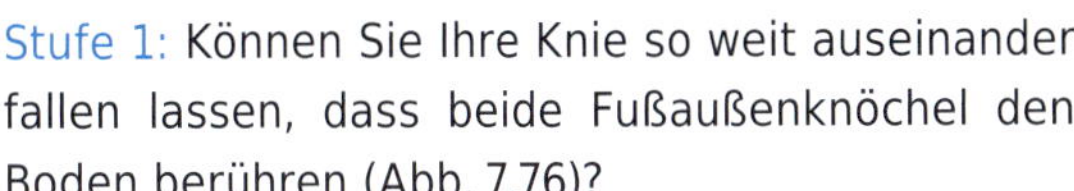

Wie immer sollten Sie bei den folgenden Stufen 1–3 des Tests stets im schmerzfreien Bereich bleiben und nur bis zur ersten Spannung im Bereich der Hüfte, Leiste und Oberschenkelinnenseite gehen.

Stufe 1: Können Sie Ihre Knie so weit auseinander fallen lassen, dass beide Fußaußenknöchel den Boden berühren (Abb. 7.76)?

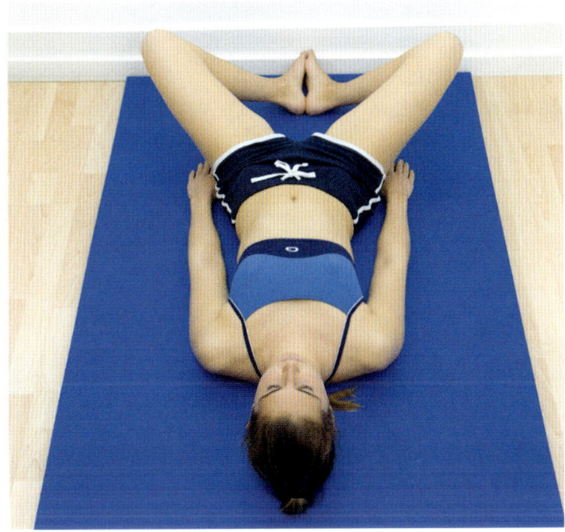

Abb. 7.76 *Test-Stufe 1.*

Stufe 2: Können Sie, ohne dass Sie dabei mit Ihrem Oberkörper weiter von der Wand wegrutschen, Ihre Fersen gegen die Wand legen und Ihre Beine so weit ausstrecken, dass Ihre linke und rechte Wade den Boden berühren (Abb. 7.77)?

Stufe 3: Können Sie in dieser Stellung (Abb. 7.77) Ihre Lendenwirbelsäule nach unten drücken, bis sie den Boden berührt?

7.14.2 Übung

Gehen Sie bei den Stufen 1–3 jeweils so weit, bis Sie die erste Spannung im Bereich Ihrer Leisten oder Oberschenkelinnenseiten spüren. Bleiben Sie so lange in dieser Position, bis sich die Spannung löst.

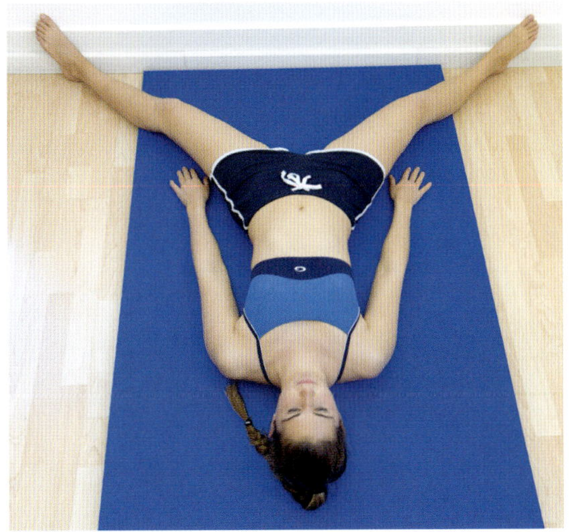

Abb. 7.77 *Test-Stufe 2 und 3.*

Übungsalternative

Wenn die Muskeln auf der Innenseite der Oberschenkel so stark verkürzt sind, dass die Knie beim zweiten Teil des Tests nicht gestreckt werden können (Abb. 7.78), sollten Sie so weit von der Wand wegrutschen, bis dies möglich ist. Mit zunehmender Beweglichkeit kann der Abstand zur Wand dann wieder verringert werden.

7.14.3 Was tun, wenn's nicht klappt

Wenn die Spannung beim Üben nicht nachlässt, sollten mögliche mechanische Hindernisse mithilfe folgender Tests und Übungen aufgespürt und beseitigt werden. Wenn Sie einen der folgenden Tests nicht bestehen, machen Sie die entsprechende Übung und wiederholen dann die Oberschenkel-Innenseiten-Dehnung. Löst sich nun die Spannung, haben Sie die Blockade gefunden und gelöst.

- Mit weniger Spannung versuchen und dabei gleichzeitig alle Entspannungsübungen machen (*Seite 39 ff*).
- Hüftstreck-Beweglichkeit (*Seite 123*).
- Oberschenkel-Vorderseiten-Dehnbarkeit (*Seite 127*).
- Stehhaltung mit senkrechtem Oberkörper (*Seite 36*).
- Sitzhaltung mit senkrechtem Oberkörper (*Seite 24*).
- Brustwirbelsäulen-Aufrichtung (*Seite 81*)

7.14.4 Vorher-nachher-Vergleich

Stufe 1: Wie groß ist der Abstand zwischen den Außenknöcheln und dem Boden auf der linken und rechten Seite? Der Abstand des linken und rechten Außenknöchels vom Boden wird addiert.

Stufe 2: Wie groß ist der Abstand auf der linken und rechten Seite zwischen Wade und Boden (Abb. 7.78)? Der Abstand zwischen Wade und Boden wird von dem Punkt der Wade aus gemessen, der bei freier Beweglichkeit als erster den Boden berühren würde. Wenn die Entfernung groß ist, wird es schwer abzuschätzen, welcher Punkt dies sein könnte. Er lässt sich dann leichter definieren, wenn Sie vor dem Test so weit von der Wand wegrutschen, dass Sie beide Beine ausstrecken können und Ihre Waden den Boden berühren. Der Punkt der Wade, der nun zuerst den Boden berührt, ist der Punkt, von dem aus beim Test die Entfernung zum Boden gemessen wird (Abb. 7.79).

Stufe 3: Berührt die Lendenwirbelsäule den Boden oder nicht?

7.14.5 Was bringt's?

Dehnbare Oberschenkelinnenseiten entlasten die Wirbelsäule, indem sie die richtige Hebetechnik (*Seite 106*) und neutrale Wirbelsäulenschwingung (*Seite 12*) im Sitzen und bei Ausfallschritten ermöglichen. Außerdem beugen sie Leistenzerrungen und Beckenfehlstellungen vor.

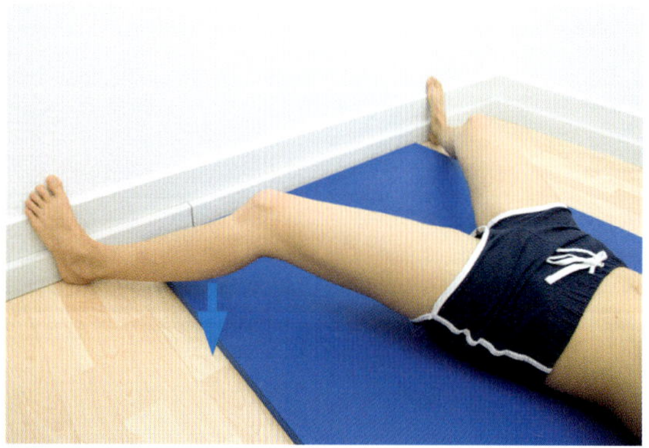

Abb. 7.78 Abstand zwischen Wade und Boden.

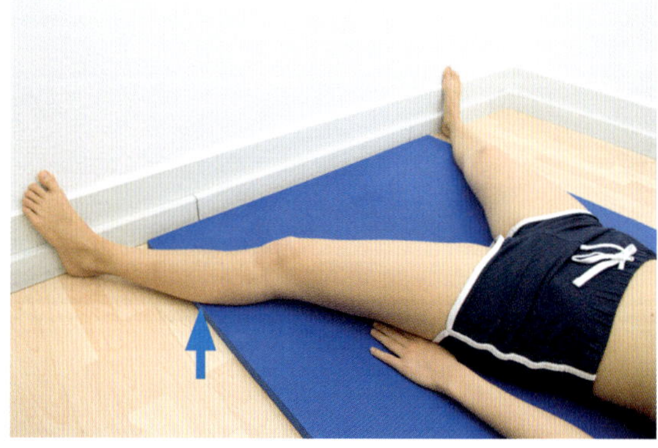

Abb. 7.79 Welcher Punkt der Wade berührt den Boden zuerst?

7.15 Hüftstreck-Beweglichkeit

Ausgangsstellung

Sie stehen mit Ihrem Rücken gegen einen Türrahmen gelehnt. Ihr linker Fuß ist einen Schritt nach hinten versetzt, sodass Ihre linke Ferse und Ihr linker Fußinnenknöchel seitlich neben dem Türrahmen stehen (Abb. 7.80a: 1). Ihr linker Fuß steht dabei so weit nach innen gedreht, dass die Außenkante Ihres Fußes gerade nach vorne zeigt (Abb. 7.80b). Ihr rechter Fuß steht entspannt einen Schritt nach vorne versetzt auf einer Stufe. Die genaue Höhe der Stufe ist unwichtig, möglich wären z. B. ein Stuhl, ein Schemel oder ein paar Bücher. Während beide Fersen unverändert auf dem Boden stehen bleiben, kippen Sie Ihr Becken nun so, dass Ihre Lendenwirbelsäule fest gegen den Türrahmen gepresst wird (Abb. 7.80a: 2).

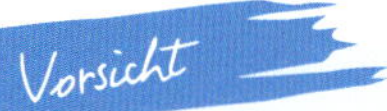

Falls Sie einen Leistenbruch haben oder eine Leisten-Hernien-Operation hatten, sollten Sie zuerst mit dem Operateur abklären, ob und wie weit Sie an Ihrer Hüftstreck-Beweglichkeit arbeiten dürfen.

7.15.1 Test

Können Sie (ohne Schmerz und ohne Spannung im Bereich Ihrer linken Leiste oder Hüfte) Ihr linkes Knie ganz nach hinten durchstrecken (Abb. 7.80a: 3), während Sie Ihre Lendenwirbelsäule fest gegen den Türrahmen gepresst halten (Abb. 7.80a: 2)?

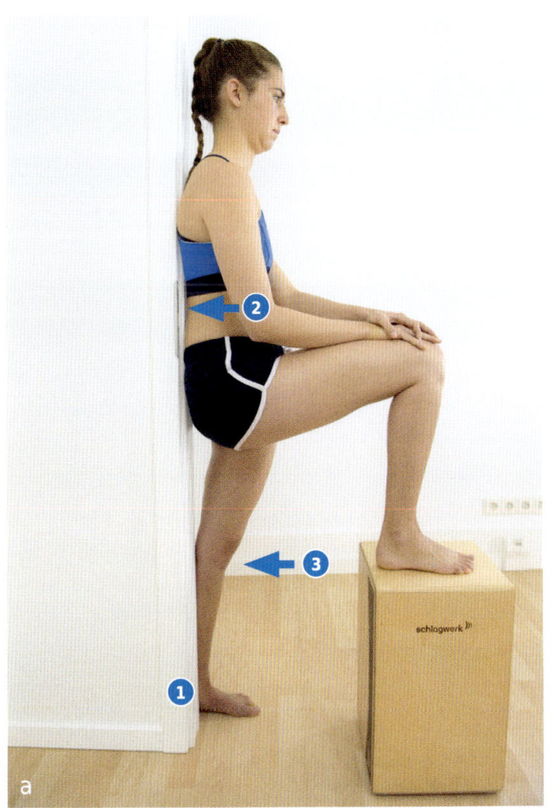

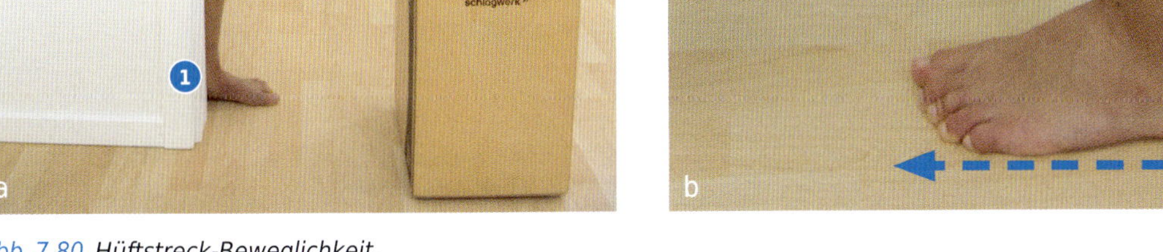

Abb. 7.80 Hüftstreck-Beweglichkeit.

7.15.2 Übung

Halten Sie Ihre Lendenwirbelsäule fest gegen den Türrahmen gepresst (Abb. 7.80a: 2), während Sie Ihr linkes Knie zunehmend strecken (Abb. 7.80a: 3), solange Sie den Anpressdruck der Lendenwirbelsäule unvermindert halten können oder bis Sie eine erste Spannung in Ihrer linken Leiste oder Hüfte spüren. Bleiben Sie so lange in dieser Position, bis sich die Spannung in Ihrer linken Leiste löst oder bis sich Ihr linkes Knie weiter strecken lässt, ohne dass der Druck der Lendenwirbelsäule gegen den Türrahmen dabei nachlässt. Der Muskel auf Ihrer linken Oberschenkelvorderseite hingegen muss bei der Übung angespannt bleiben, um die Dehnposition halten zu können.

Übungsalternative

Sobald Sie den Bewegungsablauf der Übung sicher beherrschen, können Sie die Übung auch ohne Wand machen. Es genügt dann, wenn Sie sich die Wand nur noch vorstellen (siehe „Hüftstreck-Beweglichkeit", *Seite 123*).

7.15.3 Was tun, wenn's nicht klappt

Wenn die Spannung beim Üben nicht nachlässt, sollten mögliche mechanische Hindernisse mithilfe folgender Tests und Übungen aufgespürt und beseitigt werden. Wenn Sie einen der folgenden Tests nicht bestehen, machen Sie die entsprechende Übung und wiederholen dann die Übung „Hüftstreck-Beweglichkeit". Löst sich nun die Spannung, haben Sie die Blockade gefunden und gelöst.

- Mit weniger Spannung versuchen und dabei gleichzeitig alle Entspannungsübungen machen (*Seite 39 ff*).
- Rückenmuskelkraft (*Seite 134*).
- Oberschenkel-Vorderseiten-Dehnbarkeit (*Seite 127*).

Leistenschmerzen die durch eine Leisten-Hernie bedingt sind, ändern sich durch die Übung „Hüftstreck-Beweglichkeit" in der Regel nicht. Falls Leistenbeschwerden nach der Übung dennoch verstärkt sind, sollte die Spannung so weit reduziert werden, dass dies nicht mehr geschieht. In der Regel bringt die Übung aber auch trotz Leisten-Hernie eine Erleichterung von Beschwerden im Bereich der Hüfte und Leiste.

Wenn bei der Übung „Hüftstreck-Beweglichkeit" anfänglich keine Spannung wahrgenommen wird, liegt dies in der Regel daran, dass der gedehnte Hüftbeugemuskel einerseits sehr kräftig und unempfindlich ist und andererseits die Bauchmuskeln und Gesäßmuskeln, die das Becken kippen und damit den Hüftbeugemuskel dehnen sollen, recht schwach sind. Bei einem ausgeprägten Ungleichgewicht zwischen einem verkürztem Hüftbeugemuskel auf der einen und schwachen Bauchmuskeln und Gesäßmuskeln auf der anderen Seite kann es einige Trainingseinheiten lang dauern, bis die Bauch- und Gesäßmuskeln kräftig genug geworden sind, um den starken Hüftbeugemuskel so weit zu dehnen, dass sein Spannung im Leisten- oder Hüftbereich spürbar wird.

Bei starker Hüftarthrose, Neigung zur entzündlichen Reaktion und einem Alter von 80 Jahren kann die Hüftstreck-Beweglichkeit oft nicht mehr verbessert werden. Weil es aber immer Ausnahmen gibt, lohnt sich auch hier ein sanfter Versuch. Sollte selbst diese sanfte Mobilisierung Hüftbeschwerden provozieren, sollte die Übung nicht wieder versucht werden.

7.15.4 Vorher-nachher-Vergleich

Nehmen Sie die Ausgangsstellung der Übung „Hüftstreck-Beweglichkeit" ein, ohne dass Sie Ihre Lendenwirbelsäule gegen die Wand drücken. Stattdessen legen Sie beide Unterarme auf Ihren rechten Oberschenkel und strecken Ihr linkes Knie maximal nach hinten durch (Abb. 7.81). Nun legt eine Hilfsperson, die Sie vermisst, ihre rechte gestreckte Hand mit der Spitze ihres Mittelfingers gegen den Türrahmen und mit dem Zeigefinger gegen Ihre linke Kniekehle (Abb. 7.82). Dann nehmen Sie Ihre Unterarme vom rechten Oberschenkel, richten Ihren Oberkörper auf, beugen Ihr linkes Knie, pressen Ihre Lendenwirbelsäule ganz fest gegen den Türrahmen und strecken Ihr linkes Knie dann wieder so weit, wie dies ohne Spannung in der Leiste möglich ist und ohne dass der Anpressdruck Ihrer Lendenwirbelsäule an den Türrahmen nachlässt (Abb. 7.83). Wie groß ist nun der Abstand zwischen dem Zeigefinger der Hilfsperson und Ihrer linken Kniekehle (Abb. 7.84)?

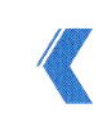

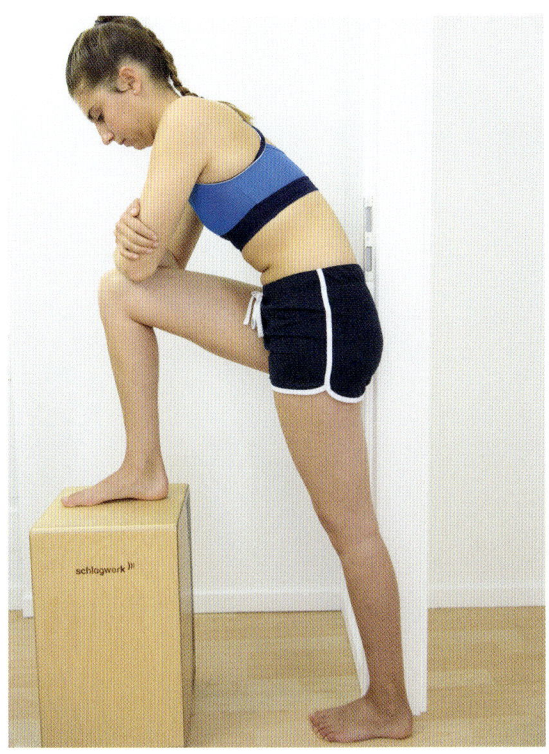

Abb. 7.81 Sie legen Ihre Unterarme auf Ihren rechten Oberschenkel und strecken Ihr linkes Knie vollständig.

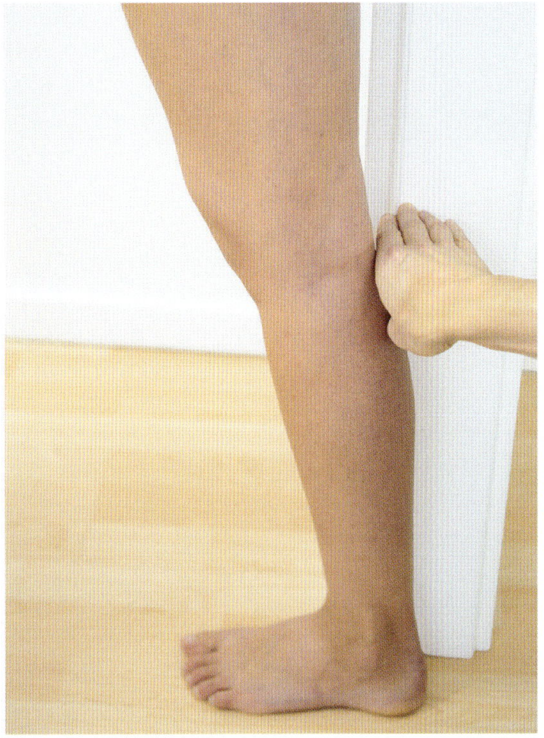

Abb. 7.82 Eine Hilfsperson markiert diese Knieposition mit ihrer Hand.

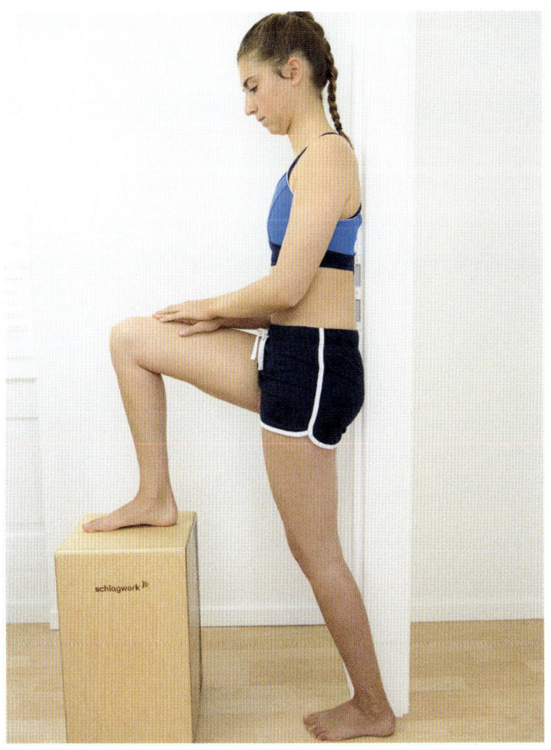

Abb. 7.83 Beim anschließenden Test der Hüftstreck-Beweglichkeit, …

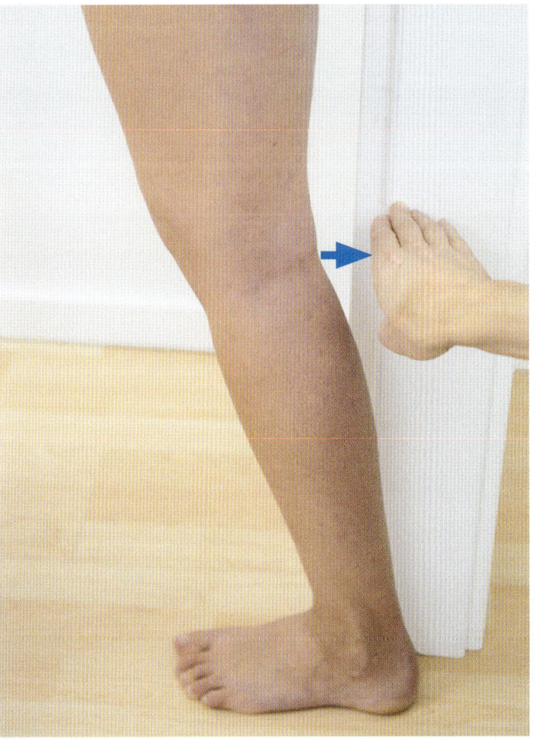

Abb. 7.84 … wird der Abstand zwischen dem Zeigefinger der Hilfsperson und Ihrer Kniekehle gemessen.

7.15.5 Was bringt's?

Eine freie Hüftstreck-Beweglichkeit ist besonders bei Rückenbeschwerden wichtig, die im Stehen, Gehen, in Rückenlage mit ausgestreckten Beinen oder in der Bauchlage zunehmen, während sie im Sitzen oder im Liegen mit gebeugten Beinen abnehmen.

Ein Üben der „Hüftstreck-Beweglichkeit" ist dann unmittelbar vor längerem Stehen, Gehen, Liegen in Rückenlage mit ausgestreckten Beinen oder in der Bauchlage sinnvoll. Wenn Sie also zum Beispiel in Rückenlage mit gestreckten Beinen schlafen und morgens mit Rückenschmerzen aufwachen, wäre es sinnvoll, die Übung direkt vor dem ins Bett gehen zu machen.

Neben der Hüftstreck-Beweglichkeit verbessert diese Übung auch die Kraft der Bauchmuskeln und Hüftstrecker, die dabei das Becken kippen. Somit korrigiert sie das typische Ungleichgewicht von verkürzten und verspannten Hüftbeugern auf der einen und schwachen und überdehnten Hüftstreckern und Bauchmuskeln auf der anderen Seite.

Bei einem ausgeprägten Ungleichgewicht kann es einige Trainingseinheiten lang dauern, bis die Bauchmuskeln und Hüftstrecker kräftig genug geworden sind, um eine spürbare Dehnung des starken Hüftbeugemuskels zu erzeugen, welche typischerweise als Spannung im Bereich der Leiste oder Hüfte wahrgenommen wird. Mit der folgenden Spürübung hingegen wird die entlastende Wirkung dieser wichtigen Übung in der Regel auch beim ersten Üben schon spürbar.

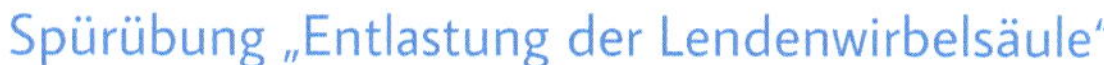

Spürübung „Entlastung der Lendenwirbelsäule"

Legen Sie sich mit ausgestreckten Beinen auf Ihren Rücken. Spüren Sie nun – ohne Zuhilfenahme Ihrer Hände, sondern mit der Lendenwirbelsäule selbst –, wie sich Ihre Lendenwirbelsäule anfühlt: ob sie sich wohl und entspannt anfühlt, oder ob Sie noch eine unangenehme Spannung wahrnehmen. Versuchen Sie sich auch vorzustellen, wie groß der Abstand zwischen Ihrer Lendenwirbelsäule und dem Boden ist. Spüren Sie schließlich, wie weit der Weg und wie groß der elastische Widerstand ist, den Sie überwinden müssen, um Ihre Lendenwirbelsäule auf den Boden zu drücken.

Machen Sie nun einmal ausführlich die Übung „Hüftstreck-Beweglichkeit", legen sich dann wieder auf den Rücken und vergleichen Sie, ob sich Ihre Lendenwirbelsäule nun anders anfühlt. Vergleichen Sie auch, ob sich der Weg und der Widerstand geändert haben, den Sie überwinden müssen, um Ihre Lendenwirbelsäule auf den Boden zu drücken.

Vermutlich spüren Sie, dass Ihre Lendenwirbelsäule jetzt nach der Übung deutlich angenehmer und flacher aufliegt. Diese Entspannung verbessert die Durchblutung Ihrer Rückenmuskulatur und entlastet Ihre Bandscheiben. Wenn Sie mit ausgestreckten Beinen schlafen und die Hüftstreck-Beweglichkeit unmittelbar vor dem Zubettgehen verbessern, profitieren Sie von diesem Effekt die ganze Nacht lang.

7.16 Oberschenkel-Vorderseiten-Dehnbarkeit

Ausgangsstellung

Sie knien ohne Schuhe am Boden, Ihre Knie zwei Fäuste breit auseinander. Ihre ausgestreckten Zehen liegen mit der Zehennagelseite auf dem Boden. Ihre Großzehen sind überkreuzt. Der Abstand zwischen Großzehen und Wand ist zwei Fäuste breit (Abb. 7.85: 1). Setzen Sie sich auf Ihre Fersen und lehnen Sie sich mit Ihren Schultern und Ihrem Kopf gegen die Wand. Umgreifen Sie dann hinter Ihrem Rücken mit Ihren Händen den jeweils anderen Unterarm möglichst dicht am Ellbogen und halten Sie beide Unterarme im Kontakt mit dem Rücken (Abb. 7.86: 2). Achten Sie darauf, dass Ihre Knie fest auf den Boden gedrückt bleiben. Kippen Sie schließlich Ihr Becken so, dass Ihre Lendenwirbelsäule in Richtung Wand gedrückt wird (Abb. 7.87: 3), während Sie weiterhin auf Ihren Fersen sitzen bleiben.

Vorsicht

Falls Sie eine Knieoperation hatten, sollten Sie zuerst mit dem Operateur abklären, ob und wie weit Sie an Ihrer Oberschenkel-Vorderseiten-Dehnbarkeit arbeiten dürfen. Nach Knieverletzungen sollten Sie mit Ihrem Physiotherapeuten klären, ob Testen und Üben der Oberschenkel-Vorderseiten-Dehnbarkeit für Sie geeignet ist. In keinem Fall sollte die Übung aber eine Schwellung im Knie verursachen. Falls doch, sollten Sie umgehend mit Ihrem Physiotherapeuten abklären, ob und in welcher Form die Übung für Sie geeignet ist.

7.16.1 Test

Können Sie Ihre Lendenwirbelsäule (ohne Schmerz und ohne Spannung im Bereich Ihrer Oberschenkelvorderseiten) so weit in Richtung Wand drücken (Abb. 7.87: 3), bis einer Ihrer Finger (Abb. 7.86: 4) die Wand berührt?

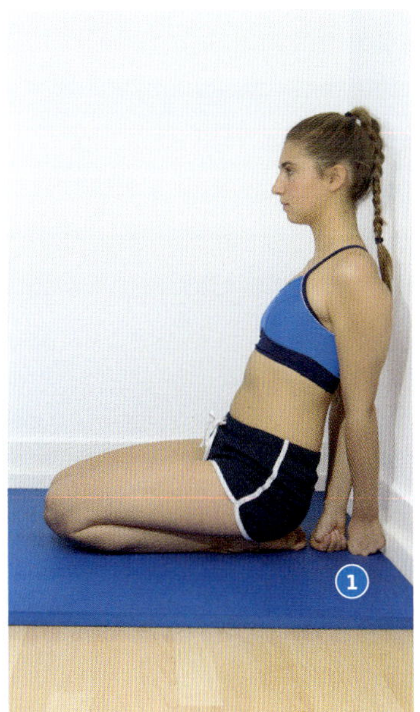

Abb. 7.85 Zwei Faustbreiten zwischen Zehen und Wand.

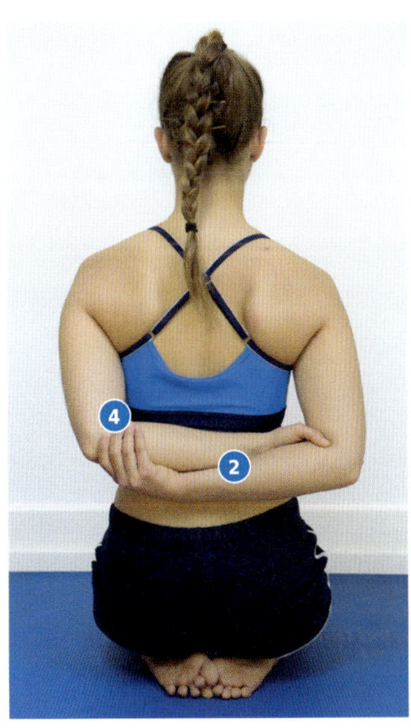

Abb. 7.86 Verschränkte Unterarme.

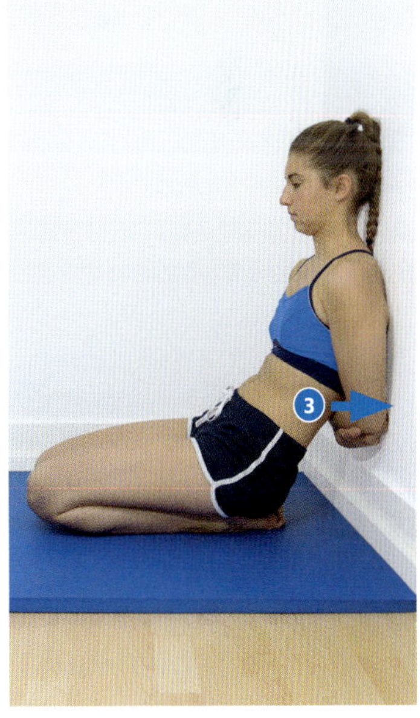

Abb. 7.87 Lendenwirbelsäule in Richtung Wand drücken.

7.16.2 Übung

Gehen Sie so weit, bis Sie die erste Spannung im Bereich Ihrer Oberschenkelvorderseiten spüren. Bleiben Sie so lange in dieser Position, bis sich die Spannung löst. Die verschränkten Unterarme im Rücken machen die Bewegungsrichtung und Übungsfortschritte spürbar. Sobald sie beides im Gefühl haben, benötigen Sie die Arme im Rücken während der Übung nicht mehr und können Ihre Hände entspannt auf Ihren Oberschenkeln liegen lassen (Abb. 7.88).

Übungsalternative

Unangenehme Spannungen im Knie oder Fußrücken während der Übung lassen sich in der Regel beseitigen, indem Sie ein Kissen zwischen Fersen und Gesäß oder ein aufgerolltes Handtuch unter Ihre Fußrücken legen (Abb. 7.89). Normalerweise lassen die Spannungen im Knie oder Fußrücken mit kontinuierlichem Üben nach. Sie können die Handtuchrolle und Kissen dann entsprechend dünner und dünner machen, bis Sie sie vielleicht irgendwann gar nicht mehr benötigen.

7.16.3 Was tun, wenn's nicht klappt

Die Übung darf nicht mit Schuhen ausgeführt werden, da diese die Bewegung der Sprunggelenke behindern und die Knie verdrehen können.

Wenn die Spannung beim Üben nicht nachlässt, sollten mögliche mechanische Hindernisse mithilfe folgender Tests und Übungen aufgespürt und beseitigt werden. Wenn Sie einen der folgenden Tests nicht bestehen, machen Sie die entsprechende Übung und wiederholen dann die Oberschenkel-Vorderseiten-Dehnung. Löst sich nun die Spannung, haben Sie die Blockade gefunden und gelöst.

- Mit weniger Spannung versuchen und dabei gleichzeitig alle Entspannungsübungen machen (*Seite 39 ff*).
- Hüftstreck-Beweglichkeit (*Seite 123*).
- Oberschenkel-Rückseiten-Dehnbarkeit (*Seite 116*).

Das am häufigsten auftretende Problem während der Übung der Oberschenkel-Vorderseiten-Dehnbarkeit sind Krämpfe in der Fußsohle. Sie sind durch eine Bewegungseinschränkung im Spann bedingt und lassen sich mithilfe einer entsprechend hohen Rolle unter dem Spann (Abb. 7.89) leicht vermeiden. Die Höhe der Rolle kann bei regelmäßigem Üben jede Woche etwas reduziert werden, bis gar keine Rolle mehr benötigt wird. Wird die volle Beweglichkeit auf diese Weise zurückgewonnen, bleibt sie selbst mit wenig Üben erhalten.

Bei Entzündungen, Schäden oder Fehlstellungen im Knie kann die Ausgangsstellung der Übung zur Oberschenkel-Vorderseiten-Dehnbarkeit einen intensiven, schwer lokalisierbaren Schmerz in Knie und Oberschenkel verursachen, der durch das Halten der Dehnstellung nicht ab-, sondern zunimmt. Der schmerzhafte Kniebeugungsbereich sollte dann durch ein entsprechend hohes Polster zwischen Fersen und Gesäß (Abb. 7.89) blockiert werden, sodass die Oberschenkel-Vorderseiten-Muskeln ihre Schutzspannung aufgeben und sich entspannen können.

7.16.4 Vorher-nachher-Vergleich

Wie groß ist der Abstand zwischen der Wand und den Fingern, die den Unterarm umgreifen, (Abb. 7.90a) an der engsten Stelle (Abb. 7.90b)?

7.16.5 Was bringt's?

Eine dehnbare Oberschenkelvorderseite verhindert und löst Fehlstellungen in den Beckengelenken (z. B. den Iliosakralgelenken), die durch eine Verspannung der Oberschenkel-Vorderseiten-Muskulatur verursacht werden.

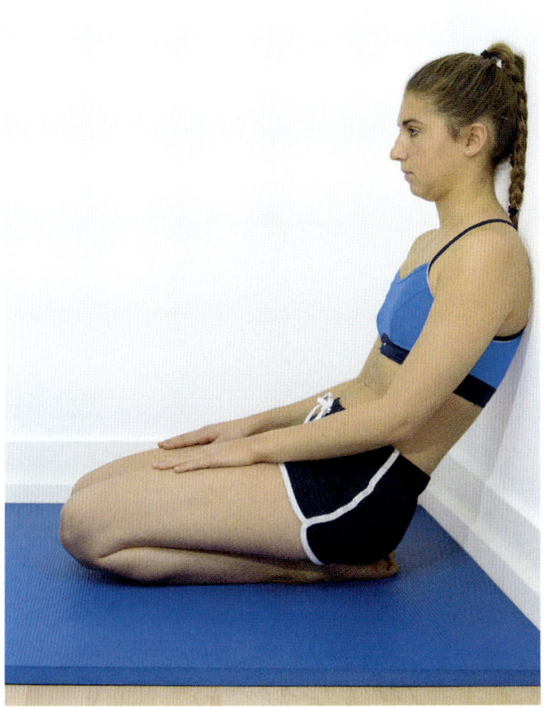

Abb. 7.88 *Übung der Oberschenkel-Vorderseiten-Dehnung ohne verschränkte Unterarme.*

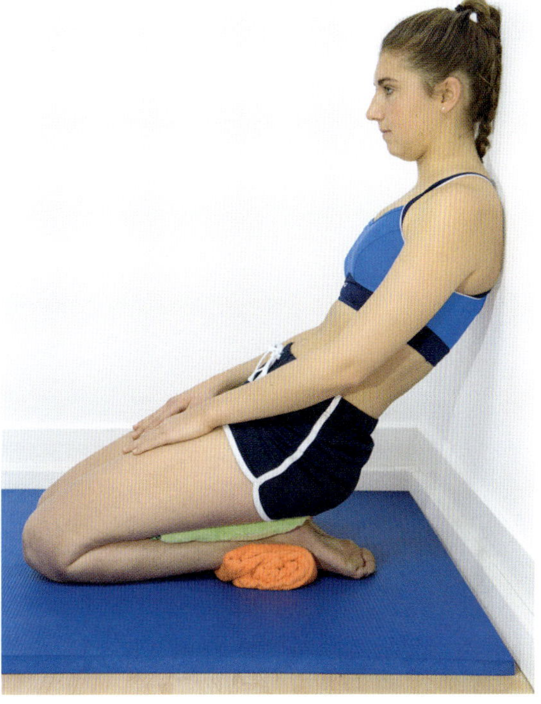

Abb. 7.89 *Gegen unangenehme Spannungen im Knie und Fußrücken helfen ein Kissen und ein aufgerolltes Handtuch.*

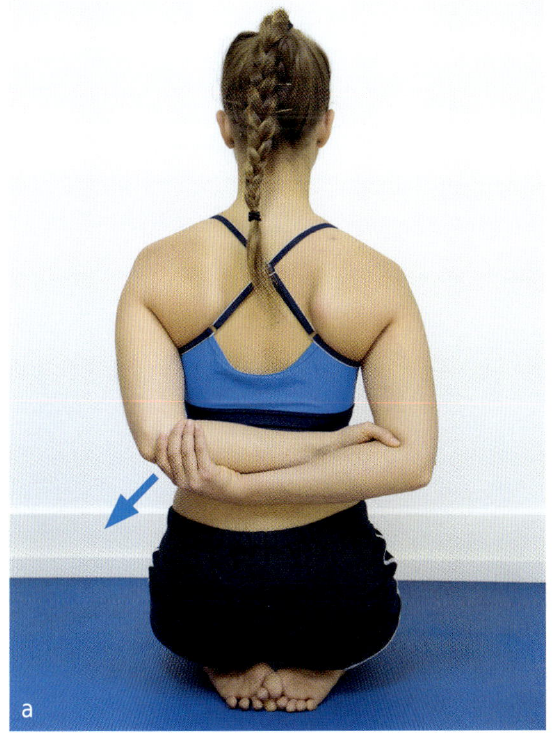

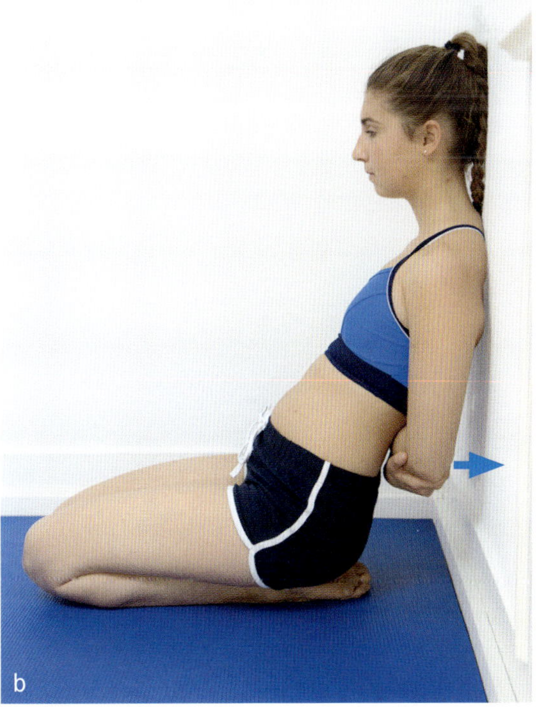

Abb. 7.90 *Die Finger, deren Abstand zur Wand gemessen wird.*

8 Kraft

Sie finden im Folgenden nur noch wenige Kräftigungsübungen, da die meisten Muskeln durch gute Haltung, aktive Beweglichkeitsübungen, die Schwerkraft und unsere Alltagsaktivitäten bereits ausreichend gefordert werden, um uns gesund zu halten. Eine zusätzliche Kräftigung dieser Muskeln ist außerhalb des Leistungssports daher unnötig, verschwendet Zeit und überlastet die Gelenke. Wenn Sie die in diesem Buch vorgegebene Reihenfolge und Gewichtung von Haltung, Entspannung, Bewegung, Koordination und Beweglichkeit beherzigen, haben Sie das Wichtigste bereits geleistet und geben sich jetzt mit der abschließenden Kräftigung und Ausdauer nur noch den letzten Schliff.

Bei all den folgenden Kräftigungsübungen sollte der Atem ohne Unterbrechung weiter fließen, da ein Luftanhalten unter Anspannung den Blutdruck zu stark erhöht.

Damit Sie Ihre Wirbelsäule den ganzen Tag über mit gesunder Kraft halten und bewegen können, ist es ideal, wenn Sie so kräftig bleiben oder werden, dass Sie die Krafttests auch am Ende Ihres Arbeitstages noch bestehen können.

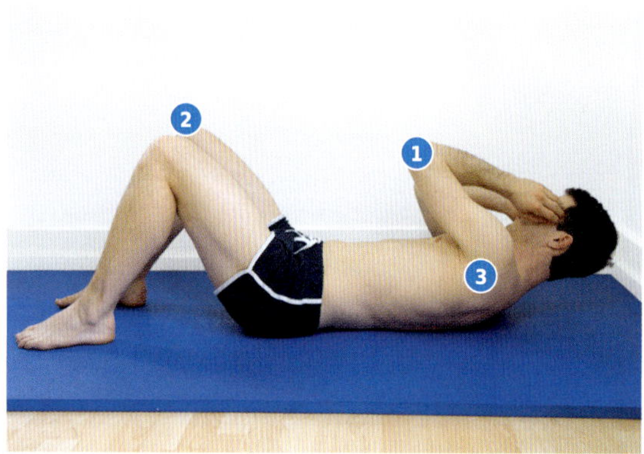

Abb. 8.01 Kräftigung der Bauch- und Halsmuskeln.

8.1 Bauch- und vordere Halsmuskel-Kraft

Ausgangsstellung

Sie liegen mit angewinkelten Beinen auf dem Rücken, Ihre Füße stehen flach auf dem Boden, Sie haben Ihre Lendenwirbelsäule flach auf den Boden gepresst, Ihre Fingerspitzen liegen an Ihren Schläfen. Schieben Sie Ihren Nacken, wie bei der Übungsvariante zur Halswirbelsäulen-Aufrichtung beschrieben (*Seite 79*, Abb. 7.09b), nach hinten, sodass der Abstand zwischen Nacken und Boden kleiner wird. Spüren Sie, wie sich dabei Ihre vorderen Halsmuskeln anspannen und Ihr Kinn-Brust-Abstand kleiner wird. Behalten Sie diese vordere Halsmuskelspannung und den kleinen Kinn-Brust-Abstand bei, während Sie in einer gleichmäßig langsamen, drei Sekunden dauernden Bewegung Ihren Kopf und Ihren linken Ellbogen (Abb. 8.01: 1) so weit in Richtung Ihres rechten Knies (Abb. 8.01: 2) bewegen, bis Ihr linkes Schulterblatt (Abb. 8.01: 3) gerade vom Boden abhebt, um dann in weiteren drei Sekunden wieder genauso gleichmäßig und langsam zum Ausgangspunkt zurückzukehren. Wiederholen Sie diesen Ablauf abwechselnd links und rechts.

Spürübung „Symmetrie“

Spüren Sie, ob die Bewegung auf beiden Seiten gleich abläuft? Welche Gelenke bewege ich? Wie rolle ich die Brustwirbel ab? Welche Muskeln setze ich ein? Wenn Sie einen Seitenunterschied bemerken, versuchen Sie, die besser laufende Seite zu „kopieren“.

8.1.1 Test

Gelingt Ihnen diese Bewegung langsam, kontrolliert, ohne Zittern, ohne dabei die Luft anzuhalten, ohne Schmerzen und ohne große Anstrengung zehnmal auf jeder Seite?

8.1.2 Übung

Wiederholen Sie diese Bewegung, solange dies langsam, kontrolliert, schmerzfrei und ohne Zittern möglich ist. Der langsam gleichmäßige Ablauf ist effektiver und sicherer als ein ruckartiges Hochschnellen. Um sich an das langsame Tempo zu gewöhnen und ein zu starkes Ansteigen des Blutdrucks während der Anspannung zu vermeiden, ist es anfänglich sinnvoll, wenn Sie beim Abheben “eins, zwei, drei“ und bei der genau so langsamen Rückkehr “zurück, zwei, drei“ flüstern. Wenn Sie die Anzahl Ihrer Wiederholungen zählen möchten, empfiehlt es sich, bei jedem Hochkommen bei der ersten geflüsterten Zahl in Einerschritten aufwärts zu zählen. Das heißt:

- „eins, zwei, drei“ „zurück, zwei, drei“
- „zwei, zwei, drei“ „zurück, zwei, drei“
- „drei, zwei, drei“ „zurück, zwei, drei“

usw.

Übungsalternativen

Verursacht die Übungen mit den Fingerspitzen an den Schläfen (Abb. 8.01) Beschwerden im Bereich der Halswirbelsäule, sollten Sie versuchen, ob es ohne Beschwerden geht, wenn Sie Ihre Finger am Hinterkopf verschränken und damit das Kopfgewicht halten (Abb. 8.02).

Falls Sie den Test der Brustwirbelsäulen-Aufrichtung (*Seite 81*) oder Halswirbelsäulen-Aufrichtung (*Seite 77*) nicht bestanden haben, sollten Sie die Übung der Bauch- und vorderen Halsmuskel-Kraft mit einem Kopfkissen durchführen (Abb. 8.03).

Im Falle einer schwachen Beckenbodenmuskulatur oder Inkontinenz sollten Sie Ihre Becken-

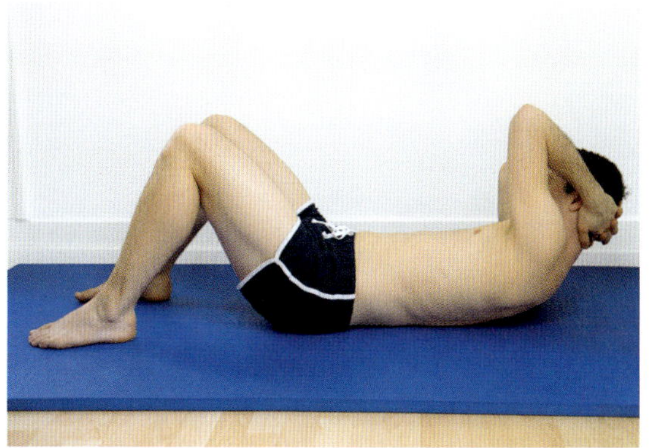
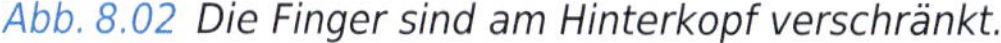

Abb. 8.02 *Die Finger sind am Hinterkopf verschränkt.*

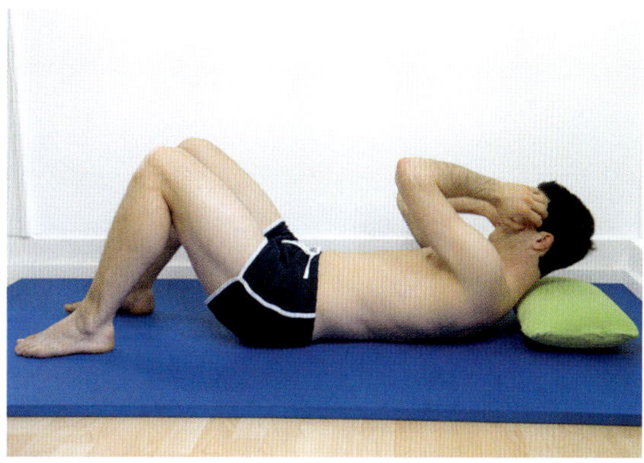

Abb. 8.03 *Bauchmuskelkräftigung mit einem Kopfkissen.*

bodenmuskulatur zusammen mit Ihren Bauchmuskeln an- und entspannen. Sollte die Anspannung der Bauchmuskeln dennoch einen ungewollten Harn- oder Stuhlabgang verursachen, sollten Sie zudem versuchen, ob dies verhindert werden kann, wenn Sie Ihre Beckenmuskeln ein wenig früher anspannen und etwas später entspannen als Ihre Bauchmuskeln.

8.1.3 Was tun, wenn's nicht klappt

Sollte ein Üben in Rückenlage nicht möglich sein, lassen sich die Bauchmuskeln auch mit den Übungsalternativen im Sitzen kräftigen (Abb. 10.07 bis Abb. 10.09). Diese lassen sich auch leichter in den Alltag integrieren, zum Beispiel an Büroarbeitsplätzen beim Telefonieren. Auf diese Weise wird eine Kräftigung der Bauchmuskeln möglich, die sonst aus zeitlichen Gründen bei manchen Menschen ausgeschlossen wäre.

8.1.4 Vorher-nachher-Vergleich

Wie viele Wiederholungen gelingen Ihnen langsam, schmerzfrei, kontrolliert und ohne Zittern?

8.1.5 Was bringt's?

Eine symmetrische Bauch- und vordere Halsmuskel-Kraft stabilisiert die Lenden- und Halswirbelsäule und verhindert deren Überstreckung. Zudem entspannt sie die Streckmuskulatur in diesen Bereichen. Dies mag erklären, warum kräftige Bauchmuskeln die Wahrscheinlichkeit von Rückenschmerzen um ca. die Hälfte senken (Studie von Hides JA, 2001).

Dauernde Anspannung verhindern

Weit verbreitet ist der Glaube, man tue seiner Wirbelsäule etwas Gutes, wenn man seine Bauchmuskeln dauernd bewusst angespannt hält. Das ist falsch. Eine solche übertriebene Dauerspannung verhindert eine ausreichende Durchblutung der Muskeln, presst die Wirbel zu stark aufeinander und stört das Gleichgewicht der Wirbelsäulenmuskulatur. Eine aufrechte Haltung sorgt automatisch für eine angemessene Bauchmuskelspannung, die mit der Bauchatmung (*Seite 48*) rhythmisch zu- und abnimmt, was den Stoffwechsel der Bauchmuskulatur wie eine Pumpe anregt.

8.2 Rückenmuskelkraft

Ausgangsstellung

Legen Sie sich auf Ihren Bauch. Ihre Arme und Beine sind lang ausgestreckt, Ihre Stirn ruht auf dem Boden (Abb. 8.04). Solange Sie den Test der Hüftstreck-Beweglichkeit (*Seite 123*) nicht bestehen, sollten Sie sich außerdem ein Kissen unter Ihren Bauch legen, um eine Überstreckung Ihrer Lendenwirbelsäule zu vermeiden (Abb. 8.05).

Kippen Sie Ihr Becken, so weit Sie können, sodass Ihre Gesäßmuskeln anspannen, Ihr Schambein gegen den Boden gedrückt wird und kein Hohlkreuz entstehen kann. Heben Sie dann Ihren linken Arm und das rechte Bein nur so weit ab, wie dies geht, ohne dass der Druck Ihres Schambeins gegen den Boden nachlässt, und halten diese Stellung zehn Sekunden lang.

Wechseln Sie bei den folgenden Wiederholungen immer die Seiten. Heben Sie also beim zweiten Mal Ihren rechten Arm und Ihr linkes Bein und beim dritten Mal wie zu Beginn wieder Ihren linken Arm und das rechte Bein usw.

8.2.1 Test

Können Sie die in Abb. 8.04 gezeigte Stellung kontrolliert, ohne Zittern, ohne Schmerz und ohne große Anstrengung, abwechselnd auf jeder Seite sechsmal jeweils zehn Sekunden lang halten?

8.2.2 Übung

Halten Sie die in Abb. 8.04 gezeigte Stellung abwechselnd auf jeder Seite, solange dies schmerzfrei, kontrolliert und ohne Zittern möglich ist.

Übungsalternative

Legen Sie sich bei der Übung ein Kissen unter Ihren Bauch (Abb. 8.05), solange Sie den Test der Hüftstreck-Beweglichkeit (*Seite 123*) nicht bestehen. Dies ermöglicht Ihnen auch bei eingeschränkter Hüftstreck-Beweglichkeit, Ihre Lendenwirbelsäule in einer 75%igen Hohlkreuzstellung zu stabilisieren und ein 100%iges Hohlkreuz zu vermeiden.

8.2.3 Was tun, wenn's nicht klappt

Sollten Sie nicht beweglich genug sein, um Ihre Arme und Beine bei der Übung abzuheben, ohne dabei ins Hohlkreuz zu gehen, sollten Sie zunächst mit der Übungsalternative mit einem Kissen unter Ihrem Bauch beginnen (Abb. 8.05). Zudem empfiehlt es sich dann, mit den folgenden Tests mögliche mechanische Hindernisse der Hüft-, Brust- und Schulterstreckung aufzuspüren und mithilfe der entsprechenden Übungen zu beseitigen:

- Hüftstreck-Beweglichkeit (*Seite 123*).
- Brustwirbelsäulen-Aufrichtung (*Seite 81*).
- Schulter-Beweglichkeit (*Seite 88*).
- Dreh-Beweglichkeit (*Seite 102*).

Sollte die Rückenmuskelkräftigung in der Bauchlage nicht möglich sein, lassen sich die Rückenmuskeln auch mit den Übungen zur Schulterblatt- und Armstreckmuskelkraft (*Seite 136*), Brustwirbelsäulen-Aufrichtung (*Seite 81*) und nicht zuletzt durch eine neutrale Wirbelsäulenschwingung (*Seite 12*) im Alltag kräftigen.

8.2.4 Vorher-nachher-Vergleich

Wie viele zehn Sekunden lange Wiederholungen gelingen Ihnen schmerzfrei, kontrolliert und ohne Zittern?

8.2.5 Was bringt's?

Kräftige Rückenmuskeln tragen wesentlich dazu bei, verdrehte Wirbel in die richtige Stellung zu bringen und sie dort zu halten. Sie erleichtern auch eine aufrechte Haltung ohne Verspannungen.

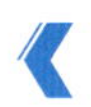

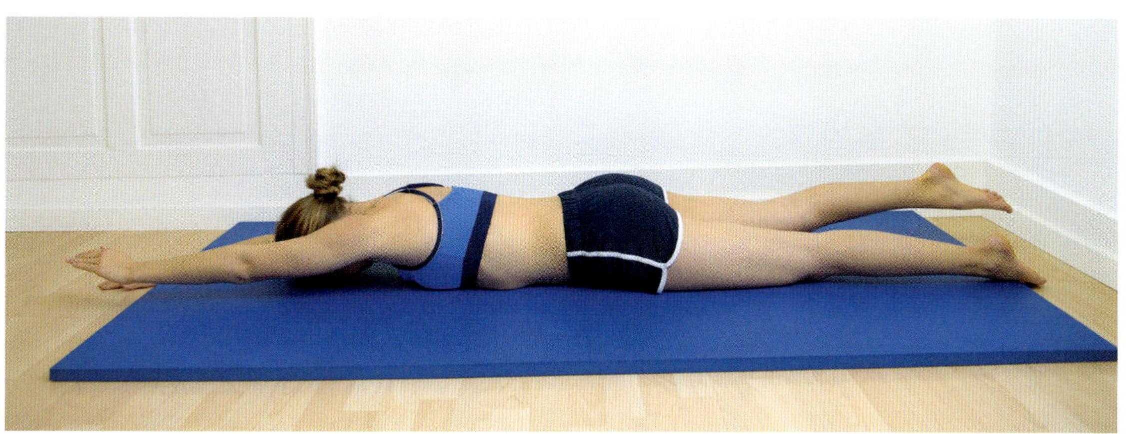

Abb. 8.04 *Kräftigung der Rückenmuskeln.*

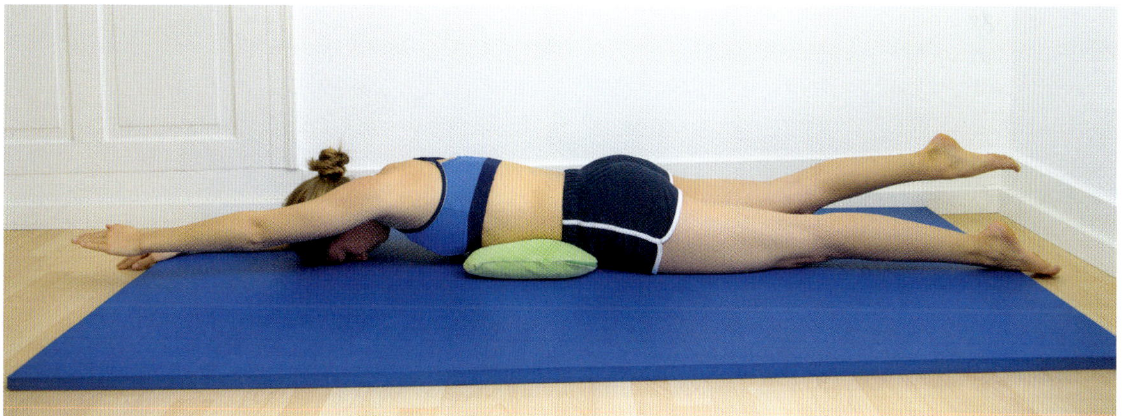

Abb. 8.05 *Übungsalternative mit einem Kissen unter dem Bauch.*

8.3 Schulterblatt- und Armstreckmuskelkraft

Ausgangsstellung

Sie stehen mit Ihrem Rücken zu einer Wand, Ihren Fersen eine Fußlänge von der Wand entfernt. Lassen Sie eine Schuhbreite Abstand zwischen Ihren Füßen (Abb. 3.21). Lehnen Sie sich mit Gesäß und Schultern an die Wand, beugen Ihre Knie leicht und kippen Ihr Becken so, dass Ihre Lendenwirbelsäule flach gegen die Wand gedrückt wird (wie bei den Übungen der Brustwirbelsäulen-Aufrichtung, *Seite 82*). Sie lassen Ihre Handinnenflächen nach vorne zeigen, spreizen Ihre Arme etwas ab und legen dann Ihre Unterarme gegen die Wand.

Schieben Sie nun Ihr Becken so weit nach vorne, bis es den Kontakt mit der Wand verliert, ohne dabei die Kippung des Beckens aufzugeben. Drücken Sie als Nächstes Ihre Unterarme so fest in die Wand, dass auch Ihre Schultern einen Spalt weit von der Wand abheben und allein Ihre Unterarme in Kontakt mit der Wand bleiben, während Kopf, Schultern und Gesäß keinen Wandkontakt haben. Schieben Sie schließlich Ihre Brust nach vorne raus und ziehen Sie Ihre Schulterblätter zusammen, bis Sie eine Muskelspannung zwischen Ihren Schulterblättern spüren (Abb. 8.06).

8.3.1 Test

Können Sie diese Position ohne Zittern, ohne Schmerzen und ohne große Anstrengung 60 Sekunden lang halten?

8.3.2 Übung

Halten Sie die in Abb. 8.06 gezeigte Stellung, solange dies schmerzfrei, kontrolliert und ohne Zittern möglich ist.

Übungsalternativen

Findet sich kein freies Stück Wand, um die Übung durchzuführen, können Sie Ihre Unterarme auch an einem Türrahmen abstützen (Abb. 8.07).

Eine weitere, etwas weniger anstrengende Variante ist die Übung mit gebeugten Ellbogen. Dabei berühren nicht die Unterarme sondern nur die Ellbogen die Wand (Abb. 8.08).

8.3.3 Was tun, wenn's nicht klappt

Ist die Übung anfänglich zu schwer, kann mit den Füßen näher an der Wand begonnen werden.

8.3.4 Vorher-nachher-Vergleich

Wie viele Sekunden lang können Sie die Position kontrolliert, schmerzfrei und ohne Zittern halten?

8.3.5 Was bringt's?

Diese Übung korrigiert Gelenksfehlstellungen und Muskelungleichgewichte einer typischen schlechten Sitzhaltung. Die Umkehr der fehlerhaften Muster ist anstrengend, wird aber in der Regel direkt nach der Übung als ein erfrischender Ausgleich empfunden.

Diese Kräftigungsübung können Sie leicht in jedem Büro durchführen!

Da einige der gekräftigten Muskeln an den Wirbeln ansetzen oder entspringen, hilft Ihre Kräftigung zudem – ebenso wie die Rückenmuskelkräftigung (*Seite 134*) –, verdrehte Wirbel in die richtige Stellung zu bringen und sie dort zu halten.

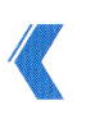

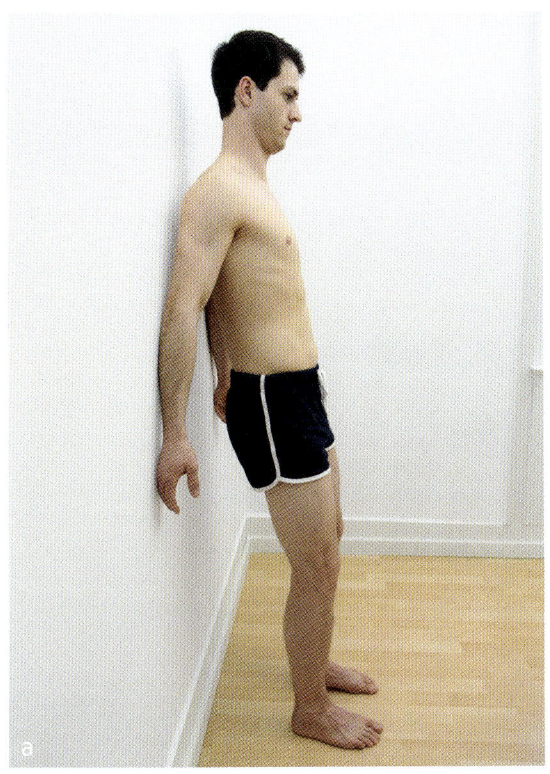

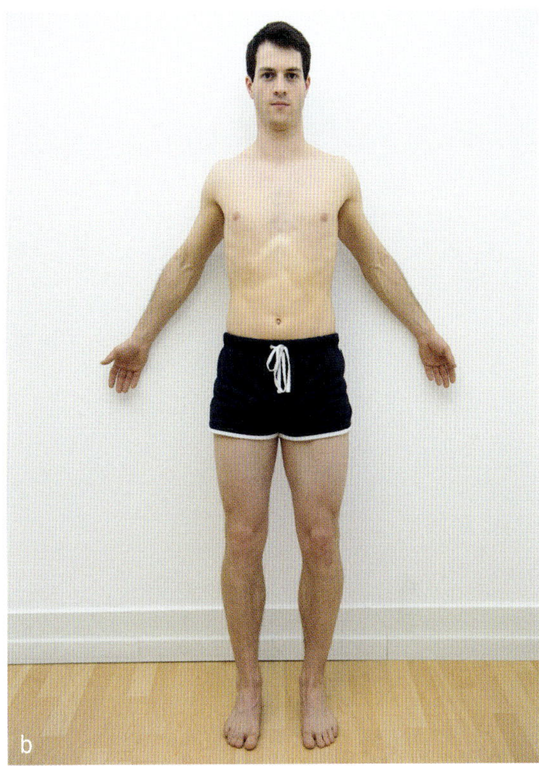

Abb. 8.06 Kräftigung der Schulterblatt- und Armstreckmuskeln.

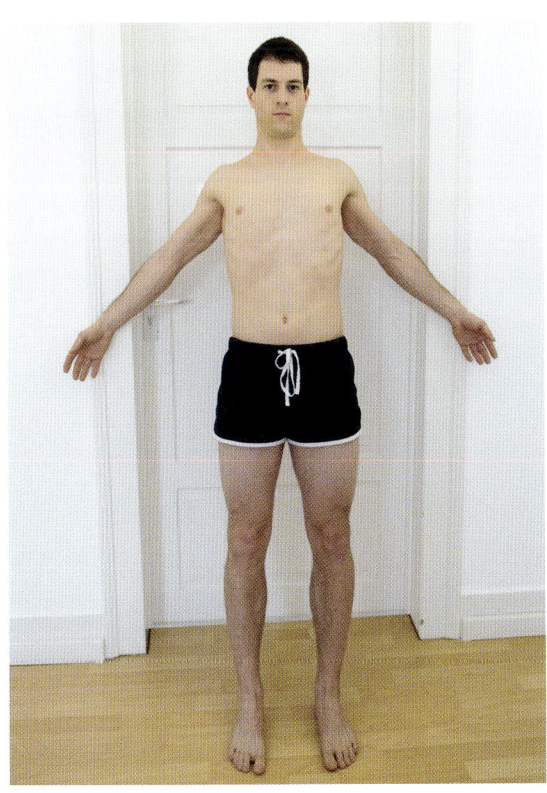

Abb. 8.07 Übungsalternative mit Türrahmen.

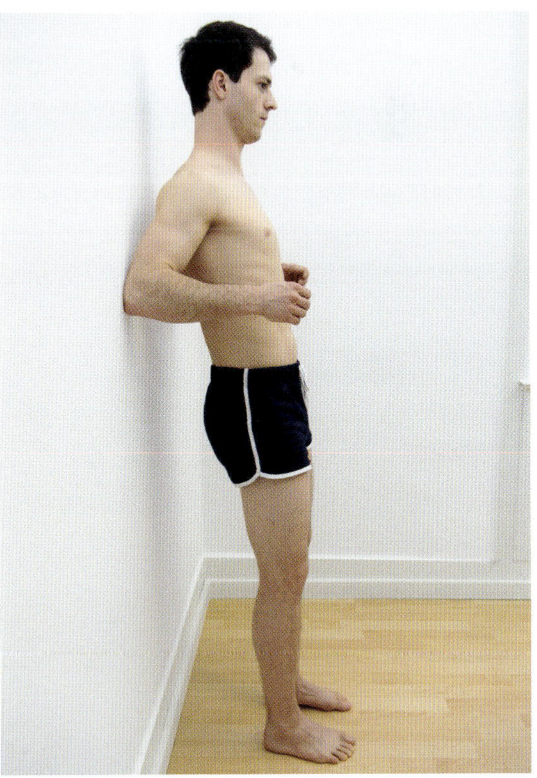

Abb. 8.08 Übungsalternative mit gebeugtem Ellbogen.

9 Ausdauer

9.1.1 Test

Trainieren Sie jede Woche mindestens 3 × 30 Minuten Ihre Ausdauer so, dass Ihre Pulsfrequenz dabei konstant bei etwa 120 Schlägen pro Minute liegt und Sie sich am Ende des Trainings immer noch wohlfühlen?

Vorsicht

Wenn Sie schon bei geringster Belastung Atemnot und Unwohlsein empfinden, sollten Sie sich von einem Kardiologen untersuchen lassen.

9.1.2 Übung

Trainieren Sie mindestens 3 × 30 Minuten pro Woche Ihre Ausdauer und lassen Sie immer mindestens einen Tag Pause zwischen den Trainingseinheiten.

Sie sollten die Belastung so wählen, dass Ihr Herz-Kreislauf-System kontinuierlich für 30 Minuten in Schwung bleibt und Sie sich andererseits am Ende des Trainings immer noch wohlfühlen. Wenn Sie Ihre Ausdauer mit dem Ziel des Wohlbefindens und der Gesundheit trainieren, genügt eine Pulsfrequenz von konstant 120 Schlägen pro Minute.

Wenn es Ihnen gut tut, können Sie Ihr Ausdauertraining langsam auf bis zu maximal 3 × 60 Minuten pro Woche steigern. Mehr ist nicht sinnvoll, da dies auf Dauer Ihre Gelenke überlastet.

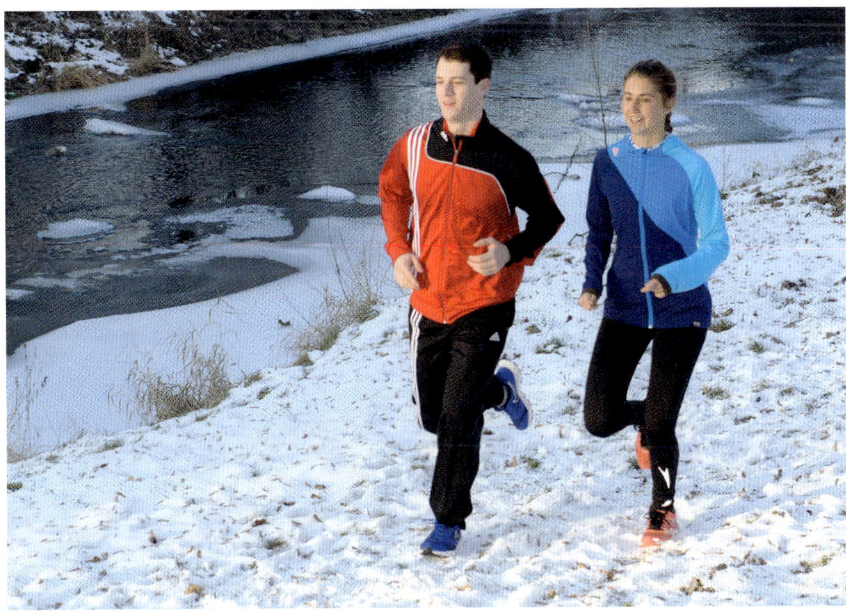

Abb. 9.01 Joggen als Ausdauertraining.

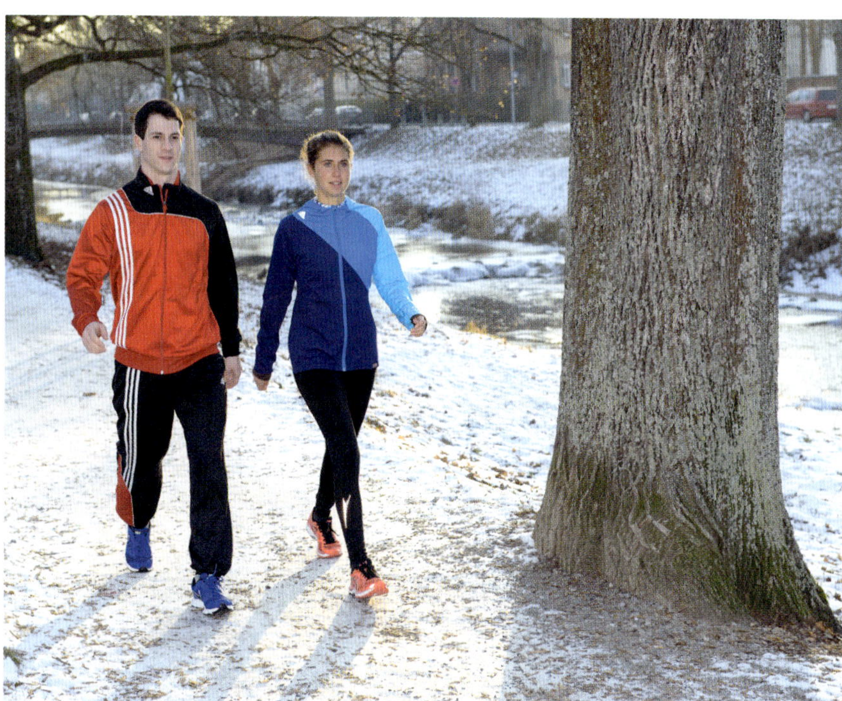

Abb. 9.02 Nordic Walking als Ausdauertraining.

Wenn Ihnen die traditionelle Pulsmessung mit Uhr und Tasten des Pulses zu kompliziert ist, können Sie auch mit einer Pulsuhr trainieren. Messgeräte wie diese sollten aber nicht dazu führen, dass Sie nur noch auf Messwerte achten und dadurch versäumen, ein Gefühl dafür zu entwickeln, was Ihnen gut tut.

Sind 30 Minuten am Stück anfänglich zu anstrengend, sollten Sie so viele Pausen einlegen, wie es nötig ist. Wenn Sie sich zum Beispiel für Joggen als Training entschieden haben und nach 5 Minuten merken, dass es zu anstrengend wird, machen Sie eine Gehpause und joggen erst wieder weiter, wenn Sie sich erholt fühlen.

Übungsalternativen

Geeignete Ausdauersportarten sind solche mit runden zyklischen Bewegungen ohne großen Widerstand oder Gewicht wie flottes Gehen (Walken, Abb. 9.02) ohne oder mit Stöcken (Nordic Walking), Tanzen, Skilanglauf, Joggen, Inlineskating, Aerobic und nicht zuletzt Kraul- und Rückenschwimmen. Da dem Körper Abwechslung gut tut, ist es optimal, wenn Sie mischen: z. B. zweimal pro Woche Schwimmen und einmal Tanzen.

9.1.3 Was tun, wenn's nicht klappt

Beim Kraulschwimmen ist zu beachten, dass sich die Halswirbelsäule nur entspannen kann, wenn das Gesicht beim Ausatmen entspannt im Wasser liegt und sich beim Einatmen zusammen mit dem Oberkörper zur Seite dreht. Weiter entlasten eine freie Brustwirbelsäulen-Aufrichtung (*Seite 81*), Dreh-Beweglichkeit (*Seite 102*), Schulter-Beweglichkeit (*Seite 88*) und Hüftstreck-Beweglichkeit (*Seite 123*) die Schultern und die Wirbelsäule beim Kraulen.

Achten Sie beim Walken, Joggen oder Skating darauf, dass sich Ihr Becken auf der Standbeinseite immer zusammen mit dem Knie etwas nach hinten bewegt (*Seite 70*).

Falls Sie im Alltag viel sitzen, ist Radfahren zwar meistens besser als nichts, aber nicht optimal, weil Sie dabei schon wieder sitzen und Ihre Wirbelsäule nicht frei bewegen können. Wenn Sie trotzdem Rad fahren möchten, sollten Sie Ihren Lenker so hoch einstellen, dass Sie Ihren Nacken nicht überstrecken müssen, um die Straße vor sich sehen zu können.

Scheitert ein regelmäßiges Ausdauertraining an Zeitmangel, sollten Sie überlegen, welche Wegstrecken Sie im Alltag als Ausdauertraining nutzen könnten. Zum Beispiel hilft es schon, nicht jeden Tag mit dem Auto zur Arbeit zu fahren, sondern auch Mal mit dem Fahrrad. Auch ein flotter Fußmarsch zur Arbeit ist ein Ausdauertraining, das sich gut in den Alltag der meisten Menschen integrieren lässt. Ist der Arbeitsweg dafür zu lang, können Sie Ihr Auto auch einfach etwas weiter weg parken oder einige Stationen früher aus Ihrem öffentlichen Transportmittel aussteigen.

9.1.4 Vorher-nachher-Vergleich

Wie viele Minuten Ausdauertraining pro Woche absolvieren Sie mit einem Puls um 120 Schlägen pro Minute und einem subjektiv guten Gefühl?

9.1.4 Was bringt's?

Ausdauersportarten mit runden zyklischen Bewegungen fördern die Wirbelsäulenfitness in mehrfacher Hinsicht:

- Starre Verspannungsmuster und Muskelungleichgewichte lösen sich auf.
- Die Koordination verbessert sich.
- Der Stoffwechsel aller Gewebe wird angeregt.
- Kraft und Ausdauer der Haltemuskulatur werden verbessert.
- Die Psyche erhellt sich, was sich in vielen Studien als eine wichtige Voraussetzung für eine gesunde Wirbelsäule erwiesen hat.

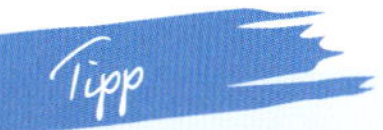

Unmittelbar vor und nach dem Ausdauertraining sind Beweglichkeitsübungen sinnvoll. Besonders wichtig aber sind sie vor dem Ausdauertraining, weil die Gelenke dann durch die Beweglichkeitsübungen optimal eingestellt werden, bevor sie durch z. B. das Joggen belastet werden.

Test- und Übungsalternativen

10 Test- und Übungsalternativen: 1. Liegefrei, 2. Nur am Sitzplatz

Auf den folgenden Seiten finden Sie Test- und Übungsalternativen für Situationen, in denen Sie Tests oder Übungen durchführen möchten, ohne sich hinzulegen oder Ihren Sitzplatz zu verlassen. In Tabelle 10.01 sind sie übersichtlich zusammengefasst. Die Zellen dieser Tabelle enthalten entweder einen Seitenverweis, sind leer oder grau. Der Seitenverweis verweist auf die Buchseite mit der entsprechenden Test- oder Übungsalternative. Leere Zellen bedeuten, dass die entsprechenden Tests und Übungen keine Alternative benötigen, weil ihre Originalversion aus den Kapiteln 3 bis 9 auch liegefrei oder am Sitzplatz funktioniert.

Graue Zellen bedeuten, dass die entsprechenden Tests oder Übungen liegefrei oder am Sitzplatz weder funktionieren noch durch eine brauchbare Alternative ersetzbar sind.

Die Originaltests und -übungen sind genauer und effektiver als die Alternativen. Wo immer es die Situation erlaubt, sollten die Originaltests und -übungen den Alternativen daher vorgezogen werden.

Tab. 10.01 Test- und Übungsalternativen

	Liegefrei	Sitzplatz
Haltung		
Symmetrische Fußstellung		
Neutrale Wirbelsäulenschwingung		
Unverdrehte Wirbelsäule		
Stabilisierte neutrale Wirbelsäulenschwingung		
Senkrechter Oberkörper		
Haltungsgerechte Umwelt		
Höhe der Sitzfläche		
Knie- und Fußabstand		
Gewichtsverteilung im Sitzen		
Standbreite		
Gewichtsverteilung im Stehen		
Stehhaltung mit senkrechtem Oberkörper		
Entspannung		
Entspannte Zunge		
Entspannter Unterkiefer		
Entspannte Unterlippe		
Entspannte Schultern		
Bauchatmung		
Bewegung		
Sitzwechsel		
Lagewechsel		
Dynamisches Sitzen und Stehen		
Koordination		
Aus der Rückenlage zum Stehen		
Balance		
Armschwung		
Hüftstreckung		
Augenmuskel-Koordination		
Beweglichkeit		
Halswirbelsäulen-Aufrichtung		*Seite 77*
Brustwirbelsäulen-Aufrichtung		*Seite 81*
Rückenmuskel-Dehnbarkeit	*Seite 145*	*Seite 145*
Schulter-Beweglichkeit	*Seite 146*	*Seite 152*
Fingerbeuger-Dehnbarkeit		*Seite 153*
Armnerven-Beweglichkeit		
Dreh-Beweglichkeit	*Seite 147*	*Seite 154*
Hebetechnik		
Hüftbeuge-Beweglichkeit		*Seite 155*
Gesäßmuskel-Dehnbarkeit		*Seite 156*
Bein-, Rücken- und Kopfnerven-Beweglichkeit		*Seite 157*
Oberschenkel-Rückseiten-Dehnbarkeit	*Seite 148*	*Seite 148*
Waden-Dehnbarkeit		*Seite 158*
Oberschenkel-Innenseiten-Dehnbarkeit		
Hüftstreck-Beweglichkeit		*Seite 159*
Oberschenkel-Vorderseiten-Dehnbarkeit	*Seite 149*	*Seite 149*
Kraft		
Bauch- und vordere Halsmuskel-Kraft	*Seite 150*	*Seite 150*
Rückenmuskelkraft		
Schulter- und Armstreckmuskelkraft		*Seite 136*
Ausdauer		

LIEGEFREIE TEST- UND ÜBUNGSALTERNATIVEN

Die liegefreien Alternativen stehen für Situationen zur Verfügung, in denen es nicht möglich oder erwünscht ist, auf dem Boden zu üben. Sie sind zum Beispiel hilfreich, wenn Menschen nicht mehr in der Lage sind, auf den Boden, bzw. wieder hochzukommen, oder wenn der Boden schmutzig ist und keine Matten zur Verfügung stehen.

10.1 Rückenmuskel-Dehnbarkeit

Ausgangsstellung

Setzen Sie sich auf die vordere Hälfte eines Stuhles mit einer Unterarmlänge Abstand zwischen Ihren Füßen und Knien (Abb. 3.18) und mit senkrechten Unterschenkeln. Die Testfrage lautet dann:

10.1.1 Test

Können Sie sich ohne Schmerz und ohne Spannung im Bereich Ihres Rückens so weit nach vorne beugen, dass Sie Ihre Hände flach auf den Boden legen und die gesamte Unterseite des Sitzes sehen können (Abb. 10.01)?

10.1.2 Übung

Gehen Sie so weit in Richtung Testziel, bis Sie die erste Spannung im Bereich Ihres Rückens spüren und bleiben Sie dort, bis sie sich löst.

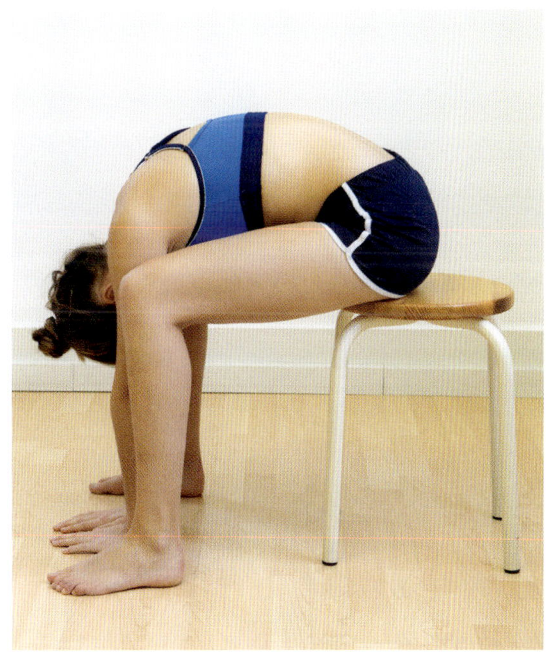

Abb. 10.01 Übungsalternative im Sitzen.

10.2 Schulter-Beweglichkeit

Ausgangsstellung

Sie stehen mit Ihrem Rücken und Ihrem Gesäß an eine Wand gelehnt. Ihr rechter Arm hängt entspannt seitlich am Körper. Greifen Sie mit Ihrer linken Hand hinter Ihrem Rücken durch, bis Ihre linke Mittelfingerspitze Ihren rechten Ellbogen berührt, (Abb. 10.02: 1) und lassen Sie Ihre Hand dort liegen.

10.2.1 Test

Können Sie (ohne Schmerz und ohne Spannung im Bereich Ihrer linken Schulter oder Ihres linken Oberarms) Ihr linkes Schulterblatt so flach gegen die Wand drücken, dass Ihr gesamter linker Oberarm vom Ellbogen bis zur Achselhöhle die Wand berührt (Abb. 10.03)? Wenn Sie ein gutes Körpergefühl haben, werden Sie spüren, wie viel Kontakt Ihr Oberarm mit der Wand hat. Sollten Sie nicht in der Lage sein dies zu spüren, können Sie Ihren Oberarm-Wand-Kontakt mithilfe eines Spiegels oder Selfies visuell kontrollieren.

10.2.2 Übung

Sie stehen mit Ihrem Rücken und Ihrem Gesäß an eine Wand gelehnt. Ihr rechter Arm hängt entspannt seitlich an Ihrem Körper. Greifen Sie mit Ihrer linken Hand hinter Ihrem Rücken durch, bis Ihre linke Mittelfingerspitze Ihren rechten Ellbogen berührt, (Abb. 10.02: 1) und lassen Sie Ihre Hand dort liegen.

Drücken Sie Ihr linkes Schulterblatt und Ihren linken Oberarm so flach an die Wand (Abb. 10.03), dass Sie eine erste Spannung spüren – typischerweise im Bereich des linken Oberarms. Bleiben Sie so lange in dieser Position, bis sich die Spannung löst.

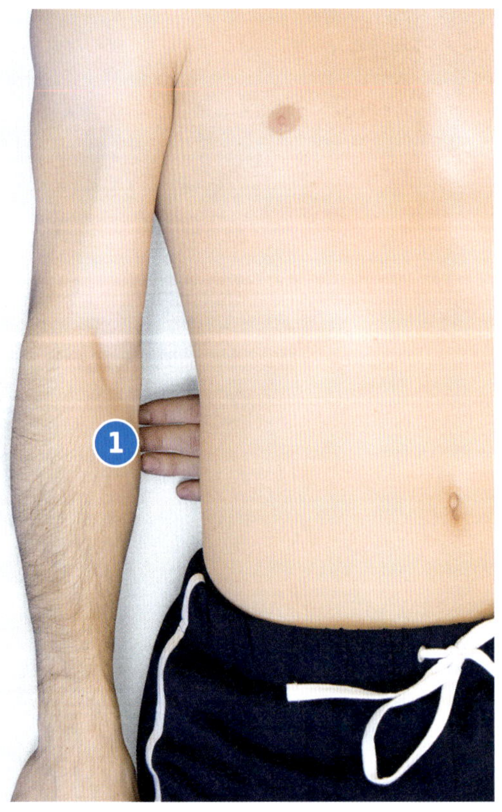

Abb. 10.02 Die linke Mittelfingerspitze berührt den rechten Ellbogen.

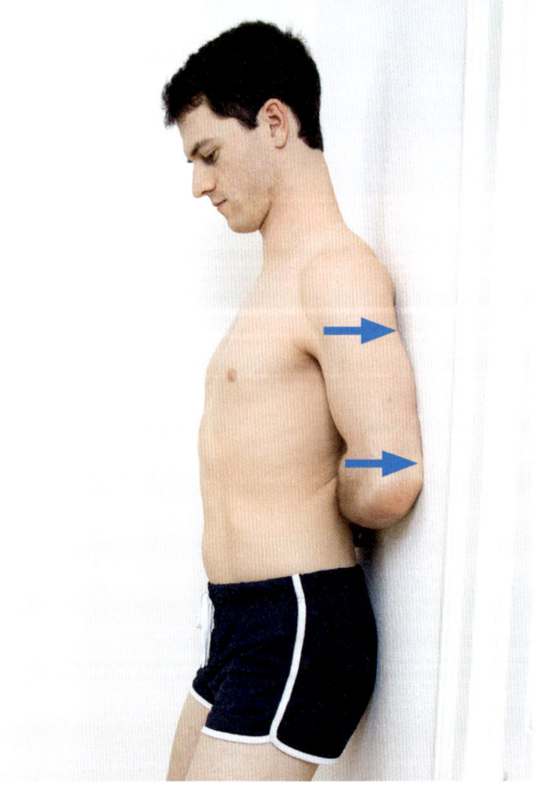

Abb. 10.03 Schulter-Beweglichkeit im Stehen.

10.3 Dreh-Beweglichkeit

Ausgangsstellung

Sie stehen mit Ihrem Rücken gegen eine Wand gelehnt und stellen Ihre Füße so weit von der Wand weg, dass die Beine senkrecht stehen. Ihre Finger sind im Nacken verschränkt. Beide Ellbogen berühren die Wand, falls dies ohne Beschwerden möglich ist. Falls nicht, bringen Sie Ihre Ellbogen so nah zu Wand, wie dies ohne Beschwerden möglich ist. Nicken Sie dann Ihren Kopf so weit nach vorne, dass Sie etwas von Ihrer Körpervorderseite sehen. Je nach Körperbau können dies Ihre Füße, Ihre Brust oder Ihr Bauch sein. Behalten Sie Ihre Körpervorderseite mit dieser Kopfstellung während des Tests und der Übung im Blick. Schieben Sie Ihren Nacken nun so weit in Richtung Wand, bis ein Finger der verschränkten Hände die Wand berührt, falls Ihnen dies ohne Ihre Körpervorderseite aus dem Blick zu verlieren und ohne Beschwerden möglich ist. Falls nicht, schieben Sie Ihren Nacken so weit in Richtung Wand, wie dies ohne Beschwerden und ohne Ihre Körpervorderseite aus dem Blick zu verlieren möglich ist. Stellen Sie sich schließlich vor, dass Ihre Füße auf der 12-Uhr-Markierung eines Uhrenzifferblattes stehen (Abb. 10.04b).

10.3.1 Test

Können Sie ohne Ihre Körpervorderseite aus dem Blick zu verlieren und ohne Spannung oder Schmerz einen Ihrer verschränkten Finger und die beiden Ellbogen in Kontakt mit der Wand lassen, während Sie Ihre Füße zuerst in die 2-Uhr- (Abb. 10.04a) und später auch auf 10-Uhr-Position bringen (Abb. 10.04c)?

10.3.2 Übung

Gehen Sie so weit in Richtung Testziel, bis Sie eine erste Spannung spüren, und bleiben dort, bis sie sich löst.

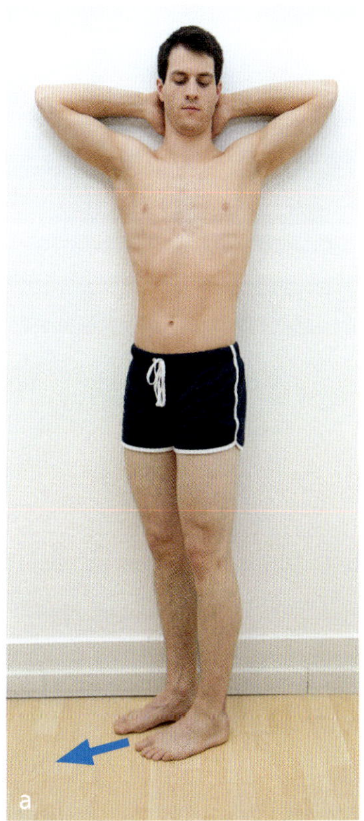

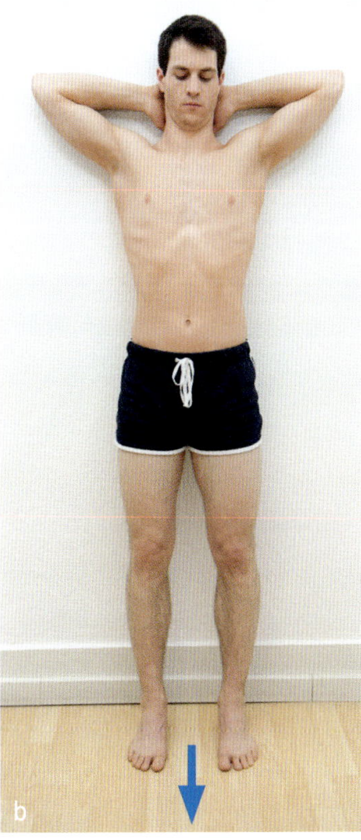

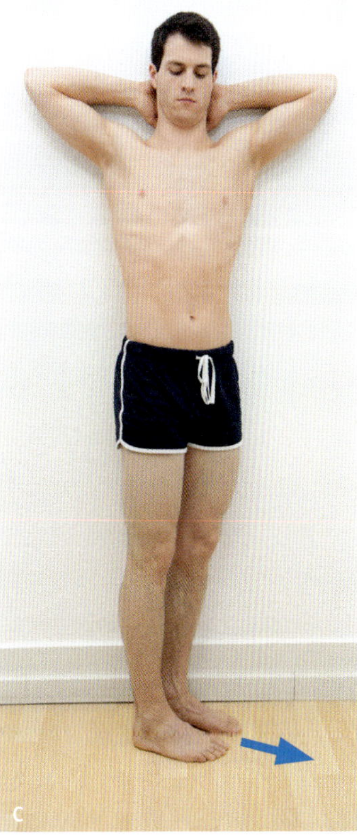

Abb. 10.04 Dreh-Beweglichkeit im Stehen.

10.4 Oberschenkel-Rückseiten-Dehnbarkeit

Ausgangsstellung

Sie sitzen an der Vorderkante eines Stuhles mit Ihrer Wirbelsäule in der neutralen Wirbelsäulenschwingung (*Seite 12*). Ihr linkes Bein ist nach vorne ausgestreckt. Ihr linker Fuß ist entspannt. Drücken Sie beide Ellbogen seitlich gegen Ihren Rumpf und legen Sie Ihre Hände flach auf Ihren Oberschenkeln ab. Lehnen Sie sich schließlich aus dem Hüftgelenk mit unverändertem Hohlkreuz und den Ellbogen am Rumpf nach vorn.

10.4.1 Test

Kommen Sie auf die unter „Ausgangsstellung" beschriebene Weise ohne Schmerz und ohne Spannung im Bereich Ihrer linken Oberschenkelrückseite mit den Fingern bis vorne an beide Kniescheiben (Abb. 10.05)?

10.4.2 Übung

Gehen Sie so weit in Richtung Testziel, bis Sie eine erste Spannung im Bereich Ihrer Oberschenkelrückseite spüren, und bleiben Sie dort, bis sie sich löst.

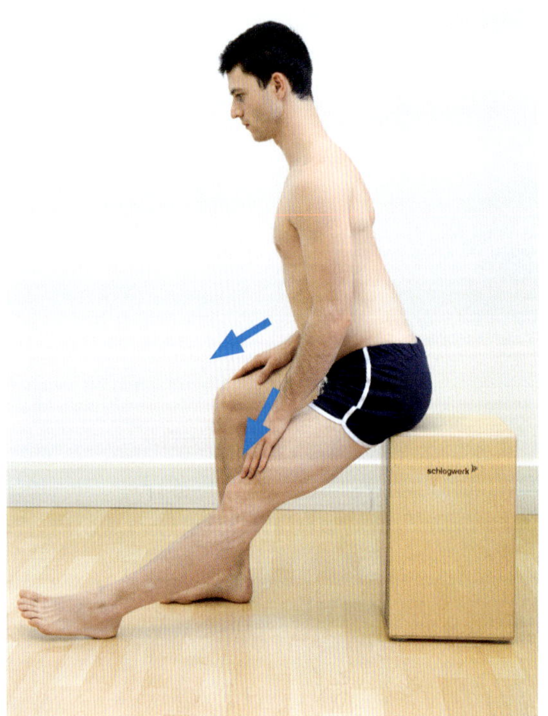

Abb. 10.05 Oberschenkel-Rückseiten-Dehnbarkeit im Sitzen.

10.5 Oberschenkel-Vorderseiten-Dehnbarkeit

Ausgangsstellung

Sie stehen von einem Stuhl mit Armlehnen auf, drehen sich eine Vierteldrehung nach links, legen Ihre linke Hand auf die Rückenlehne, Ihren linken Fußrücken auf die Armlehne hinter Ihnen und knien mit Ihrem linken Knie auf der Sitzfläche. Das rechte Bein bleibt auf dem Boden stehen. Kippen Sie nun Ihr Becken so weit wie möglich in die Richtung, in der Ihr Schambein nach vorne und Ihre Lendenwirbelsäule gleichzeitig nach hinten bewegt werden.

10.5.1 Test

Können Sie ohne Schmerz und ohne Spannung im Bereich Ihrer linken Oberschenkelvorderseite Ihr Gewicht unter Beibehaltung dieser Beckenkippung so weit nach vorne verlagern, bis Ihr linker Oberschenkel senkrecht steht (Abb. 10.06)?

10.5.2 Übung

Gehen Sie so weit in Richtung Testziel, bis Sie eine erste Spannung im Bereich Ihrer linken Oberschenkelvorderseite spüren, und bleiben Sie dort, bis sie sich löst.

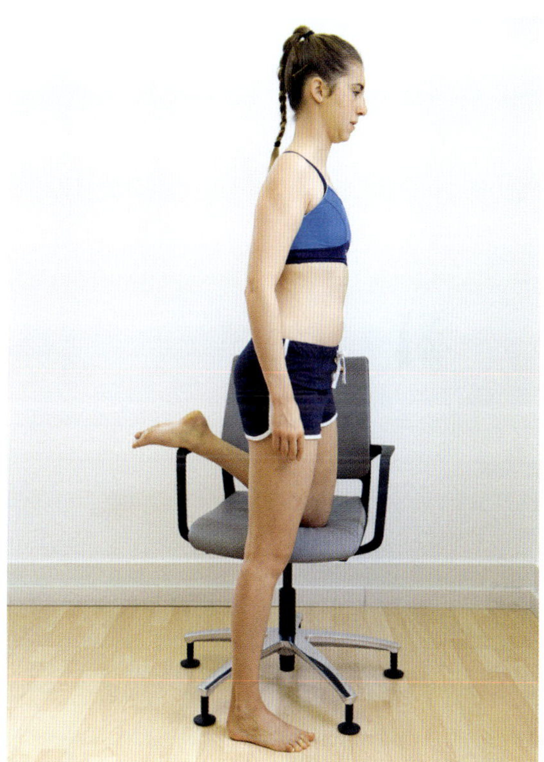

Abb. 10.06 Oberschenkel-Vorderseiten-Dehnbarkeit im Stehen.

10.6 Bauch- und vordere Halsmuskel-Kraft

Ein zuverlässiger Test der Bauch- und vorderen Halsmuskel-Kraft ist nur in der Rückenlage möglich. Kräftigen lassen sich diese Muskeln aber auch im Sitzen. Dazu sollten Sie die Übungen des dynamischen Sitzens (54*ff*) wie folgt modifizieren:

10.6.1 Übung

1. Zurücklehnen: Schaukeln Sie Ihren Oberkörper mit stabilisierter neutraler Wirbelsäule (*Seite 21*) zwischen der senkrechten (Abb. 10.07a) und der zurückgelehnten Oberkörperstellung (Abb. 10.07b) hin und her, ohne die Luft dabei anzuhalten. Halten Sie dabei in der zurückgelehnten Stellung jeweils für drei Sekunden an, bevor Sie zur Senkrechten zurückkehren.

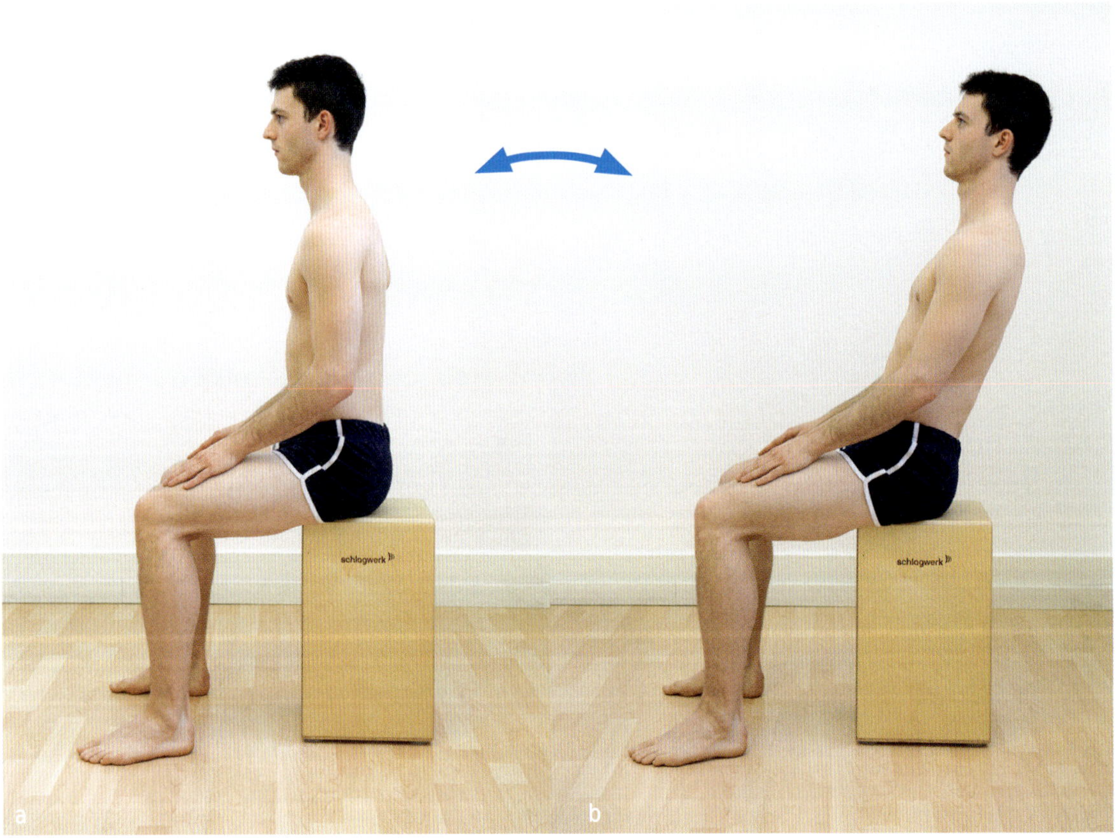

Abb. 10.07 Kräftigung der Bauch- und Halsmuskulatur im Sitzen.

Diese Übung kräftigt sowohl die Bauch- als auch die vordere Halsmuskulatur, während die beiden folgenden Übungsvarianten primär die Bauchmuskeln und seitlichen Rumpfmuskeln trainieren:

2. Knie nach vorne schieben: Schieben Sie abwechselnd Ihr linkes und rechtes Knie nach vorne (Abb. 10.08), ohne dass sich Ihr Brustkorb dabei mitbewegt. Halten Sie am Bewegungsende immer drei Sekunden lang an.

3. Hüfte anheben: Heben Sie abwechselnd Ihre linke und rechte Hüfte an (Abb. 10.09), ohne dass sich Ihr Brustkorb dabei mitbewegt. Halten Sie am Bewegungsende immer drei Sekunden lang an.

Wechseln Sie zwischen den drei Übungsvarianten ab und machen so viele Wiederholungen, bis Sie eine Ermüdung Ihrer Muskulatur spüren.

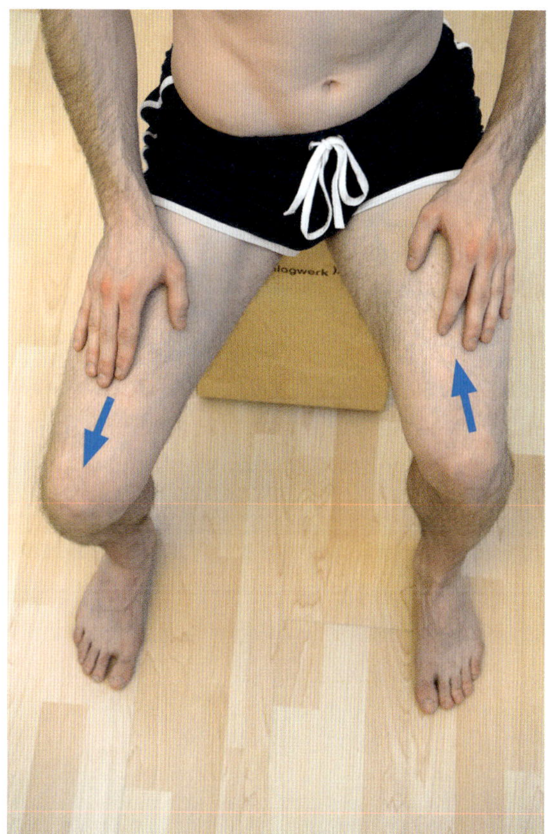

Abb. 10.08 Abwechselnd das linke und rechte Knie nach vorne schieben, ohne dass sich der Brustkorb mitdreht.

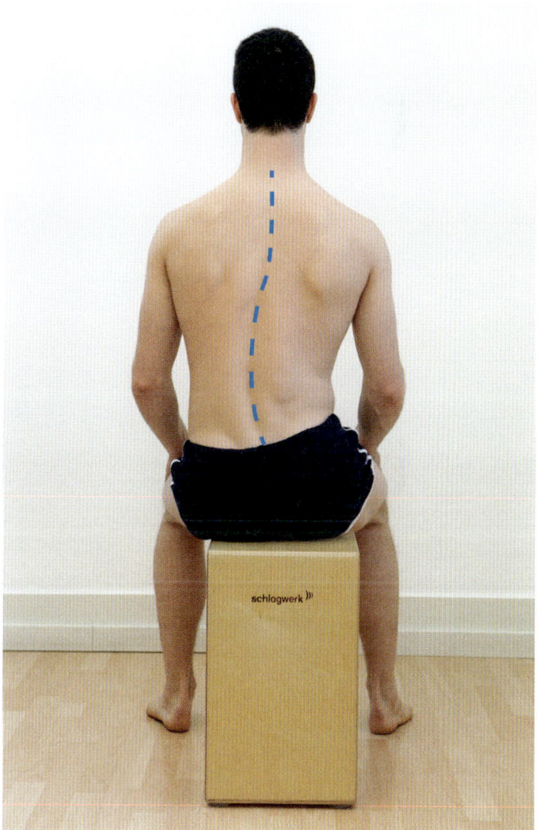

Abb. 10.09 Abwechselnd die linke und rechte Hüfte anheben, ohne dass sich der Brustkorb mitbewegt.

ALTERNATIVEN FÜR DAS TESTEN UND ÜBEN AM SITZPLATZ

Die Alternativen für den Sitzplatz sind für Situationen gedacht, in denen ausschließlich am Sitzplatz ohne Wand geübt und getestet werden soll. Diese Alternativen erlauben Ihnen beispielsweise auch dann zu üben, wenn die Situation in der Schule, dem Studium oder am Arbeitsplatz erfordert, dass Sie an Ihrem Platz bleiben.

10.7 Schulter-Beweglichkeit

Ausgangsstellung

Legen Sie Ihre linke Hand in den Rücken und rutschen dann so weit nach oben, bis Sie Ihr rechtes Schulterblatt berühren (Abb. 10.10a).

10.7.1 Test

Können Sie nun Ihre Brust (ohne Schmerz und ohne Spannung im Bereich Ihrer linken Schulter oder Ihres linken Oberarms) rausstrecken, während Sie Ihre linke Schulter nach hinten ziehen (Abb. 10.10b)?

10.7.2 Übung

Gehen Sie so weit in Richtung Testziel, bis Sie eine erste Dehnspannung im Bereich Ihrer linken Schulter oder Ihres linken Oberarms spüren, und bleiben Sie dort, bis sie sich löst.

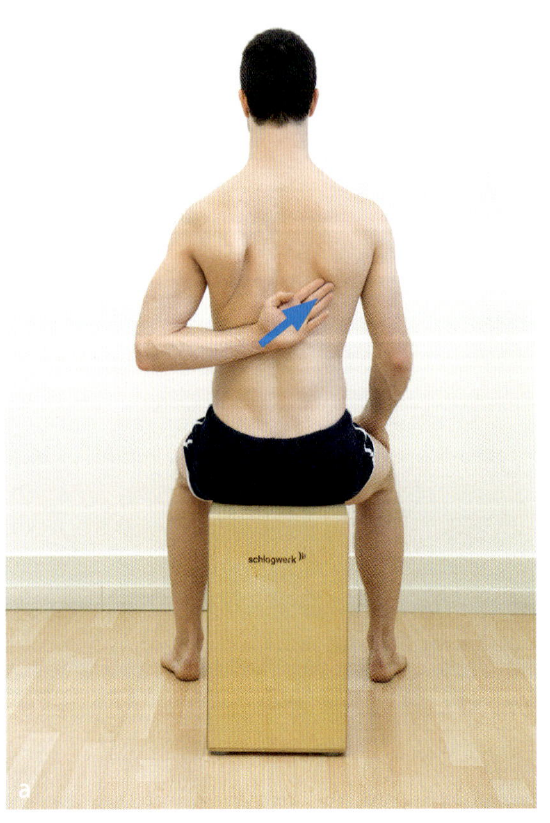

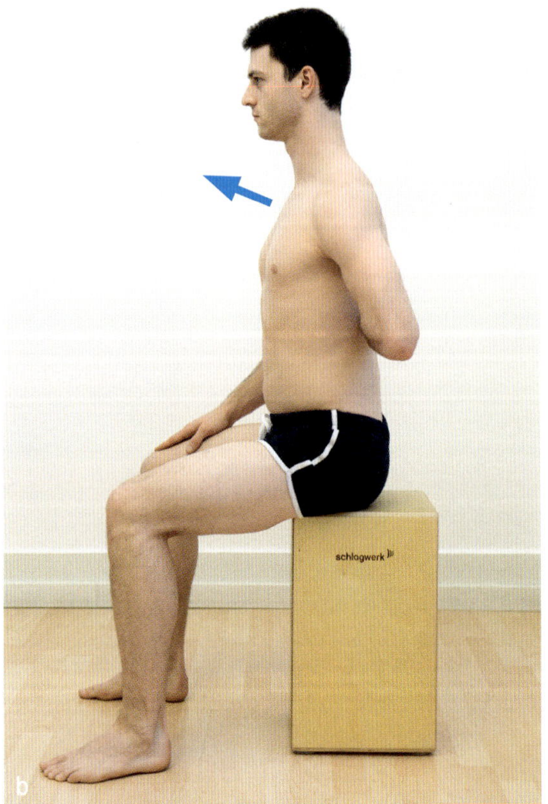

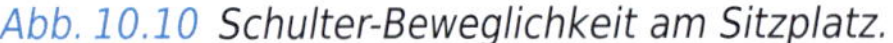
Abb. 10.10 Schulter-Beweglichkeit am Sitzplatz.

10.8 Fingerbeuger-Dehnbarkeit

Ausgangsstellung

Stützen Sie beide Hände gleichzeitig auf einer Tischplatte oder Sitzfläche ab. Ihre Hände und Finger sollten dabei flach aufliegen, während die Fingerspitzen zu Ihnen zeigen.

10.8.1 Test

Können Sie (ohne Schmerz und ohne Spannung im Bereich der Finger, der Handinnenfläche oder des Unterarms) Ihre Hände und Finger flach aufliegen lassen, während Ihr Gewicht so weit zurückverlagert ist, dass Ihre Unterarme senkrecht stehen (Abb. 10.11)?

10.8.2 Übung

Gehen Sie so weit in Richtung Testziel, bis Sie eine erste Spannung im Bereich der Finger, der Handinnenfläche oder des Unterarms spüren, und bleiben Sie dann so lange in dieser Position, bis sich die Spannung löst.

Übungsalternative

Legen Sie Ihre Hände flach mit gestreckten Fingern vor Ihrer Körpermitte aneinander und drehen Sie sie so, dass die Daumen Ihren Körper berühren und die Fingerspitzen nach oben zeigen. Lassen Sie die Hände dann entlang Ihrer Körpermitte so weit nach unten rutschen, bis Ihre Unterarme horizontal sind. Pressen Sie Ihre Handballen in dieser Stellung fest gegeneinander, während Sie gleichzeitig Ihre Brust rausstrecken und Ihre Schulterblätter zusammenziehen (Abb. 10.12), bis Sie eine erste Spannung im Bereich der Finger, der Handinnenflächen oder der Unterarme spüren, und bleiben Sie dann so lange in dieser Position, bis sich die Spannung löst.

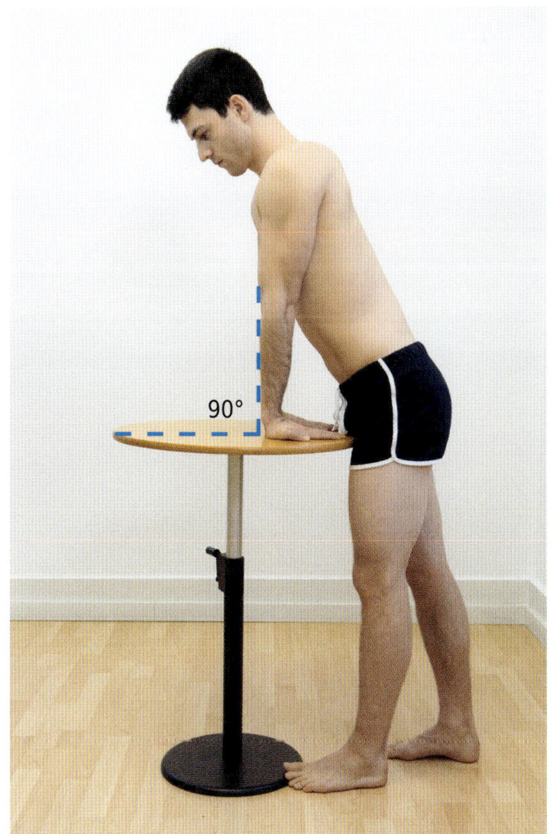

Abb. 10.11 Fingerbeuger-Dehnbarkeit am Sitzplatz mit Tisch.

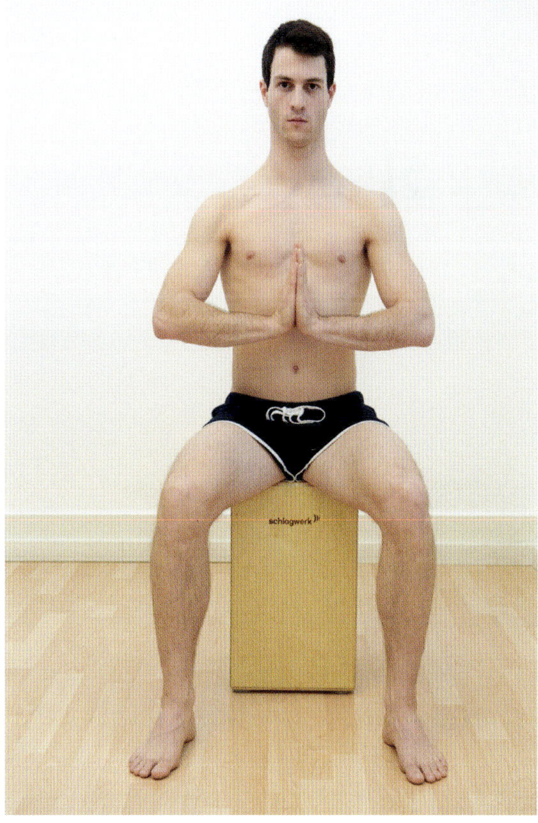

Abb. 10.12 Fingerbeuger-Dehnbarkeit am Sitzplatz ohne Tisch.

10.9 Dreh-Beweglichkeit

Ausgangsstellung

Sie sitzen und richten Ihren Oberkörper auf („Brust rausstrecken"). Sie verschränken Ihre Finger im Nacken, nehmen Ihre Ellbogen so weit zurück, bis diese seitlich in entgegengesetzte Richtungen zeigen, und nicken Ihren Kopf so weit nach vorne, dass Sie etwas von Ihrer Körpervorderseite sehen (Füße, Brust oder Bauch; Abb. 10.13b). Behalten Sie Ihre Körpervorderseite mit dieser Kopfstellung während des Tests und der Übung im Blick. Achten Sie außerdem darauf, dass Ihr Oberkörper die gesamte Zeit aufgerichtet bleibt („Brust rausstrecken").

10.9.1 Test

Können Sie Ihren Oberkörper ohne Spannung oder Schmerz in dieser Haltung um etwa 45 Grad nach links (Abb. 10.13a) und rechts drehen (Abb. 10.13c)?

10.9.2 Übung

Gehen Sie so weit in Richtung Testziel, bis Sie eine erste Dehnspannung im Bereich der Brustwirbelsäule spüren, und bleiben Sie dort, bis sie sich löst.

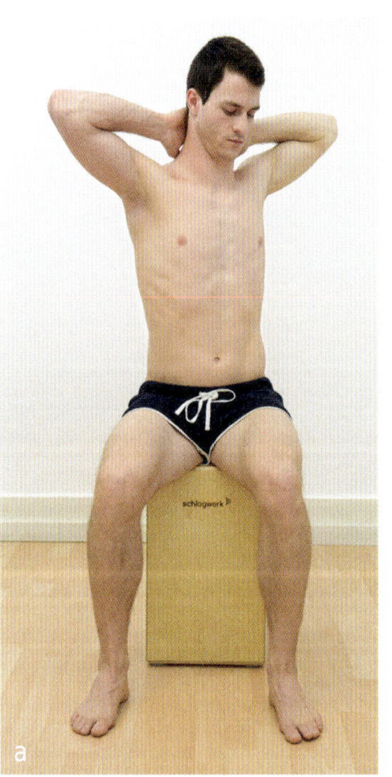

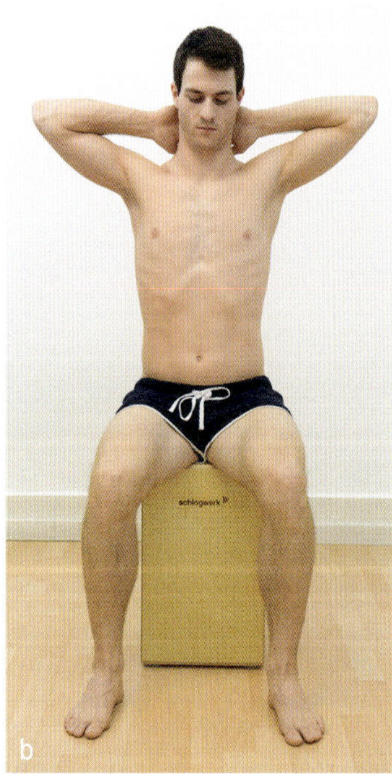

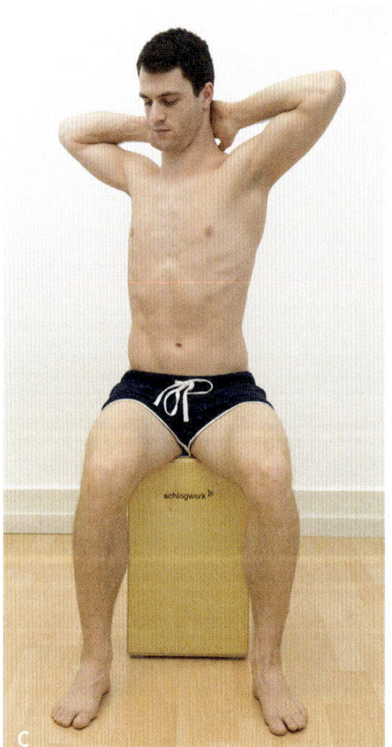

Abb. 10.13 Dreh-Beweglichkeit am Sitzplatz.

10.10 Hüftbeuge-Beweglichkeit

Ausgangsstellung

Sie sitzen wie in der Übung „Neutrale Wirbelsäulenhaltung" (*Seite 12*) beschrieben, mit aufrechter Wirbelsäule und einem 75%igen Hohlkreuz und drücken Ihre Ellbogen seitlich gegen Ihren Körper. Ihre Hände liegen flach auf Ihren Oberschenkeln. Lehnen Sie sich aus dem Hüftgelenk mit unverändertem Hohlkreuz und den Ellbogen am Rumpf nach vorne.

10.10.1 Test

Können Sie sich auf diese Weise ohne Spannung oder Schmerz so weit nach vorne lehnen, bis Ihre Finger das untere Ende beider Kniescheiben berühren (Abb. 10.14)?

10.10.2 Übung

Gehen Sie so weit in Richtung Testziel, bis Sie einen ersten Widerstand spüren, und bleiben Sie dort, bis er sich löst.

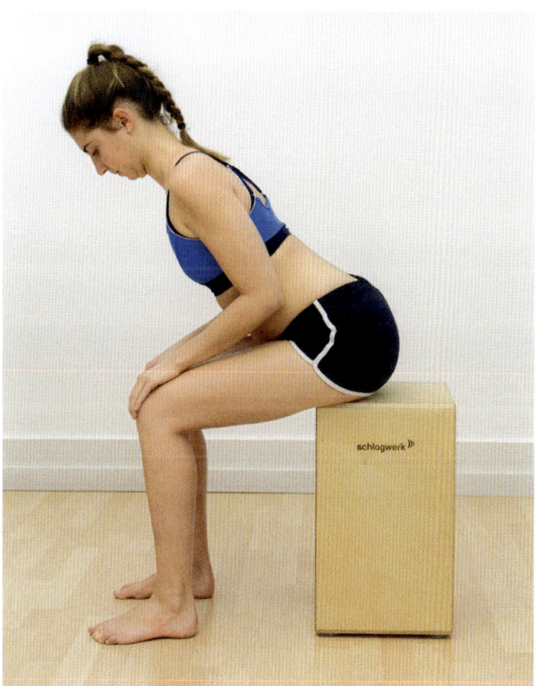

Abb. 10.14 Hüftbeuge-Beweglichkeit am Sitzplatz.

10.11 Gesäßmuskel-Dehnbarkeit

Ausgangsstellung

Sie sitzen auf einem Stuhl oder Hocker mit einer Sitzfläche, die so hoch ist, dass Ihre Hüften höher sind als Ihre Knie (Abb. 3.15), und richten Ihre Wirbelsäule zu 75% auf (Abb. 3.04). Spüren Sie, wie hohl Ihre Lendenwirbelsäule in dieser Haltung ist. Sie legen dann Ihren linken Fuß auf Ihren rechten Oberschenkel, richten Ihre Wirbelsäule wieder bis zur gleichen Hohlstellung der Lendenwirbelsäule auf, drücken Ihre Ellbogen seitlich gegen Ihren Körper und legen Ihre Hände auf Ihren Oberschenkeln ab. Lehnen Sie sich aus dem Hüftgelenk mit unveränderter Hohlstellung der Lendenwirbelsäule und den Ellbogen am Rumpf nach vorn.

10.11.1 Test

Können Sie sich auf diese Weise (ohne Schmerz und ohne Spannung Ihres linken Gesäßes oder Ihrer linken Hüfte) so weit nach vorne lehnen, bis Ihre Finger Ihr linkes Schienbein berühren? (Abb. 10.15)

10.11.2 Übung

Gehen Sie so weit in Richtung Testziel, bis Sie eine erste Dehnspannung oder einen ersten Widerstand im Bereich Ihrer linken Hüfte oder Ihres linken Gesäßes spüren, und bleiben Sie dort, bis sich die Spannung oder der Widerstand löst.

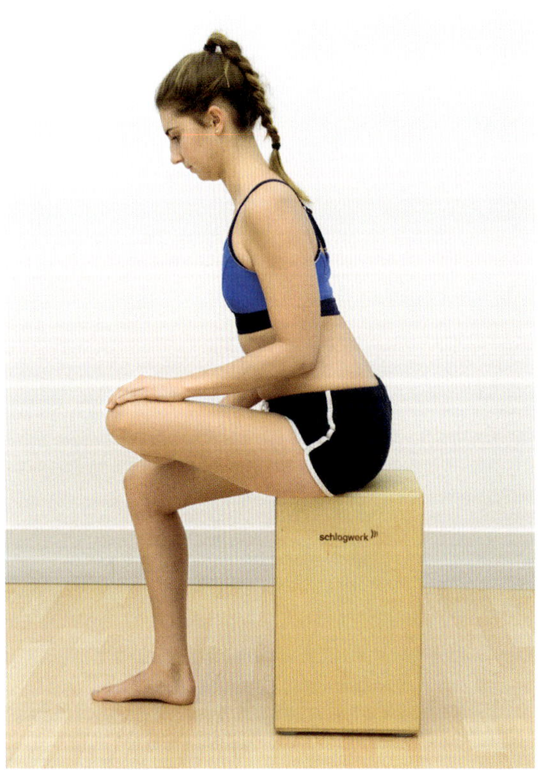

Abb. 10.15 Gesäßmuskel-Dehnbarkeit am Sitzplatz.

10.12 Bein-, Rücken- und Kopfnerven-Beweglichkeit

Ausgangsstellung

Sie sitzen auf der Vorderkante eines Stuhles. Ihre Unterschenkel stehen senkrecht. Ihre Knie sind eine Unterarmlänge auseinander (Abb. 3.18). Setzen Sie Ihren linken Fuß nun eine Fußlänge nach vorn und ziehen Sie Ihren linken Fuß aktiv so weit wie möglich nach oben in Richtung Ihres linken Knies, wodurch sich Ihr linkes Knie automatisch leicht beugt.

10.12.1 Test

Können Sie sich (ohne Spannung oder Schmerz) unter Beibehaltung dieser Beinstellung so weit nach vorne bücken, dass Sie die gesamte Unterseite Ihres Hockers sehen können (Abb. 10.16)?

10.12.2 Übung

Gehen Sie so weit in Richtung Testziel, bis Sie eine erste Spannung spüren, und bleiben Sie dort, bis sie sich löst.

Vorsicht

Bleiben Sie wie bei allen Übungen auch beim Üben und Testen der Bein-, Rücken- und Kopfnerven-Beweglichkeit nur im völlig schmerzfreien Bereich. Bei frischen Bandscheibenverletzungen sollten Test und Übung gar nicht gemacht werden. Bei ausgeheilten Bandscheibenverletzungen sollte nach dem Aufstehen mindestens eine Stunde mit dem Test oder der Übung gewartet werden, weil der Druck und die Steifigkeit der Bandscheiben und damit auch ihre Verletzungsanfälligkeit in dieser Zeit abnehmen. Treten bei der Übung dennoch Schmerzen im Bereich der Lendenwirbelsäule auf, sollte geprüft werden, ob die Übungsvarianten in Rückenlage (Abb. 7.63 und Abb. 7.64) eine schmerzfreie Alternative bieten.

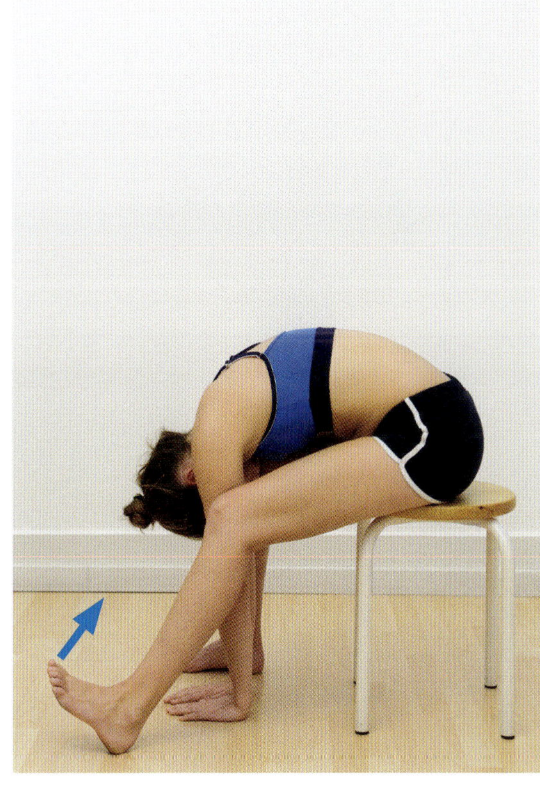

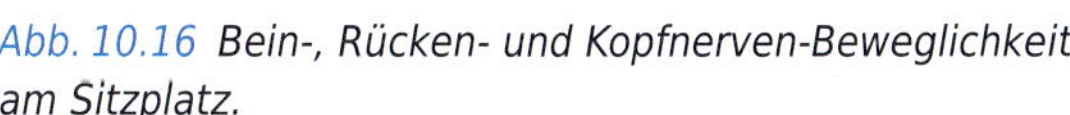

Abb. 10.16 Bein-, Rücken- und Kopfnerven-Beweglichkeit am Sitzplatz.

10.13 Waden-Dehnbarkeit

Ausgangsstellung

Sie stehen barfuß direkt vor und mit Blick zu einem Stuhl auf einem harten Boden (ohne Gymnastikmatte). Die Zehen Ihrer Füße stehen bündig mit der Vorderkante der Sitzfläche auf dem Boden. Sie gehen dann von dieser Grundlinie aus mit beiden Füßen zwei Fußlängen weiter nach hinten, drehen Ihr linkes Bein leicht nach innen, sodass die Außenkante Ihres linken Fußes parallel zur Seite des Stuhles ist, und stellen Ihren rechten Fuß wieder zwei Fußlängen nach vorne in die Ausgangsstellung, in der die Zehen bündig mit der Vorderkante der Sitzfläche auf dem Boden stehen. Wenn Sie alles richtig gemacht haben, beträgt der Abstand zwischen Ihrer rechten Ferse und Ihren linken Zehen jetzt eine Fußlänge (Abb. 10.17: 1). Stützen Sie sich dann mit beiden Händen auf der Sitzfläche oder – falls vorhanden – den Armstützen des Stuhles auf. Ohne mit Ihrer linken Fußsohle auf dem Boden zu verrutschen, drehen Sie schließlich Ihr linkes Knie so weit wie möglich nach außen. Wenn Sie dies richtig machen, hebt sich der Innenrand Ihres linken Fußes, während das Gewicht auf die Außenkante des Fußes verlagert wird. Die Außenkante Ihres linken Fußes steht dabei weiterhin parallel zur Seite des Stuhles. Achten Sie schließlich darauf, dass Ihr Becken parallel zur Vorderkante des Stuhles steht.

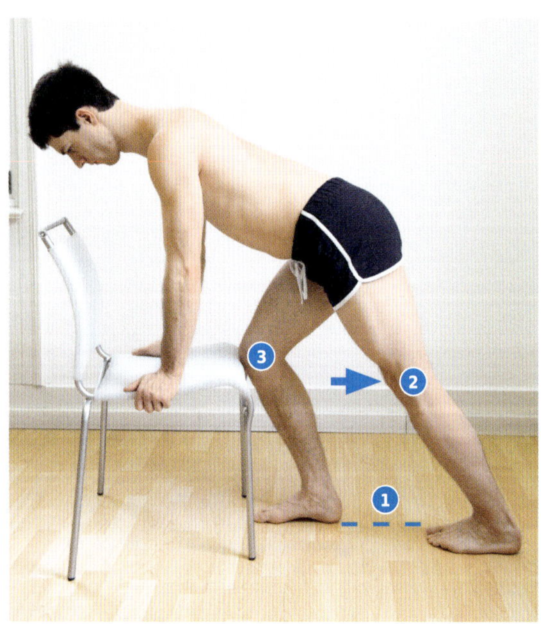

Abb. 10.17 Waden-Dehnbarkeit am Sitzplatz.

10.13.1 Test

Können Sie unter Beibehaltung dieser Grundhaltung Ihr linkes Knie (ohne Schmerz und ohne Spannung im Bereich Ihrer linken Wade) ganz strecken (Abb. 10.17: 2) und Ihr Gewicht ohne Abheben der Ferse unverändert auf der Außenkante Ihres linken Fußes lassen, während Sie Ihr rechtes Knie so weit nach vorne schieben, bis Ihr Schienbein oder Ihr Knie die Vorderkante des Stuhles berührt (Abb. 10.17: 3)?

10.13.2 Übung

Gehen Sie so weit in Richtung Testziel, bis Sie eine erste Dehnspannung oder einen ersten Widerstand im Bereich Ihrer linken Wade spüren, und bleiben Sie dort, bis sich die Spannung oder der Widerstand löst.

Übungsalternative

Sie sitzen auf der Vorderkante Ihres Stuhles und lehnen sich an der Rückenlehne des Stuhles an. Ihr linkes Knie ist ganz gestreckt, während Ihre linke Ferse auf dem Boden ruht. Ziehen Sie dann Ihren linken Fuß so weit in Richtung Ihres linken Knies, bis Sie eine erste Spannung im Wadenbereich spüren.

10.14 Hüftstreck-Beweglichkeit

Ausgangsstellung

Sie stehen vor der Seite eines Stuhles. Die Zehen Ihres linken Fußes stehen bündig mit der Außenkante der Sitzfläche auf dem Boden. Falls der Stuhl eine Rückenlehne in geeigneter Höhe hat, können Sie sich daran mit der Hand, die der Rückenlehne am nächsten ist, abstützen. Ihr linkes Bein steht leicht nach innen gedreht, sodass die Außenkante Ihres linken Fußes gerade nach vorne schaut. Stellen Sie dann Ihren rechten Fuß auf die Sitzfläche. Kippen Sie nun Ihr Becken maximal weit in die Richtung, in der Ihr Schambein nach vorne und Ihre Lendenwirbelsäule gleichzeitig nach hinten bewegt werden, während Sie Ihr linkes Knie ganz gestreckt halten.

10.14.1 Test

Können Sie Ihr rechtes Knie unter Beibehaltung der Beckenkippung und der Streckung Ihres linken Knies ohne Schmerzen oder ein Spannungsgefühl in Ihrer linken Leiste so weit nach vorne schieben, bis Ihr linkes Knie die Stuhlkante berührt (Abb. 10.18: 1)?

10.14.2 Übung

Gehen Sie so weit in Richtung Testziel, bis Sie eine erste Spannung im linken Hüft- oder Leistenbereich spüren, und bleiben Sie dort, bis sie sich löst.

Vorsicht

Falls Sie einen Leistenbruch haben oder eine Leisten-Hernien-Operation hatten, sollten Sie zuerst mit dem Operateur abklären, ob und wie weit Sie an Ihrer Hüftstreck-Beweglichkeit arbeiten dürfen. Außerdem sollten Sie für diese Übung keine Bürostühle mit Rollen verwenden, weil diese unerwartet wegrollen könnten und somit eine Sturzgefahr darstellen.

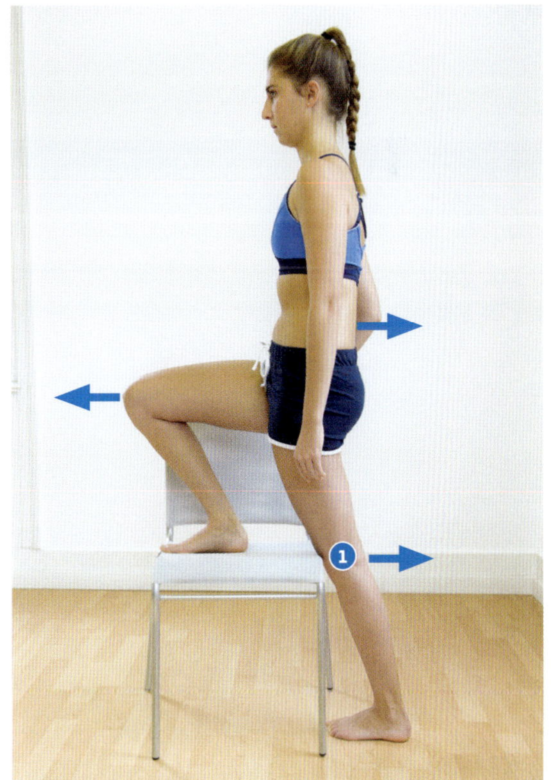

Abb. 10.18 Hüftstreck-Beweglichkeit am Sitzplatz.

10.15 Schulterblatt- und Armstreckmuskelkraft

Ausgangsstellung

Setzen Sie sich so auf einen Stuhl, dass zwei Handbreiten zwischen die Rückenlehne und Ihr Gesäß passen. Strecken Sie Ihre Brust raus, ziehen Ihre Schulterblätter im Rücken zusammen und drücken Ihre Ellbogen so kräftig gegen die Rückenlehne, dass sich der Rücken komplett und möglichst weit von der Rückenlehne entfernt (Abb. 10.19).

10.15.1 Test

Können Sie diese Position ohne Zittern, ohne Schmerzen und ohne große Anstrengung 60 Sekunden lang halten?

10.15.2 Übung

Halten Sie diese Position, solange Ihnen dies ohne Zittern, ohne Schmerzen und ohne große Anstrengung möglich ist.

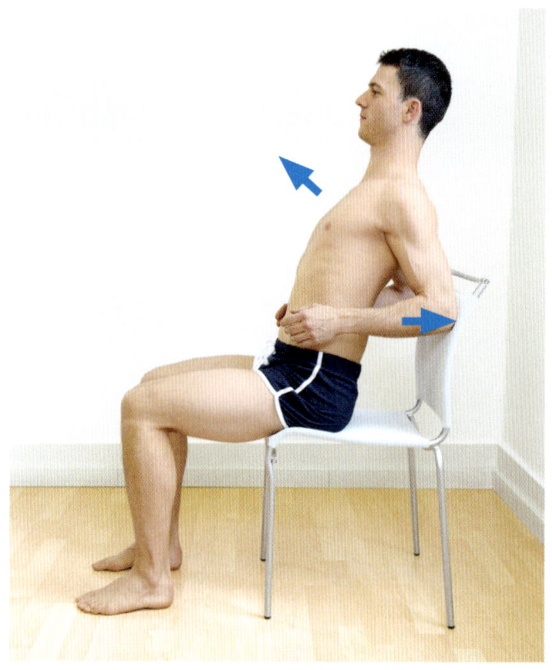

Abb. 10.19 Schulterblatt- und Armstreckmuskelkraft am Sitzplatz.

11 Der Navi

Körperschema

Wählen Sie im Körperschema (Abb. 11.01) den Körperbereich aus, in dem Sie Beschwerden haben oder vorbeugen möchten. Dort finden Sie einen Seitenverweis. Auf der entsprechenden Seite finden Sie eine Liste von passenden Tests und Übungen für diesen Körperbereich. Die Liste ist nach Priorität sortiert und beginnt an oberster Stelle mit dem Test, mit dem sich die entscheidende Einschränkung in diesem Bereich mit größter Wahrscheinlichkeit aufspüren und über die entsprechende Übung auch beseitigen lässt.

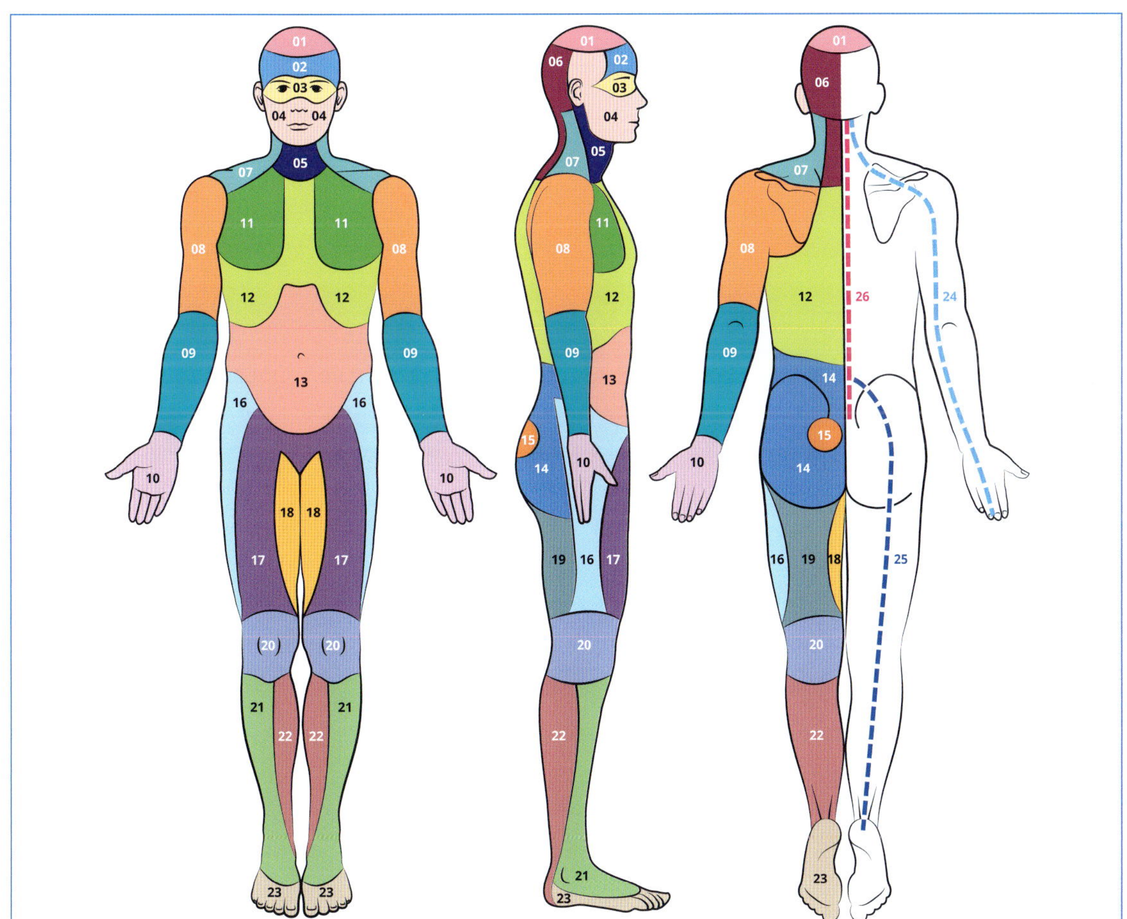

Abb. 11.01 *„Navi"-Körperschema: Die Nummern bezeichnen das jeweils entsprechende „Navi" mit passenden Tests und Übungen für Funktionseinschränkungen und Beschwerden in diesem Bereich.*

Hintergrundfarbe

Neben der Reihenfolge besagt auch die Hintergrundfarbe, wie wichtig die aufgelisteten Tests und Übungen sind. Die Tests und Übungen, die im entsprechenden Körperbereich besonders häufig zu einer Lösung der Beschwerden oder Funktionseinschränkungen führen, sind mit einem etwas dunklerem Blau als die übrigen Einträge hinterlegt.

Vorgehen

Führt gleich die erste Übung zum erwünschten Erfolg, sind keine weiteren Schritte nötig: Bleiben Sie dann einfach bei der entsprechenden Übung, solange sie effektiv ist. Führt die erste Übung zu keiner – oder keiner weiteren – Besserung, machen Sie mit der zweiten weiter. Ist diese ebenfalls nicht effektiv, versuchen Sie es solange mit der nächsten Übung, bis ein Effekt feststellbar ist.

Beispiel

Sie haben Beschwerden im Bereich des Schädeldaches. Im Körperdiagramm steht an dieser Stelle „01". Also schauen Sie im „Navi 01 – Schädeldach" auf *Seite 163* nach und können dort auf der Liste ersehen, dass die Bein, Rücken- und Kopfnerven-Beweglichkeit an oberster Stelle steht und blau hinterlegt ist, weil eine Einschränkung dieser Beweglichkeit die häufigste Ursache für Beschwerden in diesem Bereich ist. Ob dies auch auf Sie zutrifft, überprüfen Sie mit dem Test der Bein-, Rücken- und Kopfnerven-Beweglichkeit. Bestehen Sie den Test nicht, trainieren Sie die Bein-, Rücken- und Kopfnerven-Beweglichkeit. Bessern sich damit Ihre Beschwerden, haben Sie die Lösung gefunden. Falls nicht, testen Sie als nächstes, ob Ihre Wirbelsäulenschwingung neutral ist usw.

11.1 Navi's 01–05

Navi 01 - Schädeldach	**Seite**
Bein-, Rücken- und Kopfnerven-Beweglichkeit	113
Neutrale Wirbelsäulenschwingung	12
Entspannter Unterkiefer	42
Entspannte Zunge	39
Entspannte Unterlippe	44
Bauchatmung	48
Entspannte Schultern	46
Brustwirbelsäulen-Aufrichtung	81

Navi 02 - Stirn	**Seite**
Brustwirbelsäulen-Aufrichtung	81
Halswirbelsäulen-Aufrichtung	77
Bein-, Rücken- und Kopfnerven-Beweglichkeit	113
Neutrale Wirbelsäulenschwingung	12
Entspannter Unterkiefer	42
Bauchatmung	48
Entspannte Zunge	39
Entspannte Unterlippe	44
Entspannte Schultern	46
Augenmuskel-Koordination	72

Navi 03 - Augenbereich	**Seite**
Neutrale Wirbelsäulenschwingung	12
Brustwirbelsäulen-Aufrichtung	81
Augenmuskel-Koordination	72
Entspannte Zunge	39
Entspannter Unterkiefer	42
Entspannte Unterlippe	44
Entspannte Schultern	46
Bauchatmung	48
Halswirbelsäulen-Aufrichtung	77

Navi 04 - Kiefer & Schläfen	**Seite**
Entspannter Unterkiefer	42
Entspannte Zunge	39
Entspannte Unterlippe	44
Entspannte Schultern	46
Bauchatmung	48
Augenmuskel-Koordination	72
Neutrale Wirbelsäulenschwingung	12
Senkrechter Oberkörper im Sitzen	24
Brustwirbelsäulen-Aufrichtung	81
Armnerven-Beweglichkeit	96
Bein-, Rücken- und Kopfnerven-Beweglichkeit	113
Dynamisches Sitzen und Stehen	54
Halswirbelsäulen-Aufrichtung	77
Stehhaltung mit senkrechtem Oberkörper	36

Navi 05 - Vordere Halsseite	**Seite**
Neutrale Wirbelsäulenschwingung	12
Bauchatmung	48
Senkrechter Oberkörper im Sitzen	24
Halswirbelsäulen-Aufrichtung	77
Brustwirbelsäulen-Aufrichtung	81
Entspannte Zunge	39
Entspannter Unterkiefer	42
Entspannte Schultern	46
Entspannte Unterlippe	44
Stehhaltung mit senkrechtem Oberkörper	36
Bauch- und vordere Halsmuskel-Kraft	132

Navi's 06–09

Navi 06 - Rückseite Kopf und Hals	Seite
Neutrale Wirbelsäulenschwingung	12
Brustwirbelsäulen-Aufrichtung	81
Haltungsgerechte Umwelt	26
Entspannte Schultern	46
Stabilisierte neutrale Wirbelsäulenschwingung	21
Unverdrehte Wirbelsäule	19
Bauchatmung	48
Augenmuskel-Koordination	72
Entspannter Unterkiefer	42
Entspannte Zunge	39
Entspannte Unterlippe	44
Halswirbelsäulen-Aufrichtung	77
Bein-, Rücken- und Kopfnerven-Beweglichkeit	113
Dynamisches Sitzen und Stehen	54
Armschwung	68
Schulter-Beweglichkeit	88
Dreh-Beweglichkeit	102
Armnerven-Beweglichkeit	96
Senkrechter Oberkörper im Sitzen	24
Bauch- und vordere Halsmuskel-Kraft	132
Rückenmuskelkraft	134
Schulterblatt- und Armstreckmuskelkraft	136
Ausdauer	139
Stehhaltung mit senkrechtem Oberkörper	36
Symmetrische Gewichtsverteilung im Sitzen	30

Navi 07 - Seitlicher Nacken	Seite
Entspannte Schultern	46
Bauchatmung	48
Neutrale Wirbelsäulenschwingung	12
Armnerven-Beweglichkeit	96
Haltungsgerechte Umwelt	26
Schulter-Beweglichkeit	88
Brustwirbelsäulen-Aufrichtung	81
Unverdrehte Wirbelsäule	19
Bein-, Rücken- und Kopfnerven-Beweglichkeit	113
Augenmuskel-Koordination	72
Armschwung	68
Stabilisierte neutrale Wirbelsäulenschwingung	21
Halswirbelsäulen-Aufrichtung	77
Entspannter Unterkiefer	42
Entspannte Zunge	39
Entspannte Unterlippe	44
Dynamisches Sitzen und Stehen	54
Dreh-Beweglichkeit	102
Schulterblatt- und Armstreckmuskelkraft	136
Senkrechter Oberkörper im Sitzen	24
Symmetrische Gewichtsverteilung im Sitzen	30
Stehhaltung mit senkrechtem Oberkörper	36

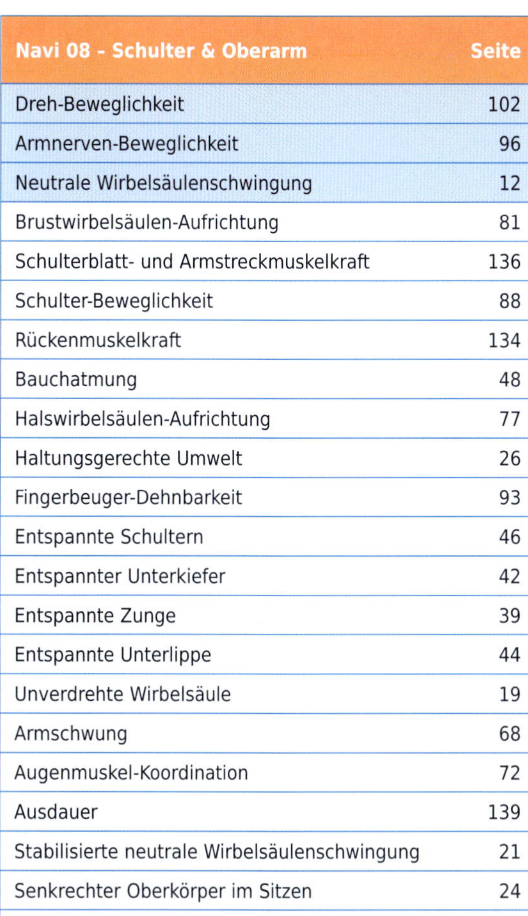

Navi 08 - Schulter & Oberarm	Seite
Dreh-Beweglichkeit	102
Armnerven-Beweglichkeit	96
Neutrale Wirbelsäulenschwingung	12
Brustwirbelsäulen-Aufrichtung	81
Schulterblatt- und Armstreckmuskelkraft	136
Schulter-Beweglichkeit	88
Rückenmuskelkraft	134
Bauchatmung	48
Halswirbelsäulen-Aufrichtung	77
Haltungsgerechte Umwelt	26
Fingerbeuger-Dehnbarkeit	93
Entspannte Schultern	46
Entspannter Unterkiefer	42
Entspannte Zunge	39
Entspannte Unterlippe	44
Unverdrehte Wirbelsäule	19
Armschwung	68
Augenmuskel-Koordination	72
Ausdauer	139
Stabilisierte neutrale Wirbelsäulenschwingung	21
Senkrechter Oberkörper im Sitzen	24
Stehhaltung mit senkrechtem Oberkörper	36
Dynamisches Sitzen und Stehen	54

Navi 09 - Unterarm	Seite
Fingerbeuger-Dehnbarkeit	93
Armnerven-Beweglichkeit	96
Bauchatmung	48
Entspannte Schultern	46
Haltungsgerechte Umwelt	26
Dreh-Beweglichkeit	102
Ausdauer	139
Schulterblatt- und Armstreckmuskelkraft	136
Rückenmuskelkraft	134
Armschwung	68
Brustwirbelsäulen-Aufrichtung	81
Schulter-Beweglichkeit	88
Unverdrehte Wirbelsäule	19
Neutrale Wirbelsäulenschwingung	12
Entspannter Unterkiefer	42
Entspannte Zunge	39
Entspannte Unterlippe	44
Dynamisches Sitzen und Stehen	54
Stabilisierte neutrale Wirbelsäulenschwingung	21
Bein-, Rücken- und Kopfnerven-Beweglichkeit	113
Symmetrische Gewichtsverteilung im Sitzen	30

Navi's 10–13

Navi 10 - Hand	Seite
Fingerbeuger-Dehnbarkeit	93
Bauchatmung	48
Armnerven-Beweglichkeit	96
Haltungsgerechte Umwelt	26
Neutrale Wirbelsäulenschwingung	12
Schulterblatt- und Armstreckmuskelkraft	136
Dreh-Beweglichkeit	102
Rückenmuskelkraft	134
Halswirbelsäulen-Aufrichtung	77
Brustwirbelsäulen-Aufrichtung	81
Entspannte Schultern	46
Schulter-Beweglichkeit	88
Unverdrehte Wirbelsäule	19
Armschwung	68
Ausdauer	139
Dynamisches Sitzen und Stehen	54
Entspannter Unterkiefer	42
Entspannte Zunge	39
Augenmuskel-Koordination	72
Entspannte Unterlippe	44

Navi 11 - Brustmuskel	Seite
Dreh-Beweglichkeit	102
Armnerven-Beweglichkeit	96
Neutrale Wirbelsäulenschwingung	12
Brustwirbelsäulen-Aufrichtung	81
Schulterblatt- und Armstreckmuskelkraft	136
Schulter-Beweglichkeit	88
Rückenmuskelkraft	134
Bauchatmung	48
Fingerbeuger-Dehnbarkeit	93
Unverdrehte Wirbelsäule	19
Halswirbelsäulen-Aufrichtung	77
Haltungsgerechte Umwelt	26
Entspannte Schultern	46
Entspannter Unterkiefer	42
Entspannte Zunge	39
Entspannte Unterlippe	44
Armschwung	68
Augenmuskel-Koordination	72
Ausdauer	139
Stabilisierte neutrale Wirbelsäulenschwingung	21
Senkrechter Oberkörper im Sitzen	24
Stehhaltung mit senkrechtem Oberkörper	36
Dynamisches Sitzen und Stehen	54

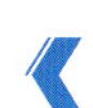

Navi 12 - Brustbein & Brustkorb außer Brustmuskel	Seite
Neutrale Wirbelsäulenschwingung	12
Brustwirbelsäulen-Aufrichtung	81
Dreh-Beweglichkeit	102
Bauchatmung	48
Unverdrehte Wirbelsäule	19
Schulterblatt- und Armstreckmuskelkraft	136
Haltungsgerechte Umwelt	26
Schulter-Beweglichkeit	88
Entspannte Schultern	46
Ausdauer	139
Rückenmuskelkraft	134
Stabilisierte neutrale Wirbelsäulenschwingung	21
Stehhaltung mit senkrechtem Oberkörper	36
Armschwung	68
Sitzwechsel	51
Lagewechsel	53
Dynamisches Sitzen und Stehen	54
Halswirbelsäulen-Aufrichtung	77
Senkrechter Oberkörper im Sitzen	24

Navi 13 - Bauch	Seite
Bauchatmung	48
Neutrale Wirbelsäulenschwingung	12
Brustwirbelsäulen-Aufrichtung	81
Dreh-Beweglichkeit	102
Knie- und Fußabstand im Sitzen	29
Entspannte Zunge	39
Entspannter Unterkiefer	42
Entspannte Unterlippe	44
Entspannte Schultern	46
Hüftstreckung	70
Ausdauer	139
Rückenmuskelkraft	134
Bauch- und vordere Halsmuskel-Kraft	132
Stabilisierte neutrale Wirbelsäulenschwingung	21
Senkrechter Oberkörper im Sitzen	24
Haltungsgerechte Umwelt	26
Symmetrische Gewichtsverteilung im Sitzen	30
Stehhaltung mit senkrechtem Oberkörper	36
Dynamisches Sitzen und Stehen	54
Lagewechsel	53
Sitzwechsel	51
Unverdrehte Wirbelsäule	19
Armschwung	68
Symmetrische Fußstellung	9

Navi's 14–15

Navi 14 - Lendenwirbelsäule & Gesäß	Seite
Neutrale Wirbelsäulenschwingung	12
Stabilisierte neutrale Wirbelsäulenschwingung	21
Haltungsgerechte Umwelt	26
Knie- und Fußabstand im Sitzen	29
Brustwirbelsäulen-Aufrichtung	81
Hüftstreck-Beweglichkeit	123
Oberschenkel-Rückseiten-Dehnbarkeit	116
Lagewechsel	53
Sitzwechsel	51
Dynamisches Sitzen und Stehen	54
Bauchatmung	48
Gesäßmuskel-Dehnbarkeit	110
Oberschenkel-Vorderseiten-Dehnbarkeit	127
Hebetechnik	106
Bauch- und vordere Halsmuskel-Kraft	132
Rückenmuskelkraft	134
Bein-, Rücken- und Kopfnerven-Beweglichkeit	113
Dreh-Beweglichkeit	102
Höhe der Sitzfläche	27
Symmetrische Gewichtsverteilung im Sitzen	30
Senkrechter Oberkörper im Sitzen	24
Unverdrehte Wirbelsäule	19
Aus der Rückenlage zum Stehen	61
Hüftstreckung	70
Armschwung	68
Hüftbeuge-Beweglichkeit	108
Symmetrische Fußstellung	9
Waden-Dehnbarkeit	118
Oberschenkel-Innenseiten-Dehnbarkeit	121
Balance	65
Rückenmuskel-Dehnbarkeit	86
Symmetrische Gewichtsverteilung im Stehen	33
Standbreite	32

Navi 15 - Becken-Kreuzbein-Gelenk	Seite
Oberschenkel-Vorderseiten-Dehnbarkeit	127
Hüftstreck-Beweglichkeit	123
Symmetrische Fußstellung	9
Neutrale Wirbelsäulenschwingung	12
Knie- und Fußabstand im Sitzen	29
Symmetrische Gewichtsverteilung im Sitzen	30
Brustwirbelsäulen-Aufrichtung	81
Oberschenkel-Rückseiten-Dehnbarkeit	116
Gesäßmuskel-Dehnbarkeit	110
Stabilisierte neutrale Wirbelsäulenschwingung	21
Symmetrische Gewichtsverteilung im Stehen	33
Dynamisches Sitzen und Stehen	54
Stehhaltung mit senkrechtem Oberkörper	36
Bauch- und vordere Halsmuskel-Kraft	132
Aus der Rückenlage zum Stehen	61
Dreh-Beweglichkeit	102
Rückenmuskelkraft	134
Hüftstreckung	70
Haltungsgerechte Umwelt	26
Lagewechsel	53
Unverdrehte Wirbelsäule	19
Sitzwechsel	51
Armschwung	68
Höhe der Sitzfläche	27
Oberschenkel-Innenseiten-Dehnbarkeit	121
Senkrechter Oberkörper im Sitzen	24
Ausdauer	139
Standbreite	32
Bauchatmung	48
Hüftbeuge-Beweglichkeit	108
Hebetechnik	106
Bein-, Rücken- und Kopfnerven-Beweglichkeit	113
Waden-Dehnbarkeit	118
Rückenmuskel-Dehnbarkeit	86
Balance	65
Entspannte Schultern	46
Entspannter Unterkiefer	42
Entspannte Zunge	39
Entspannte Unterlippe	44

Navi's 16–19

Navi 16 - Oberschenkelaußenseite	Seite
Stehhaltung mit senkrechtem Oberkörper	36
Hüftstreck-Beweglichkeit	123
Senkrechter Oberkörper im Sitzen	24
Symmetrische Gewichtsverteilung im Sitzen	30
Symmetrische Gewichtsverteilung im Stehen	33
Oberschenkel-Vorderseiten-Dehnbarkeit	127
Bauchatmung	48
Hebetechnik	106
Haltungsgerechte Umwelt	26
Höhe der Sitzfläche	27
Knie- und Fußabstand im Sitzen	29
Sitzwechsel	51
Lagewechsel	53
Dynamisches Sitzen und Stehen	54
Hüftstreckung	70
Aus der Rückenlage zum Stehen	61
Gesäßmuskel-Dehnbarkeit	110
Oberschenkel-Innenseiten-Dehnbarkeit	121

Navi 17 - Oberschenkelvorderseite	Seite
Oberschenkel-Vorderseiten-Dehnbarkeit	127
Stehhaltung mit senkrechtem Oberkörper	36
Symmetrische Gewichtsverteilung im Sitzen	30
Senkrechter Oberkörper im Sitzen	24
Hüftstreck-Beweglichkeit	123
Hüftstreckung	70
Knie- und Fußabstand im Sitzen	29
Höhe der Sitzfläche	27
Dreh-Beweglichkeit	102
Haltungsgerechte Umwelt	26
Waden-Dehnbarkeit	118
Gesäßmuskel-Dehnbarkeit	110
Oberschenkel-Rückseiten-Dehnbarkeit	116
Symmetrische Gewichtsverteilung im Stehen	33
Lagewechsel	53
Symmetrische Fußstellung	9
Oberschenkel-Innenseiten-Dehnbarkeit	121
Bauchatmung	48
Dynamisches Sitzen und Stehen	54
Sitzwechsel	51

Navi 18 - Oberschenkelinnenseite	Seite
Oberschenkel-Innenseiten-Dehnbarkeit	121
Knie- und Fußabstand im Sitzen	29
Hüftstreck-Beweglichkeit	123
Oberschenkel-Vorderseiten-Dehnbarkeit	127
Symmetrische Gewichtsverteilung im Sitzen	30
Symmetrische Gewichtsverteilung im Stehen	33
Symmetrische Fußstellung	9
Hüftstreckung	70
Waden-Dehnbarkeit	118
Oberschenkel-Rückseiten-Dehnbarkeit	116
Gesäßmuskel-Dehnbarkeit	110

Navi 19 - Oberschenkelrückseite	Seite
Oberschenkel-Rückseiten-Dehnbarkeit	116
Bein-, Rücken- und Kopfnerven-Beweglichkeit	113
Stabilisierte neutrale Wirbelsäulenschwingung	21
Hebetechnik	106
Neutrale Wirbelsäulenschwingung	12
Hüftbeuge-Beweglichkeit	108
Gesäßmuskel-Dehnbarkeit	110
Waden-Dehnbarkeit	118
Hüftstreckung	70
Hüftstreck-Beweglichkeit	123
Oberschenkel-Vorderseiten-Dehnbarkeit	127
Aus der Rückenlage zum Stehen	61
Lagewechsel	53
Sitzwechsel	51
Dynamisches Sitzen und Stehen	54
Symmetrische Fußstellung	9

Navi's 20–23

Navi 20 - Knie	Seite
Oberschenkel-Vorderseiten-Dehnbarkeit	127
Oberschenkel-Rückseiten-Dehnbarkeit	116
Dreh-Beweglichkeit	102
Waden-Dehnbarkeit	118
Höhe der Sitzfläche	27
Lagewechsel	53
Hüftstreck-Beweglichkeit	123
Gesäßmuskel-Dehnbarkeit	110
Balance	65
Hebetechnik	106
Hüftstreckung	70
Knie- und Fußabstand im Sitzen	29
Stehhaltung mit senkrechtem Oberkörper	36
Symmetrische Fußstellung	9
Dynamisches Sitzen und Stehen	54
Senkrechter Oberkörper im Sitzen	24
Symmetrische Gewichtsverteilung im Stehen	33
Standbreite	32
Armschwung	68
Haltungsgerechte Umwelt	26
Stabilisierte neutrale Wirbelsäulenschwingung	21
Bein-, Rücken- und Kopfnerven-Beweglichkeit	113
Neutrale Wirbelsäulenschwingung	12
Symmetrische Gewichtsverteilung im Sitzen	30

Navi 21 - Schienbeinaußenseite	Seite
Oberschenkel-Vorderseiten-Dehnbarkeit	127
Symmetrische Gewichtsverteilung im Stehen	33
Waden-Dehnbarkeit	118
Symmetrische Gewichtsverteilung im Sitzen	30
Hebetechnik	106
Hüftstreckung	70
Hüftstreck-Beweglichkeit	123
Senkrechter Oberkörper im Sitzen	24
Armschwung	68
Balance	65
Höhe der Sitzfläche	27
Symmetrische Fußstellung	9
Gesäßmuskel-Dehnbarkeit	110
Dynamisches Sitzen und Stehen	54
Standbreite	32

Navi 22 - Wade	Seite
Waden-Dehnbarkeit	118
Bein-, Rücken- und Kopfnerven-Beweglichkeit	113
Oberschenkel-Rückseiten-Dehnbarkeit	116
Dynamisches Sitzen und Stehen	54
Hüftstreckung	70
Gesäßmuskel-Dehnbarkeit	110
Hebetechnik	106
Hüftstreck-Beweglichkeit	123
Symmetrische Gewichtsverteilung im Sitzen	30
Armschwung	68
Symmetrische Gewichtsverteilung im Stehen	33
Standbreite	32
Lagewechsel	53
Neutrale Wirbelsäulenschwingung	12
Stabilisierte neutrale Wirbelsäulenschwingung	21
Stehhaltung mit senkrechtem Oberkörper	36
Höhe der Sitzfläche	27

Navi 23 - Füße	Seite
Waden-Dehnbarkeit	118
Lagewechsel	53
Hebetechnik	106
Dynamisches Sitzen und Stehen	54
Symmetrische Gewichtsverteilung im Stehen	33
Standbreite	32
Balance	65
Gesäßmuskel-Dehnbarkeit	110
Hüftstreckung	70
Hüftstreck-Beweglichkeit	123
Oberschenkel-Vorderseiten-Dehnbarkeit	127
Armschwung	68
Symmetrische Gewichtsverteilung im Sitzen	30
Symmetrische Fußstellung	9
Stehhaltung mit senkrechtem Oberkörper	36
Höhe der Sitzfläche	27
Haltungsgerechte Umwelt	26
Bein-, Rücken- und Kopfnerven-Beweglichkeit	113

Navi's 24–25

Navi 24 - Halswirbelsäule - ausstrahlend in Arm & Hand	Seite
Neutrale Wirbelsäulenschwingung	12
Brustwirbelsäulen-Aufrichtung	81
Halswirbelsäulen-Aufrichtung	77
Bauchatmung	48
Entspannte Schultern	46
Unverdrehte Wirbelsäule	19
Stabilisierte neutrale Wirbelsäulenschwingung	21
Armnerven-Beweglichkeit	96
Dreh-Beweglichkeit	102
Fingerbeuger-Dehnbarkeit	93
Haltungsgerechte Umwelt	26
Augenmuskel-Koordination	72
Entspannter Unterkiefer	42
Entspannte Zunge	39
Entspannte Unterlippe	44
Dynamisches Sitzen und Stehen	54
Bein-, Rücken- und Kopfnerven-Beweglichkeit	113
Lagewechsel	53
Schulter-Beweglichkeit	88
Schulterblatt- und Armstreckmuskelkraft	136
Rückenmuskelkraft	134
Bauch- und vordere Halsmuskel-Kraft	132
Stehhaltung mit senkrechtem Oberkörper	36
Senkrechter Oberkörper im Sitzen	24
Armschwung	68
Hüftstreck-Beweglichkeit	123
Höhe der Sitzfläche	27
Knie- und Fußabstand im Sitzen	29
Symmetrische Gewichtsverteilung im Sitzen	30
Sitzwechsel	51
Oberschenkel-Rückseiten-Dehnbarkeit	116

Navi 25 - Lendenwirbelsäule - ausstrahlend in Bein & Fuß	Seite
Neutrale Wirbelsäulenschwingung	12
Hebetechnik	106
Aus der Rückenlage zum Stehen	61
Oberschenkel-Rückseiten-Dehnbarkeit	116
Gesäßmuskel-Dehnbarkeit	110
Bein-, Rücken- und Kopfnerven-Beweglichkeit	113
Hüftstreck-Beweglichkeit	123
Waden-Dehnbarkeit	118
Oberschenkel-Vorderseiten-Dehnbarkeit	127
Brustwirbelsäulen-Aufrichtung	81
Lagewechsel	53
Sitzwechsel	51
Dynamisches Sitzen und Stehen	54
Haltungsgerechte Umwelt	26
Rückenmuskelkraft	134
Bauch- und vordere Halsmuskel-Kraft	132
Rückenmuskel-Dehnbarkeit	86
Bauchatmung	48
Stehhaltung mit senkrechtem Oberkörper	36
Stabilisierte neutrale Wirbelsäulenschwingung	21
Höhe der Sitzfläche	27
Knie- und Fußabstand im Sitzen	29
Dreh-Beweglichkeit	102
Hüftbeuge-Beweglichkeit	108
Gewichtsverteilung im Sitzen	30
Hüftstreckung	70
Unverdrehte Wirbelsäule	19
Senkrechter Oberkörper im Sitzen	24
Armschwung	68
Armnerven-Beweglichkeit	96

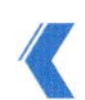

Navi 26

Navi 26 – Verdrehte oder unbewegliche Wirbel

A) Obere und mittlere Halswirbelsäule	Seite
Entspannte Zunge	39
Entspannter Unterkiefer	42
Entspannte Schultern	46
Bauchatmung	48
Bein-, Rücken- und Kopfnerven-Beweglichkeit	113
Entspannte Unterlippe	44
Neutrale Wirbelsäulenschwingung	12
Unverdrehte Wirbelsäule	19
Haltungsgerechte Umwelt	26

B) Untere Hals- und obere Brustwirbelsäule	Seite
Dreh-Beweglichkeit	102
Brustwirbelsäulen-Aufrichtung	81
Armnerven-Beweglichkeit	96
Bein-, Rücken- und Kopfnerven-Beweglichkeit	113
Unverdrehte Wirbelsäule	19
Neutrale Wirbelsäulenschwingung	12
Haltungsgerechte Umwelt	26
Bauchatmung	48
Entspannte Schultern	46
Entspannter Unterkiefer	42
Entspannte Zunge	39
Entspannte Unterlippe	44

C) Mittlere und untere Brustwirbelsäule	Seite
Bauchatmung	48
Neutrale Wirbelsäulenschwingung	12
Unverdrehte Wirbelsäule	19

D) Lendenwirbelsäule	Seite
Neutrale Wirbelsäulenschwingung	12
Unverdrehte Wirbelsäule	19
Haltungsgerechte Umwelt	26
Stabilisierte neutrale Wirbelsäulenschwingung	21
Oberschenkel-Vorderseiten-Dehnbarkeit	127
Hüftstreck-Beweglichkeit	123

12 Anhang

12.1 Kurzer Trainingsplan

Wie der kurze Trainingsplan aussieht und benutzt wird, zeigt das folgende Beispiel (Abb. 12.01):

- Markieren Sie die Kästchen vor den Alltags- und Ausgleichsübungen, deren Test Sie nicht bestanden haben, mit einem „✓".
- Die Tests die Sie bestanden haben und deren Übung deshalb unnötig ist, streichen Sie durch.
- Machen Sie alle Alltagsübungen (linke Spalte der Übersicht)und ebenso die Ausgleichsübungen (rechte Spalte der Übersicht), die mit einem „✓" markiert sind.

Von den ausgeführtenAusgleichsübungen markieren Sie dann die drei Übungen, bei denen der Abstand zum Testziel besonders groß war oder die gleich die deutlichste Besserung bewirkten, mit dem aktuellen Datum. Erreichen Sie irgendwann deren Testziel, können Sie ausprobieren, wie wenig Üben genügt, um das Testziel immer noch erreichen zu können. Wenn etwaige Beschwerden oder Einschränkungen mit dem Erreichen des Testziels weg sind, haben Sie die drei richtigen Ausgleichsübungen gefunden. Gibt es trotz Erreichen des Testziels keine Besserung, stoppen Sie die entsprechende Ausgleichsübung, streichen sie inklusive ihres Datums aus und beginnen stattdessen mit einer neuen Ausgleichsübung, deren Test Sie nicht bestanden haben.

Sie können den kurzen Trainingsplan direkt im Buch ausfüllen (Abb. 12.02), kopieren oder unter www.wirbelsaeulen-fitness.de herunterladen.

Name: ______________________ Datum: ______________________

Alltagsübungen

Haltung

- ☑ Symmetri… 01
- ☑ Neutrale W… 02
- ☐ Un…erdreh… 03
- ☐ Stabi…te neutrale Wirbelsäulenschwingung 04
- ☐ 05
- ☑ 06
- ☐ 07
- ☐ K… 08
- ☐ Gewichtsverteilung im Sitzen 09

Entspannung

- ☐ Entspannte Zunge 01
- ☐ Entspannter Unterkiefer 02
- ☐ … 03

Bewegung

- ☐ Sitzwechsel 01
- ☐ Lagewechsel 02
- ☐ Dynamisches S…

Koordination

- ☐ Aus der Rücken… 01
- ☐ Balance 02
- ☐ Armschwung 03
- ☐ Hüftstreckung 04
- ☐ Augenmuskel-Koordination 05

Ausgleichsübungen

Beweglichkeit

- ☐ Halswirbelsäulen-Aufrichtung 01
- ☑ Brustwirbelsäulen-Aufrichtung *2.3.2020* 02
- ☐ Rückenmus… 03
- ☑ Schulter-B… 04
- ☐ Fingerbeug… 05
- ☑ Armnerven-Beweglichkeit *16.4.2020* 06
- ☑ ~~Dreh-Beweglichkeit~~ ~~*2.3.2020*~~ 07
- ☐ Hebetechnik 08
- ☐ Hüftb… 09
- ☐ Gesä… 10
- ☐ Bein-,… 11
- ☐ Oberschenkel-Rückseiten-Dehnbarkeit 12
- ☐ Waden-Dehnbarkeit 13
- ☐ Oberschenkel-Innenseiten-Dehnbarkeit 14
- ☑ Hüftstreck-Beweglichkeit 15
- ~~☐ Oberschenkel-Vorderseiten-Dehnbarkeit~~ 16

Kraft

- ☑ Bauch- und vordere Halsmuskel-Kraft *2.3.2020* 01
- ~~☐ Rückenmuskelkraft~~ 02
- ☐ Schulte… 03

- ☐ **Ausdauer** 01

Die Brustwirbelsäulen-Aufrichtung war eine der drei Ausgleichsübungen die am 2.3.2020 begonnen wurden.

Diese Übung ist wie alle Alltagsübungen ständiger Begleiter im Alltag, bis sie zur Gewohnheit wird.

Diese Übung wurde am 2.3.2020 begonnen. Nachdem das Testziel durch entsprechendes Üben irgendwann erreicht war, ohne dass die erhoffte Besserung spürbar wurde, wurde sie beendet und durchgestrichen.

Der Test dieser Übung wurde nicht bestanden. Sie wurde aber kein Teil des Übungsprogrammes, weil sie nicht eine der drei wichtigsten zu sein schien.

Der Test der Rückenmuskelkraft wurde bestanden und deshalb durchgestrichen. Es ist unnötig, die Rückenmuskelkraft zu trainieren.

Diese Übungen wurde am 16.4.2020 begonnen.

Das Datum wurde durchgestrichen, um zu zeigen, dass die Übung nicht länger Teil des Übungsprogramms ist.

Diese Übung ist seit dem 2.3.2020 Teil des Übungsprogramms.

☑ = Test nicht bestanden (üben)

Durchgestrichen = Test bestanden (nicht üben)

Streichen Sie alle Tests durch, die Sie beim ersten Versuch bestehen, während Sie alle nicht bestandenen Tests mit einem ☑ markieren.

Übungen, die nicht gemacht werden sollten: Übungen bestandener Tests wären Zeitverschwendung und sollten nicht gemacht werden.

Übungen, die gemacht werden sollten: Machen Sie alle Alltagsübungen (linke Spalte) mit einem ☑ zur Gewohnheit. Von den Ausgleichsübungen (rechte Spalte) mit einem ☑ machen und markieren Sie die drei Übungen mit dem aktuellen Datum, bei denen der Abstand zum Testziel am größten war oder bei denen Sie nach der Übung die deutlichste Verbesserung von Beschwerden oder Funktionseinschränkungen bemerkten. Erreichen Sie dann irgendwann deren Testziel, können Sie ausprobieren, wie wenig Üben genügt, um das Testziel immer noch erreichen zu können. Falls Sie Beschwerden oder Einschränkungen haben, die sich mit Übungsfortschritten in Richtung Testziel verringern, haben Sie die drei richtigen Ausgleichsübungen gefunden.

Erreichen Sie ein Testziel ohne spürbare Verbesserung, stoppen Sie die entsprechende Ausgleichsübung, streichen sie inklusive ihres Datums aus und beginnen stattdessen mit einer neuen Ausgleichsübung, deren Test Sie nicht bestanden haben.

Abb. 12.01 Beispiel eines ausgefüllten kurzen Trainingsplans.

Name: ______________________ Datum: ______________________

Alltagsübungen

Haltung

- ☐ Symmetrische Fußstellung 01
- ☐ Neutrale Wirbelsäulenschwingung 02
- ☐ Unverdrehte Wirbelsäule 03
- ☐ Stabilisierte neutrale Wirbelsäulenschwingung 04
- ☐ Senkrechter Oberkörper 05
- ☐ Haltungsgerechte Umwelt 06
- ☐ Höhe der Sitzfläche 07
- ☐ Knie- und Fußabstand 08
- ☐ Gewichtsverteilung im Sitzen 09
- ☐ Standbreite 10
- ☐ Gewichtsverteilung im Stehen 11
- ☐ Stehhaltung mit senkrechtem Oberkörper 12

Entspannung

- ☐ Entspannte Zunge 01
- ☐ Entspannter Unterkiefer 02
- ☐ Entspannte Unterlippe 03
- ☐ Entspannte Schultern 04
- ☐ Bauchatmung 05

Bewegung

- ☐ Sitzwechsel 01
- ☐ Lagewechsel 02
- ☐ Dynamisches Sitzen und Stehen 03

Koordination

- ☐ Aus der Rückenlage zum Stehen 01
- ☐ Balance 02
- ☐ Armschwung 03
- ☐ Hüftstreckung 04
- ☐ Augenmuskel-Koordination 05

Ausgleichsübungen

Beweglichkeit

- ☐ Halswirbelsäulen-Aufrichtung 01
- ☐ Brustwirbelsäulen-Aufrichtung 02
- ☐ Rückenmuskel-Dehnbarkeit 03
- ☐ Schulter-Beweglichkeit 04
- ☐ Fingerbeuger-Dehnbarkeit 05
- ☐ Armnerven-Beweglichkeit 06
- ☐ Dreh-Beweglichkeit 07
- ☐ Hebetechnik 08
- ☐ Hüftbeuge-Beweglichkeit 09
- ☐ Gesäßmuskel-Dehnbarkeit 10
- ☐ Bein-, Rücken- und Kopfnerven-Beweglichkeit 11
- ☐ Oberschenkel-Rückseiten-Dehnbarkeit 12
- ☐ Waden-Dehnbarkeit 13
- ☐ Oberschenkel-Innenseiten-Dehnbarkeit 14
- ☐ Hüftstreck-Beweglichkeit 15
- ☐ Oberschenkel-Vorderseiten-Dehnbarkeit 16

Kraft

- ☐ Bauch- und vordere Halsmuskel-Kraft 01
- ☐ Rückenmuskelkraft 02
- ☐ Schulterblatt- und Armstreckmuskelkraft 03

- ☐ **Ausdauer** 01

☑ = Test nicht bestanden (üben)

Durchgestrichen = Test bestanden (nicht üben)

Streichen Sie alle Tests durch, die Sie beim ersten Versuch bestehen, während Sie alle nicht bestandenen Tests mit einem ☑ markieren.

Übungen, die nicht gemacht werden sollten: Übungen bestandener Tests wären Zeitverschwendung und sollten nicht gemacht werden.

Übungen, die gemacht werden sollten: Machen Sie alle Alltagsübungen (linke Spalte) mit einem ☑ zur Gewohnheit. Von den Ausgleichsübungen (rechte Spalte) mit einem ☑ machen und markieren Sie die drei Übungen mit dem aktuellen Datum, bei denen der Abstand zum Testziel am größten war oder bei denen Sie nach der Übung die deutlichste Verbesserung von Beschwerden oder Funktionseinschränkungen bemerkten. Erreichen Sie dann irgendwann deren Testziel, können Sie ausprobieren, wie wenig Üben genügt, um das Testziel immer noch erreichen zu können. Falls Sie Beschwerden oder Einschränkungen haben, die sich mit Übungsfortschritten in Richtung Testziel verringern, haben Sie die drei richtigen Ausgleichsübungen gefunden.

Erreichen Sie ein Testziel ohne spürbare Verbesserung, stoppen Sie die entsprechende Ausgleichsübung, streichen sie inklusive ihres Datums aus und beginnen stattdessen mit einer neuen Ausgleichsübung, deren Test Sie nicht bestanden haben.

Abb. 12.02 Kurzer Trainingsplan – blanko.

12.2 Ausführlicher Trainingsplan

Der ausführliche Trainingsplan hat zwei Seiten und ermöglicht eine detaillierte Kontrolle darüber, wie sich die trainierte Haltung, Entspannung, Bewegung, Koordination, Beweglichkeit, Kraft und Ausdauer zusammen mit etwaigen Beschwerden im Laufe des Trainings verändern (Abb. 12.03 und 12.04). Wird zum Beispiel der aktuelle Fitnesswert gemessen und in dieser Version des Trainingsplanes eingetragen (z. B. in fingerbreiten Abständen zum Testziel bei Beweglichkeit (Abb. 7.02), zeigt die Wiederholung der Messung beim nächsten Termin, wie effektiv Sie geübt haben. Dies ermöglicht folgende spezifische Reaktionen:

- Falls Sie erfolgreich geübt haben, wird dies durch die Messung sichtbar. Dieser sichtbare Fortschritt wird Sie dazu motivieren, engagiert weiterzuüben.
- Haben Sie nicht ausreichend geübt, zeigt die Messung keinen Fortschritt. In diesem Fall wissen Sie dann, dass Sie Ihre Übungsdisziplin verbessern müssen.
- Falls Sie trotz intensiven Übens keine Fortschritte in den Bereichen Haltung, Entspannung, Bewegung, Koordination, Beweglichkeit, Kraft oder Ausdauer machen, sollten Sie unter „Was tun, wenn's nicht klappt" – nachsehen, welche Hilfen und Alternativen es gibt. Hilft auch dies nicht, sollten Sie Ihren Physiotherapeuten um Rat fragen.

Sie können den ausführlichen Trainingsplan direkt im Buch ausfüllen, kopieren oder unter www.wirbelsaeulen-fitness.de herunterladen.

Entscheidungsrichtlinien zur Auswahl der richtigen Übungen finden sich unter „Die wichtigsten Trainingsfragen" (*Seite 3ff*). Bleiben trotz dieser Richtlinien Unsicherheiten, sollten Sie Ihren Trainingsplan mit Ihrem Physiotherapeuten besprechen.

Erfolgreiches Üben setzt ein regelmäßiges Training voraus, was wiederum voraussetzt, dass der zeitliche Umfang des Trainingsprogrammes überschaubar bleibt. Für die meisten Menschen hat es sich als praktikabel erwiesen, von all den Ausgleichsübungen, die nicht bestanden wurden, die drei auszusuchen, bei denen der Abstand zum Testziel besonders groß war und / oder die eine spürbare Verbesserung brachten. Mit diesen drei Übungen sollten Sie beginnen. Führen sie zum Erfolg, benötigen Sie keine weiteren Übungen. Falls das Testziel erreicht wird, ohne dass eine gewünschte Verbesserung von Funktion oder Beschwerden erreicht wird, sollten Sie mit den nächsten drei Übungen weitertrainieren, deren Test Sie nicht bestanden haben. Ist eine Übung effektiv, sollte eine spürbare Verbesserung spätestens nach 6 Wochen regelmäßigen Übens eintreten. Deshalb ist es sinnvoll, circa alle 6 Wochen eine neue Spalte im Trainingsplan auszufüllen, um dann zu entscheiden, welche Übungen beibehalten oder ersetzt werden sollten. Um unterscheiden zu können, welche Qualitäten lediglich getestet und welche auch geübt wurden, sollten Sie die Messwerte (*Seite 183*) farbig markieren, deren Übungen Sie die nächste Zeit machen wollen.

Nam[illegible]

> Diese Spalte der Alltagsübungen zeigt, zu wie viel Prozent der Zeit die entsprechende Haltung, Entspannung, Bewegung oder Koordination vor Beginn der Übungen umgesetzt wurde.

> Die Haltung war vor Beginn der Übung im März immer zusammgesunken (0% der Zeit aufrecht). Beim übernächsten Mal im Juli ist sie schon 30% der Zeit im Alltag neutral.

Alltagsübungen

Haltung	1. Datum 5.3.2020	2. Datum 21.4.2020	3. Datum 19.7.2020					
Symmetrische Fußstellung	30 %	30 %	40 %		%	%	%	%
Neutrale Wirbelsäulenschwingung	0 %	20 %	30 %	%	%	%	%	%
Unverdrehte Wirbelsäule	75 %	80 %	80 %	%	%	%	%	%
Stabilisierte neutrale Wirbelsäulenschwingung	0 %	40 %	60 %	%	%	%	%	%
Senkrechter Oberkörper	50 %	50 %	50 %	%	%	%	%	%
Haltungsgerechte Umwelt	50 %	90 %	90 %	%	%	%	%	%
Höhe der Sitzfläche	100 %	%	%	%	%	%	%	%
Knie- und Fußabstand	20 %	[illegible]0 %	40 %	%	%	%	%	%
Gewichtsverteilung im Sitzen	100 %		%	%	%	%	%	%
Standbreite	100 %					%	%	%
Gewichtsverteilung im Stehen	70 %					%	%	%
Stehhaltung mit senkrechtem Oberkörper	20 %					%	%	%
Entspannung								
Entspannte Zunge	0 %	20 %	30 %	%	%	%	%	%
Entspannter Unterkiefer	80 %	80 %	90 %	%	%	%	%	%
Entspannte Unterlippe	100 %	%	%	%	%	%	%	%
Entspannte Schultern	60 %	70 %	80 %	%	%	%	%	%
Bauchatmung	70 %	80 %	80 %	%	%	%	%	%
Bewegung								
Sitzwechsel	%	%	%	%	%	%	%	%
Lage[illegible]	%	%	%	%	%	%	%	%
Dyna[illegible]	%	%	%	%	%	%	%	%
Koord[illegible]								
Aus der Rückenlage zum Stehen	%	%	%	%	%	%	%	%
Balance	%	%	%	%	%	%	%	%
Armschwung	%	%	%	%	%	%	%	%
Hüftstreckung	%	%	%	%	%	%	%	%
Augenmuskel-Koordination	%	%	%	%	%	%	%	%

> Die Höhe aller regelmäßig benutzen Stühle war gut, sodass an diesem Punkt nicht weiter gearbeitet werden musste.

> Die Tests der Kapitel „Bewegung“ und „Koordination“ wurden noch nicht gemacht.

Abb. 12.03 Beispiel eines ausgefüllten ausführlichen Trainingsplans: S1.

Ausgleichsübungen	1. Datum 5.3.2020	2. Datum 21.4.2020	3. Datum 19.7.2020
Beweglichkeit: Fingerbreiten Abstand zum Testziel / × Mal pro Woche			
Wi[...]	2 Mal	7 Mal	Mal
Ha[...]			
Bru[...]	4	4	1
Rückenmuskel-Dehnbarkeit			
Schulter-Beweglichkeit	L | R = |	L | R = 1 | 2	L | R = |
Fing[...]	L | R = |	L | R = |	L | R = |
Arm[...]	L | R = 5 | 1	L | R = 5 | 1	L | R = 2 | 1
Dreh-Beweglichkeit	L | R = 2 | 5	L | R =	
Hebetechnik			
Hüftbeuge-Beweglichkeit			
Gesäßmuskel-Dehnbarkeit	L | R = |	L | R =	
Bein-, Rücken- und Kopfnerven-Beweglichkeit	L | R = |	L | R =	
Oberschenkel-Rückseiten-Dehnbarkeit	L | R = 5 | 5	L | R =	
Wad[...]	L | R = |	L[...]	
Obe[...]			
Hüftstreck-Beweglichkeit	L | R = 2 | 2	L | R =	
Oberschenkel-Vorderseiten-Dehnbarkeit	3		
Kraft: × Mal jede Seite wiederholt / × Sekunden gehalten / × Mal pro Woche			
Wie oft pro Woche durchschnittlich geübt?	6 Mal	6 Mal	Mal
Bauch- und vordere Halsmuskel-Kraft	5 Mal	5 Mal	Mal
Rückenmuskelkraft	Mal	Mal	5 Mal
Schulterblatt- und Armstreckmuskelkraft	Sek	Sek	Sek
Ausdauer: Minuten pro Woche: ______	60 Min		

Ziele = Verbesserung folgender Werte			
Nackenschmerz links mit Drehung	5 | 10	4 | 10	1 | 10
Rückenschmerz	0-4 | 10	0-4 | 10	0-2 | 10
Milligramm Ibuprofen pro Tag	600	600	200
Maximale Sitzdauer 20 Min	20	30	50

L | R = links | rechts

Das letzte Datum, an dem die Funktion und Beschwerden überprüft wurden, war der 19. Juli.

Da erst beim nächsten Datum klar sein wird, wie oft durchschnittlich geübt wurde, ist dieses Feld frei. Das heißt, dass sich die Anzahl der Übungseinheiten pro Woche, die hier eingetragen wird, auf den Zeitraum zwischen dem 19. Juli und dem nächsten, jetzt noch unbekannten Datum in der 4. Spalte beziehen wird.

Die Ausgleichsübungen, die trainiert werden sollen, sollten farbig markiert werden. Im Fall dieser Übung verringerte sich der Abstand von anfänglich 4 Fingerbreiten auf 1 Fingerbreite.

Die Schulter-Beweglichkeit wurde erst im April getestet.

Die linke Schulter war mit 5 Fingerbreiten Abstand zum Testziel deutlich weniger beweglich als die rechte Schulter mit 1 Fingerbreite Abstand. Deshalb wurde auch nur die linke Seite geübt und farbig markiert.

Die Gesäßmuskel-Dehnbarkeit wurde noch nicht getestet.

Die Oberschenkel-Rückenseiten-Dehnbarkeit war auch deutlich eingeschränkt, wurde aber erst mal nicht in das Trainingsprogramm übernommen, weil der/die Übende sich auf zunächst nur 3 Übungen für den oberen Körperbereich konzentrieren wollte. Daher wurde die Übung der Oberschenkel-Rückenseiten-Dehnbarkeit auch nicht gelb markiert.

Am 19. Juli wurde das Training der Bauch- und vorderen Halsmuskel-Kraft beendet und durch das Training der Rückenmuskelkraft ersetzt. Beim ersten Test der Rückenmuskelkraft am 19. Juli waren 5 Wiederholungen möglich.

Der Nackenschmerz taucht nur mit Drehung des Kopfes auf. Anfänglich war er mit 5 von 10 deutlich stärker als am 19. Juli mit nur noch 1 von 10, wobei 0 kein Schmerz und 10 der schlimmste Schmerz ist, den der/die Übende kennt.

0-2/10 bedeutet, dass der Schmerz zwischen dem 21. April und dem 19. Juli auf der Schmerzskala von 0–10 in guten Momenten 0 und in schlechten bis zu 2 war. 0-2 sind also das Schmerzminimum und -maximum in dem Zeitraum zwischen dem Datum in der vorigen Spalte und dem Datum der gleichen Spalte.

Abb. 12.03 Beispiel eines ausgefüllten ausführlichen Trainingsplans: S2.

Name: ______________________________

Alltagsübungen							zu × % im Alltag umgesetzt	
Haltung	1. Datum	2. Datum	3. Datum	4. Datum	5. Datum	6. Datum	7. Datum	8. Datum
Symmetrische Fußstellung	%	%	%	%	%	%	%	%
Neutrale Wirbelsäulenschwingung	%	%	%	%	%	%	%	%
Unverdrehte Wirbelsäule	%	%	%	%	%	%	%	%
Stabilisierte neutrale Wirbelsäulenschwingung	%	%	%	%	%	%	%	%
Senkrechter Oberkörper	%	%	%	%	%	%	%	%
Haltungsgerechte Umwelt	%	%	%	%	%	%	%	%
Höhe der Sitzfläche	%	%	%	%	%	%	%	%
Knie- und Fußabstand	%	%	%	%	%	%	%	%
Gewichtsverteilung im Sitzen	%	%	%	%	%	%	%	%
Standbreite	%	%	%	%	%	%	%	%
Gewichtsverteilung im Stehen	%	%	%	%	%	%	%	%
Stehhaltung mit senkrechtem Oberkörper	%	%	%	%	%	%	%	%
Entspannung								
Entspannte Zunge	%	%	%	%	%	%	%	%
Entspannter Unterkiefer	%	%	%	%	%	%	%	%
Entspannte Unterlippe	%	%	%	%	%	%	%	%
Entspannte Schultern	%	%	%	%	%	%	%	%
Bauchatmung	%	%	%	%	%	%	%	%
Bewegung								
Sitzwechsel	%	%	%	%	%	%	%	%
Lagewechsel	%	%	%	%	%	%	%	%
Dynamisches Sitzen und Stehen	%	%	%	%	%	%	%	%
Koordination								
Aus der Rückenlage zum Stehen	%	%	%	%	%	%	%	%
Balance	%	%	%	%	%	%	%	%
Armschwung	%	%	%	%	%	%	%	%
Hüftstreckung	%	%	%	%	%	%	%	%
Augenmuskel-Koordination	%	%	%	%	%	%	%	%

Abb. 12.04 *Ausführlicher Trainingsplan – blanko: S1.*

Ausgleichsübungen	1. Datum	2. Datum	3. Datum	4. Datum	5. Datum	6. Datum	7. Datum	8. Datum
Beweglichkeit: Fingerbreiten Abstand zum Testziel / × Mal pro Woche geübt								
Wie oft pro Woche durchschnittlich geübt?	Mal	Mal	Mal	Mal	Mal	Mal	Mal	Mal
Halswirbelsäulen-Aufrichtung								
Brustwirbelsäulen-Aufrichtung								
Rückenmuskel-Dehnbarkeit								
Schulter-Beweglichkeit	L | R = |	L | R = |	L | R = |	L | R = |	L | R = |	L | R = |	L | R = |	L | R = |
Fingerbeuger-Dehnbarkeit	L | R = |	L | R = |	L | R = |	L | R = |	L | R = |	L | R = |	L | R = |	L | R = |
Armnerven-Beweglichkeit	L | R = |	L | R = |	L | R = |	L | R = |	L | R = |	L | R = |	L | R = |	L | R = |
Dreh-Beweglichkeit	L | R = |	L | R = |	L | R = |	L | R = |	L | R = |	L | R = |	L | R = |	L | R = |
Hebetechnik								
Hüftbeuge-Beweglichkeit								
Gesäßmuskel-Dehnbarkeit	L | R = |	L | R = |	L | R = |	L | R = |	L | R = |	L | R = |	L | R = |	L | R = |
Bein-, Rücken- und Kopfnerven-Beweglichkeit	L | R = |	L | R = |	L | R = |	L | R = |	L | R = |	L | R = |	L | R = |	L | R = |
Oberschenkel-Rückseiten-Dehnbarkeit	L | R = |	L | R = |	L | R = |	L | R = |	L | R = |	L | R = |	L | R = |	L | R = |
Waden-Dehnbarkeit	L | R = |	L | R = |	L | R = |	L | R = |	L | R = |	L | R = |	L | R = |	L | R = |
Oberschenkel-Innenseiten-Dehnbarkeit								
Hüftstreck-Beweglichkeit	L | R = |	L | R = |	L | R = |	L | R = |	L | R = |	L | R = |	L | R = |	L | R = |
Oberschenkel-Vorderseiten-Dehnbarkeit								
Kraft: × Mal jede Seite wiederholt / × Sekunden gehalten / × Mal pro Woche geübt								
Wie oft pro Woche durchschnittlich geübt?	Mal	Mal	Mal	Mal	Mal	Mal	Mal	Mal
Bauch- und vordere Halsmuskel-Kraft	Mal	Mal	Mal	Mal	Mal	Mal	Mal	Mal
Rückenmuskelkraft	Mal	Mal	Mal	Mal	Mal	Mal	Mal	Mal
Schulterblatt- und Armstreckmuskelkraft	Sek	Sek	Sek	Sek	Sek	Sek	Sek	Sek
Ausdauer: Minuten pro Woche: ______	Min	Min	Min	Min	Min	Min	Min	Min

Ziele = Verbesserung folgender Werte								

L | R = links | rechts

Abb. 12.04 Ausführlicher Trainingsplan – blanko: S2.

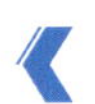

12.2.1 Messwerte

Haltung, Entspannung, Bewegung, Koordination

Geschätzter Prozentsatz der Zeit, in welchem Sie glauben, Ihr Ziel im Alltag (Schlafen ausgenommen) zu erreichen. Ziel = 100%.

Beweglichkeit

Abstand zum Testziel in Fingerbreiten (Abb. 7.01 bis Abb. 7.03). Ziel = 0.

Bauch- und Rückenmuskelkraft

Anzahl der Wiederholungen, die Ihnen langsam, schmerzfrei, kontrolliert und ohne Zittern gelingen. Ziel = 10 Wiederholungen je Seite bei Bauchmuskelkraft und 6 Wiederholungen je Seite bei Rückenmuskelkraft.

Schulterblatt- und Armstreckmuskelkraft

Anzahl der Sekunden, die Sie kontrolliert, schmerzfrei, ohne Zittern und ohne große Anstrengung halten können. Ziel = 60 Sekunden.

Ausdauer

Durchschnittliche Minuten Ausdauertraining pro Woche, die Ihnen mit einer Pulsfrequenz von circa 120 Schlägen pro Minute und einem subjektiv guten Gefühl möglich sind. Ziel: 3 × 30–60 Min/Woche.

12.2.2 Schmerzskala

Um die Intensität Ihrer Schmerzen auf einer Skala von 0–10 dokumentieren zu können, ist eine Farbskala hilfreich (Abb. 12.05). Sie ist durch die gestrichelten senkrechten Linien in die Bereiche 0–10 unterteilt. „0“, ganz links im grünen Bereich, bedeutet: überhaupt keine Schmerzen. „10“, ganz rechts im roten Bereich, bedeutet: schlimmste Schmerzen, die ich kenne.

Legen Sie Ihren Zeigefinger auf die Stelle der Skala, die Ihrem Schmerz entspricht, und notieren Sie sich die Nummer des entsprechenden Feldes.

Ein Bild der langfristigen Schmerzentwicklung erhalten Sie, wenn Sie beim Erstbefund den minimalen und maximalen Schmerzwert der letzten 6 Wochen notieren und circa 6 Wochen später beim erneuten Befund mit dem neuen Wert vergleichen.

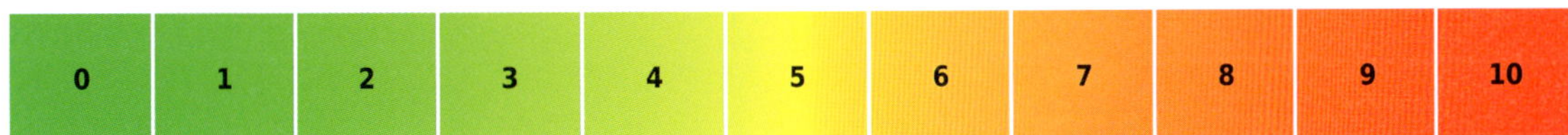

Abb. 12.05 Schmerzskala.

12.3 Fitnessnormwerte

Auf den folgenden Normkurven (Abb. 12.06) können Sie sehen, wie fit Sie im Vergleich zu anderen Personen gleichen Alters und Geschlechts sind. Die Normkurven bestehen aus den Durchschnittsergebnissen von über 1750 Personen, die alle in diesem Buch beschriebenen Tests gemacht haben.

Die X-Achse zeigt das Alter in 10-Jahres-Gruppen. Die Y-Achse der Kurven zeigt, wie viel Prozent der Tests einer Kategorie (z. B. Haltung) bestanden wurden.

Die Formel, mit der Sie berechnen können, wie viel Prozent der Tests Sie bestanden haben, lautet: 100 × Anzahl der bestandenen Tests / Gesamtzahl der Tests. Die Gesamtzahl der Tests ist:

- Haltung: 12
- Entspannung: 5
- Bewegung: 3
- Koordination: 5
- Beweglichkeit: 16
- Kraft: 3
- Ausdauer: 90 Minuten/Woche

Beispiele

Beispiel 1

Von den insgesamt 12 Haltungstests haben Sie 6 bestanden:

100 × 6 / 12 = 50 %.

Beispiel 2

Von den insgesamt 16 Beweglichkeitstests haben Sie 6 bestanden:

100 × 6 / 16 = 37,5 %.

Mit diesen Ergebnissen können Sie nun mithilfe der folgenden Kurven (Abb. 12.06) feststellen, wie fit Sie in den Bereichen Haltung und Beweglichkeit im Vergleich zu den Männern oder Frauen Ihrer Altersgruppe sind.

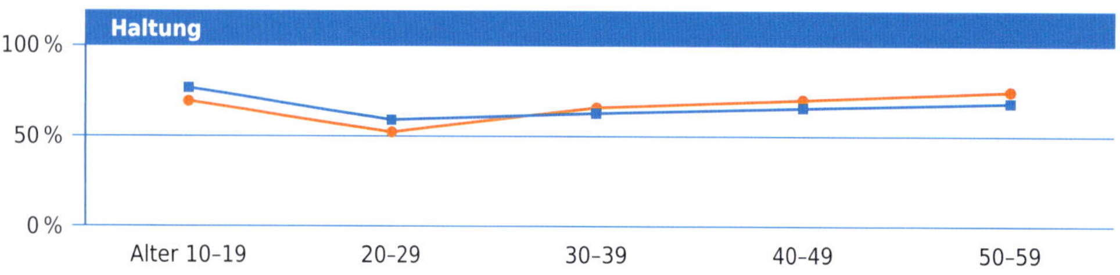

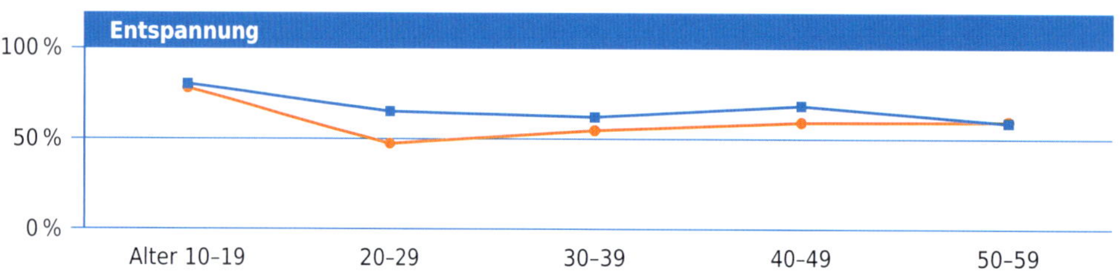

Abb. 12.06 Alters- und geschlechtsspezifische Verlaufskurven der Fitness. Männer Frauen

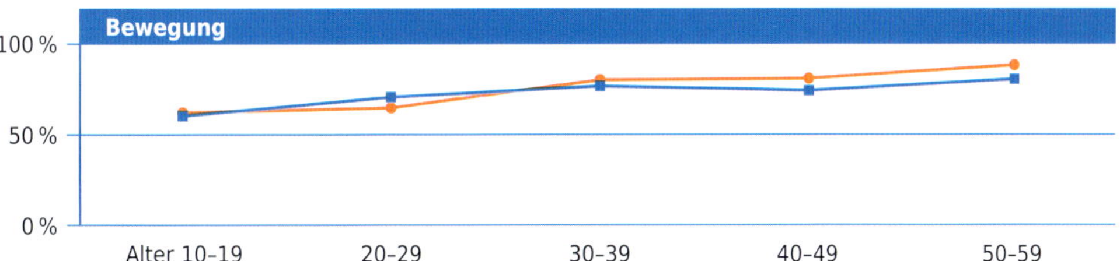

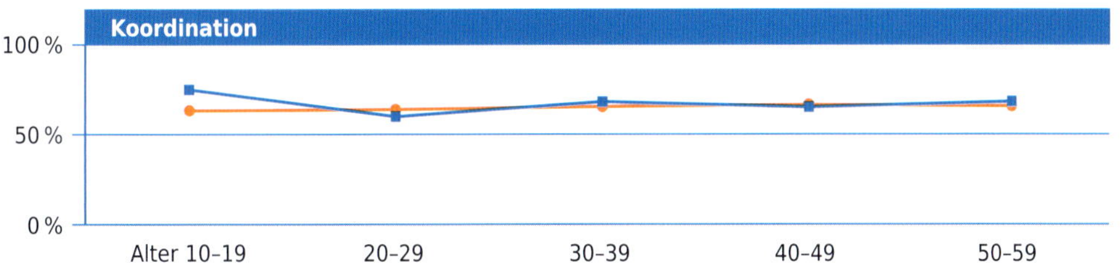

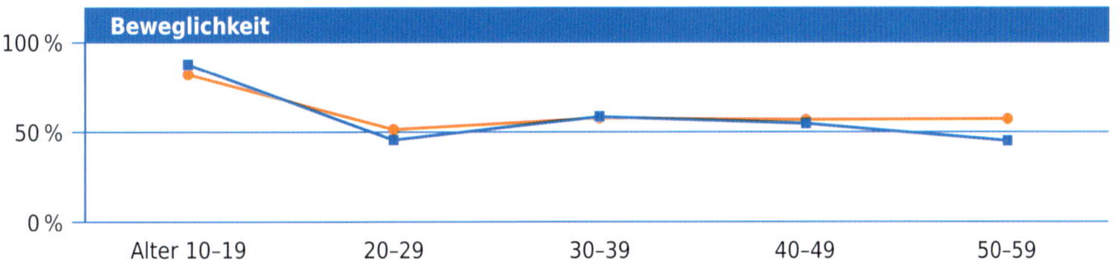

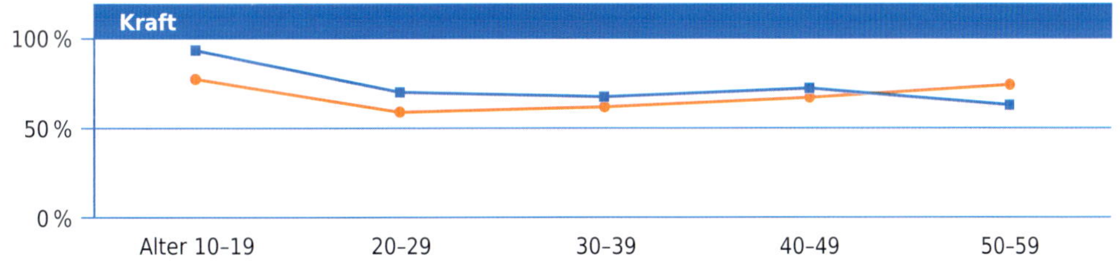

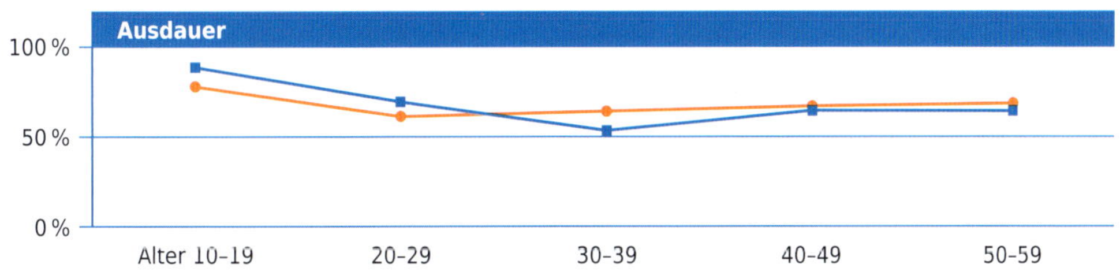

Männer Frauen

12.4 Fitnessdiagramm

Alternativ zu den Fitnesskurven können Sie auch in einem Balkendiagramm darstellen, wie fit Sie im Vergleich zu anderen sind (Abb. 12.07). Die Durchschnittswerte des Balkendiagramms basieren auf *über 1750* Personen, die alle 45 Tests des Buches gemacht haben. Das Balkendiagramm wird automatisch erstellt, wenn Sie Ihre Testergebnisse wie unter www.wirbelsaeulen-fitness.de beschrieben eingeben. Das Diagramm kann dann ausgedruckt, am Computer betrachtet oder per E-Mail an andere weitergegeben werden.

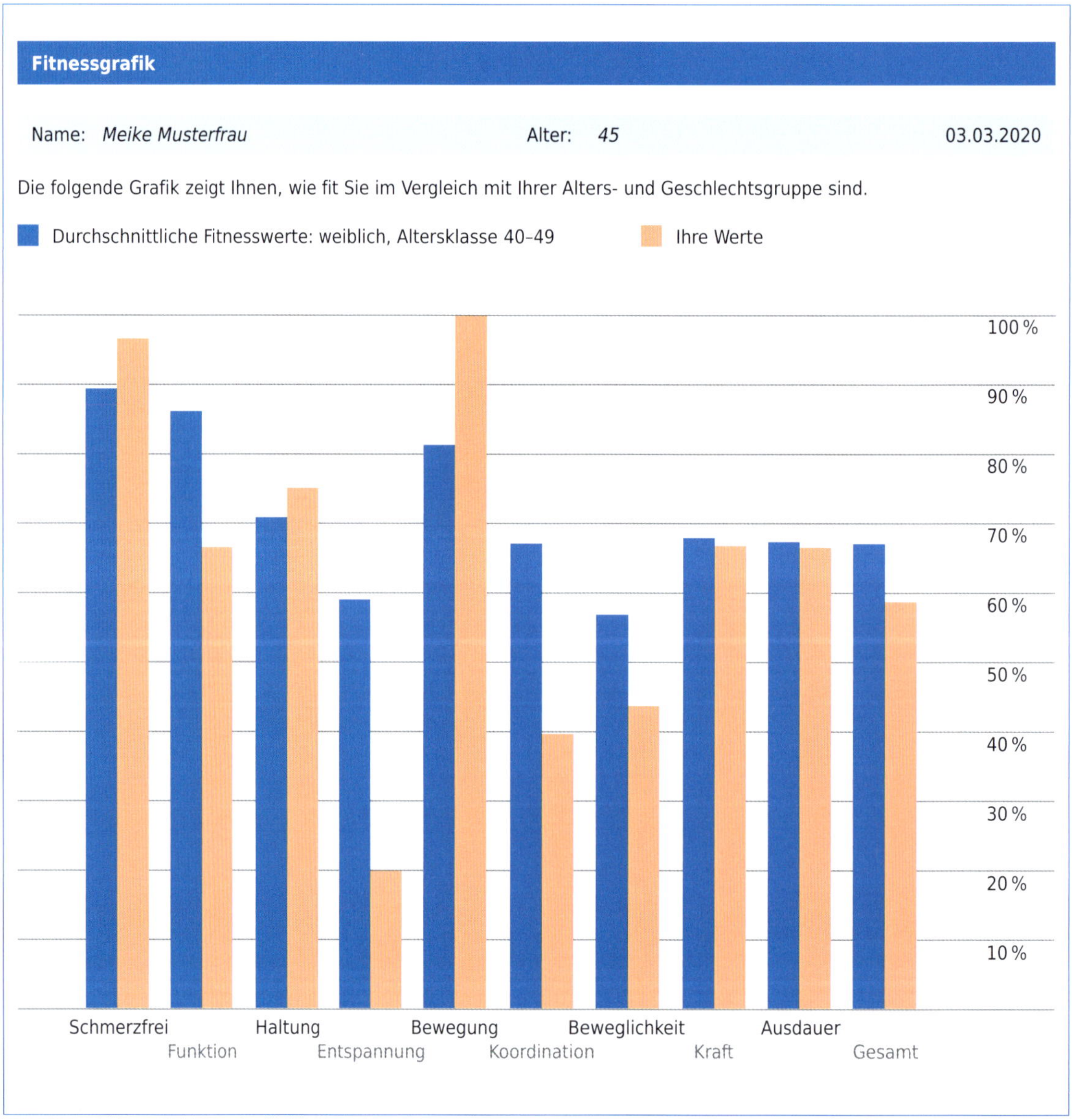

Fitnessgrafik

Name: *Meike Musterfrau* Alter: *45* 03.03.2020

Die folgende Grafik zeigt Ihnen, wie fit Sie im Vergleich mit Ihrer Alters- und Geschlechtsgruppe sind.

Durchschnittliche Fitnesswerte: weiblich, Altersklasse 40–49 Ihre Werte

100 %
90 %
80 %
70 %
60 %
50 %
40 %
30 %
20 %
10 %

Schmerzfrei Funktion Haltung Entspannung Bewegung Koordination Beweglichkeit Kraft Ausdauer Gesamt

Abb. 12.07 *Beispiel-Fitnessdiagramm zum Vergleich von persönlicher und durchschnittlicher Fitness.*

12.5 Diagnostische Effektivität

Von den *über 1750* Personen, die alle 45 Tests des Buches gemacht haben, wurden nicht nur die Testergebnisse in eine Datenbank eingegeben, sondern auch ihre Angaben zu Schmerzen und Funktionseinschränkungen. Die Personen mit weniger Schmerzen und Funktionseinschränkungen hatten in allen 7 Fitnesskategorien (von Haltung bis Ausdauer) bessere Testergebnisse als Personen mit mehr Schmerzen und Funktionseinschränkungen. Der Unterschied war mit Ausnahme der Koordination statistisch signifikant. Das bedeutet, dass die Tests der restlichen Fitnesskategorien in der Lage sind, schmerz- und funktionsrelevante Schwachstellen aufzuzeigen.

Aus klinischer Sicht hatte die Hälfte der Personen mit den besseren Fitnesswerten durchschnittlich 25% weniger Schmerzen und 6% weniger Funktionseinschränkungen.

12.6 Therapeutische Effektivität

Bei der therapeutischen Effektivität geht es darum, wie effektiv festgestellte Schwachstellen mit den Übungen aus dem Buch ausgeglichen werden können.

In einer Untersuchung mit 43 Probanden (Studie von Walz H, 2008) gaben diese an, an wie vielen Stellen sie momentan Schmerzen hatten und wie intensiv diese Schmerzen waren. Unmittelbar danach führten sie erstmalig alle Tests und Übungen durch (Ausnahme: Ausdauer wurde nur abgefragt, aber nicht geübt). Am Ende nannten sie Schmerzorte und -intensität erneut. Durch das einmalige Üben hatten sich nun folgende Veränderungen ergeben (Abb. 12.08):

- 8 % der schmerzhaften Körperbereiche fühlten sich schlechter an.
- 16 % fühlten sich gleich an.
- 76 % der Körperbereiche fühlten sich besser an. In diesen Bereichen hatte sich der Schmerz um durchschnittlich 52 % verringert.

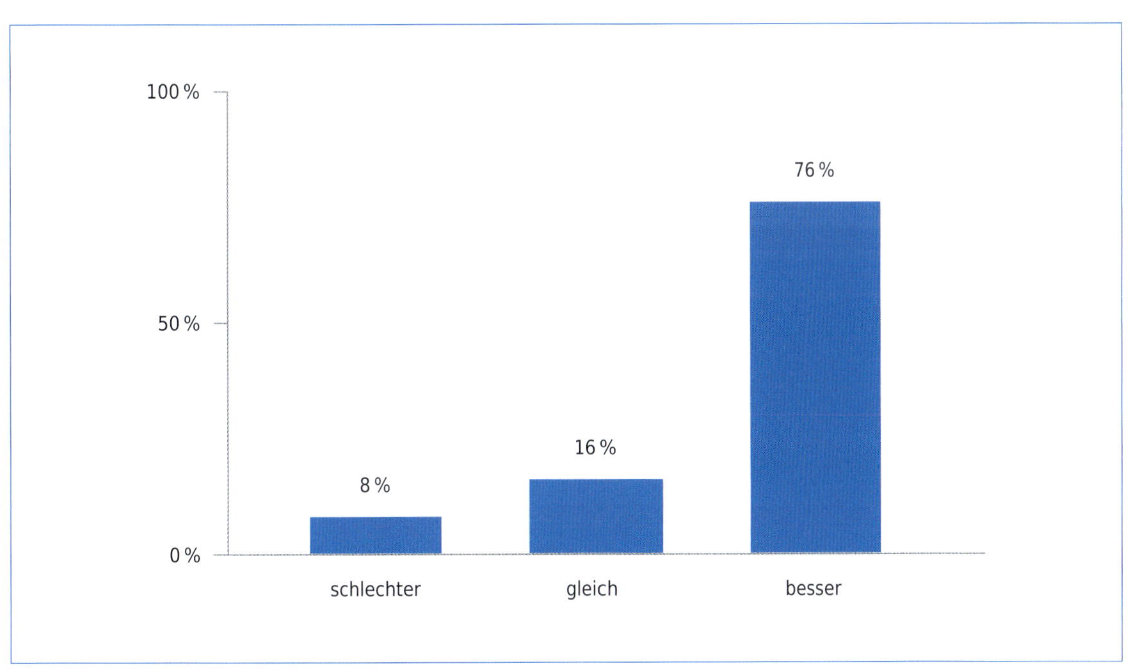

Abb. 12.08 Prozent der schmerzhaften Körperbereiche, die nach der erstmaligen Durchführung der Tests und Übungen mehr, gleich oder weniger schmerzhaft waren.

13 Literatur

Cancelliero-Gaiad KM, Ike D, Pantoni CBF, Borghi-Silva A, Costa D. Respiratory pattern of diaphragmatic breathing and pilates breathing in COPD subjects. Braz J Phys Ther. 2014 July-Aug; 18(4): 291–299.

Hides JA, Jull GA, Richardson CA. Long-term Effects of Specific Stabilization Exercises for First Episode Low Back Pain. Spine. 2001; 26: E243-E248.

Jones A, Dean E, Chow C. Comparison of the Oxygen Cost of Breathing Exercises and Spontaneous Breathing in Patients With Stable Obstructive Pulmonary Disease. Phys Ther. 2003; 83: 424–431.

Kist S, Fischer P, Axmann D, Engel E. Pilotstudie zum Effekt von Haltungsfeedback auf die Schmerzen und die Aufrichtung von Personen an Büroarbeitsplätzen. ErgoMed 2013; 6: 28–36.

Vickery R. The effect of breathing pattern retraining on performance in competitive cyclists. Online-PDF-Master-Work. 2007.

Waibel C, Fischer P, Rapp W, Horstmann T. Haltungsfeedback am PC-Arbeitsplatz – Auswirkungen auf Kraft, Mobilität, Wohlbefinden und Aktivitätsniveau. ErgoMed 2013; 2: 32–38.

Walz H. Der Wirbelsäulen-Fitness-Check: Seine Effektivität als Diagnose- und Therapieinstrument, altersabhängige Entwicklung von Wirbelsäulenfitness und geschlechtsabhängige Unterschiede. Bachelorarbeit, Institut für Sportwissenschaft, Universität Tübingen, 2008.

14 Schlusswort

Wenn Sie die Tests und Übungen dieses Buches nun von der ersten bis zur letzten Seite durchgearbeitet haben, wissen Sie, wie Sie Ihre Wirbelsäule fit üben und gesund halten können. Noch interessanter als dieses Wissen allein ist es zu spüren, wie viel leichter und effektiver Sie sich bei konsequenter Umsetzung der Tipps und Übungen bewegen können. Entscheidend sind aber nicht nur Funktion und Effektivität, sondern auch Freude und Genuss. Mit dem **RÜCKEN FIT** NAVI werden Sie auch Ihr Bewusstsein dafür erweitern, wie Sie das Instrument Ihres Körpers stimmen, spielen und genießen können. Da Körper und Psyche untrennbar miteinander verbunden sind, wird sich damit gleichzeitig auch ein feineres Gespür dafür entwickeln, wer Sie sind und was davon Sie mit Ihrer Körpersprache ausdrücken. Wenn Sie sich auf diesen Prozess im Sinne einer spielerischen Entdeckungsreise einlassen, werden Sie Ihre Übungen nicht als mühsames Mittel zum Zweck empfinden, sondern als eine Zeit, in der Sie sich – gleich einer aktiven Selbstmassage – etwas Gutes zur Steigerung der Lebensfreude und Lebensqualität gönnen. Zum Antritt der Reise kann ich Sie nicht schöner einladen als mit Hermann Hesses Gedicht „Stufen": „Jedem Anfang wohnt ein Zauber inne (…) Nur wer bereit zu Aufbruch ist und Reise, mag lähmender Gewöhnung sich entraffen (…). Nimm Abschied und gesunde!"